Carl-Auer

Stefan Eikemann

Spielraum des Paares

Wagnis und Entwicklung in der Paartherapie

Mit einem Vorwort von Claudio Angelo

2016

Umschlaggestaltung: Uwe Göbel
Satz: Drißner-Design u. DTP, Meßstetten
Printed in Germany
Druck und Bindung: CPI books GmbH, Leck

MIX
Papier aus verantwortungsvollen Quellen
FSC® C083411
FSC www.fsc.org

CPI Mehr Bäume. Weniger CO_2.
www.cpibooks.de/klimaneutral

Erste Auflage, 2016
ISBN 978-3-8497-0112-3 (Printausgabe)
ISBN 978-3-8497-8041-8 (ePUB)
ISBN 978-3-8497-8027-2 (PDF)

Bibliografische Information der Deutschen Nationalbibliothek:
Die Deutsche Nationalbibliothek verzeichnet diese Publikation
in der Deutschen Nationalbibliografie; detaillierte bibliografische
Daten sind im Internet über http://dnb.d-nb.de abrufbar.

Informationen zu unserem gesamten Programm, unseren Autoren
und zum Verlag finden Sie unter: **www.carl-auer.de**.

Wenn Sie Interesse an unseren monatlichen Nachrichten aus der Vangerowstraße haben,
können Sie unter http://www.carl-auer.de/newsletter den Newsletter abonnieren.

Carl-Auer Verlag GmbH · Vangerowstraße 14 · 69115 Heidelberg
Tel. +49 6221 6438-0 · Fax +49 6221 6438-22 · info@carl-auer.de

Inhalt

Danksagung

Für dieses Buch gebührt mein Dank zuallererst den Paaren. Sie sind meine Lehrmeister und sie überraschen mich mit immer neuen Lösungen, um in ihren eigenen Geschichten ein neues Kapitel aufzuschlagen.

Meine Familie hat einen großen Anteil an diesem Buch, sie hat mich bei dessen Entstehung sehr unterstützt. Dafür bin ich ihr zu großem Dank verpflichtet.

Eine besondere Rolle spielen Marcus Friedrich und Leonie Schröder, die für dieses Buch entscheidende Dialogpartner waren. Hierfür danke ich ihnen an dieser Stelle in besonderer Weise.

Stefan Eikemann

Vorwort

Systeme ...

Im Laufe der Entwicklung der Systemtheorie, in der zweiten Hälfte des vorigen Jahrhunderts, verstärkte sich zusehends das Interesse an Paarbeziehungen. Der ursprüngliche Anwendungsbereich der Systemtheorie war die Psychiatrie. Im Zentrum der Aufmerksamkeit standen schwere psychische Störungen und deren dahinterliegende Ursachen. Es wurde mit ihr eine radikale Änderung des Blickes auf psychische Störungen eingeleitet. Man versuchte, die »materialistische« Sicht, die psychische Störungen mit Organstörungen gleichsetzt, zurückzudrängen. Die Systemtheorie gab sich nicht damit zufrieden, die psychische Störung als eine Dysfunktion eines Organes bzw. des Gehirns des Symptomträgers hinzunehmen, welche auf medizinische Weise behandelt werden muss. Durch die Systemtheorie wurde die »immaterielle« Dimension der Kommunikation, als Teil des Phänomens der psychischen Störungen, eingeführt. Der Fokus des Interesses lag auf der Familie und ihrer Funktion als System, wobei man sich dabei vor allem Störungen in der Organisation und in der Kommunikation widmete, welche dann die »wahren« Hintergründe darstellten, denen das Auftauchen des Symptoms zugeordnet werden konnte. Die Einführung der Zirkularität, welche dem Prinzip der Kausalität anderer Theorieansätze entgegengesetzt wurde, verneinte die Möglichkeit, dass innerhalb von Beziehungen (also auch in Paarbeziehungen) einzelne Handlungen auch direkte Folgen, entsprechend eines linearen Prinzips, haben können. In der Tat verdeutlichte die Ausweitung des Beobachtungsfeldes auf Interaktionssequenzen, dass das Endergebnis ein Produkt aus dem Verhalten aller beteiligten Subjekte ist. Hieraus ergab sich dann das zu lösende Problem in den Interaktionen. Weiterhin ist jedes Individuum ab seiner Geburt Teil mehrerer Systeme (nicht nur dem der Ursprungsfamilie). Die Beziehungen zwischen den unterschiedlichen Komponenten der Systeme wurden beobachtet und auf der Grundlage der darin enthaltenen (Dys-)Funktionen konnten sich die Verhaltensweisen der Einzelwesen entwickeln. Die zentrale Bedeutung der Beziehung in allen vitalen Äußerungen des Menschen hat für lange Zeit innerhalb der systemischen Theorie das Konzept des Individuums praktisch auf den Kopf gestellt; nämlich als einen reinen Lagerplatz psychischer Probleme, die der Symptomträger zum Ausdruck bringt, aber wofür die Verantwortung bei der Ursprungsfamilie zu suchen ist.

Wenn man jedoch die systemische Sicht auf die Paarbeziehung anwendet, begibt man sich ins Land von allen und von niemandem. Je nachdem, wie genau man hinschaut, kann das Paar auch als Prototyp eines Systems gesehen werden. Bei der Beschäftigung mit der Paarbeziehung befindet man sich in einem Gebiet, in dem völlig andere Probleme zu bewältigen sind. Sie sind mehr an die Natur und an den Inhalt von Beziehungen geknüpft, oft frei von zu beobachtenden Etiketten und Rollenzuweisungen, vor allem meist frei von psychiatrischen Störungen.

Zunächst war die Behandlung von Paaren auch eine Randerscheinung in der systemischen Welt und ihre Behandlung endete oft im Treibsand. Oftmals war sie eingebettet in eine Familientherapie mit einer psychiatrischen Störung des Indexpatienten. Das Problem der Orientierungspunkte in der Therapie wurde in Abwesenheit des Symptoms besonders deutlich. Ins Zentrum der Aufmerksamkeit drängten sich unterschiedliche Sichtweisen, die für die Einzelnen existenziellen Charakter haben: unterschiedliche Lebensstile, unterschiedliche Glaubenssätze und unterschiedliche Gewohnheiten. Meinungen und Glaubenssätze sind aber keine behandlungsbedürftigen Symptome (es sei denn, man identifiziert sie als delirant).

Sowohl in privaten wie auch in öffentlichen Kontexten haben die klassischen Familientherapien immer mehr abgenommen und die Paarbehandlungen nehmen zu. Die einzige Ausnahme bildet wohl die Kinder- und Jugendpsychiatrie. Hier wird in vielen Fällen die Familie in die Behandlung mit einbezogen, da der Grad der Abhängigkeit der Indexpatienten von den innerfamiliären Dynamiken so augenfällig ist, dass diese Vorgehensweise fast keiner Rechtfertigung bedarf.

Die Notwendigkeit, zu große Vermischungen mit den biologischen Theorien der Psychiatrie und mit psychodynamischen und psychoanalytischen Theorien zu vermeiden, hat nicht nur den Dialog mit anderen Klinikern erschwert, sondern hat die Systemtheorie an den Rand gedrängt. Hinzu kam, dass zahlreiche von ihr angebotene Lösungen für die schweren psychischen Störungen gescheitert sind. Glorreich war das Scheitern der Doublebind-Theorie, mit der man die Entstehung der schizophrenen Störungen als eine Konsequenz der dysfunktionalen innerfamiliären Beziehungen mit fortlaufenden paradoxen Botschaften zu erklären versuchte. Das Individuum ist dabei für lange Zeit als ein passives Subjekt gedacht worden, als ein Blitzableiter, auf den die Spannungen in der Familie umgeleitet werden. Durch die mangelnde Beachtung der Dimension der Zeit wurde das zuvor Geschehene, das in der Familie zu diesem Punkt geführt hatte bzw. ihm vorausging, durch die Beobachtungen der Gegenwart ins Abseits gerückt.

Trotz allem gab es ab den 80er-Jahren immer wieder die Notwendigkeit, dem Individuum einen Wert innerhalb der Funktionsweise eines Systems zuzuerkennen. Wesentlich hierfür sind die Bedeutungen, die jedes Subjekt in sich trägt, und die Bedeutungen, die jedes Subjekt den Interaktionen zuschreibt. Jedes Element eines Systems ist ein Individuum mit unterschiedlichen Eigenschaften. Aus ihnen ergibt sich die Unterschiedlichkeit zwischen den Systemen. Auch in einem »toten System«, wie einem mit Bällen gefüllten Kissen, macht es einen Unterschied, ob sich zwischen den Bällen ein Würfel befindet. Das Kissen als Ganzes bekommt andere Eigenschaften. Es entsteht also die Notwendigkeit, sich mit den Eigenschaften der einzelnen Elemente des Systems zu beschäftigen. Die sich entwickelnden Eigenschaften der Individuen definieren sich durch die Bedeutungen, mit denen ein jedes der Welt begegnet. Diese hat jeder von uns im Laufe der Zeit durch Begegnungen mit Sachen und Personen und vor allem durch die Bedeutungen, mit denen die Ursprungsfamilie die Welt belegt, in sich aufgenommen und entwickelt. Auch hier muss als zentrales Verbindungselement der Dimension der Zeit deutlich mehr Bedeutung als bisher gegeben werden: Die Familiengeschichte und die Geschichte anderer Systeme, denen wir angehören, fordern von uns, die Bedeutungen, mit denen wir die Welt repräsentieren, ständig zu verändern.

Es wurde immer deutlicher, dass die grundsätzliche Schwäche der Systemtheorie im Mangel einer Theorie des Individuums aus psychologischer Sicht besteht. Gleichzeitig schenkte die Systemtheorie, im Gegensatz zu anderen Denkansätzen, den neuen theoretischen Entwicklungen im Bereich der Individualpsychologie wenig Aufmerksamkeit. Die Auseinandersetzung mit ihnen ist aber geeignet, um die eigenen Ansätze zu vertiefen, zu verfeinern und zu verbessern. Im Wesentlichen wurde mit dem vorhandenen Instrumentarium und den vorliegenden Modellen weitergearbeitet. Nicht zuletzt haben auch die zwar in der psychoanalytischen Welt angesiedelten, aber einen perfekten systemischen Ansatz verwendenden Forschungen von Louis Sander und seiner Schule (Sander 1983), der Bostoner Process of Change Study Group über die Entwicklung der Mutter-Kind-Beziehung, keinen Einlass in den systemischen Diskurs gefunden. Aus diesen Studien geht deutlich hervor, wie die Bedeutungen, die sich durch frühe Interaktionen entwickeln, unlöslich gebunden sind an die Emotionen, die wir innerhalb bestehender Beziehungen empfinden. Ohne Austausch von Emotionen entsteht keine Empathie. Empathie aber wird zum wichtigsten Element, ob ich mich sicher genug fühlen kann, meine Emotionen auszudrücken, ohne zurückgewiesen zu werden, oder ob die Beziehung darunter leidet. Negative Kritik gegenüber unsere Identität definierenden Werten, vor allem wenn sie mit Aggression unterfüttert ist, bedroht die Beziehung und wir erleben die Situation nicht mehr als sicher, sondern als riskant.

Durch die aus guten Gründen in diesem Buch vorgelegte eingehende Betrachtung des Spielraums des Paares ergeben sich auch auf dem Hintergrund des soeben Gesagten diverse Bereiche in der systemischen Theorie, die zu erweitern und zu vertiefen sind. Der Kontext des Spiels bringt uns zurück zu dem, was Bateson über Aggressivität sagt, einem der wichtigsten und variantenreichsten Instinkte, mit dem wir täglich umgehen müssen (umgekehrt verweist dies auf das primäre Bedürfnis nach Sicherheit, das sich durch die Präsenz von Aggressivität erhöht) (Bateson 1981). Bateson unterstreicht die Wichtigkeit der Zeichen, derer man sich in der Kommunikation bedient, um zu signalisieren: »Dies ist ein Spiel.« Die Einordnung als Spiel erlaubt es, bestimmte Verhaltensweisen als nicht feindlich zu interpretieren. Diese Zeichen sind wichtig, um in einer sich anbahnenden oder in einer schon lange bestehenden Beziehung bei potenziell aggressivem Verhalten unterscheiden zu können, ob eine reale Bedrohung besteht oder ob weiterhin Sicherheit garantiert ist. Es ist nicht schwierig, uns Situationen in Erinnerung zu rufen, in denen bei einem sich anbahnenden Unbehagen oder bei Zeichen der Irritation oder Kränkung aufgrund einer Handlung oder Aussage jemand zu dem Satz gegriffen hat: »Aber es war nur ein Spaß! Ich wollte nur scherzen.« Auf diese Weise wird versucht, unangemessenes Verhalten zu korrigieren. Oftmals ist es nicht einfach, die Grenze zwischen Spiel und Realität eindeutig herzustellen, und man betritt verminten Boden. Damit das Spiel befriedigend ist, muss es erkundend und produktiv sein, es sollten neue Elemente entstehen und Entdeckungen gemacht werden angesichts der realen Situationen, auf die es sich bezieht; es sollte uns die eigenen Emotionen und die der anderen verständlicher machen. Dies ist es, was die Freude am Spiel ausmacht. Oder umgekehrt: Angst und Langeweile nehmen die Freude am Spiel.

Bei Paaren mit langjähriger Beziehung ergibt sich oft das Problem, dass die zugrunde liegenden Bedeutungen als selbstverständlich angenommen werden und dass sie ständig durch die Interaktion verstärkt werden: ein zwanghaftes Spiel ohne Entwicklung. Es wird immer schwerer zu ertragen und kann zu einem Gefängnis, einem Ritual werden.

Das Individuum im System und in der Beziehung

Das Individuum wird in der Beziehung geboren und entwickelt sich darin. Ohne Beziehung kein Individuum, wie es schon vor Jahrhunderten durch Experimente der sensorischen Vernachlässigung gezeigt worden ist. In Abwesenheit von Stimuli durch die Umwelt wird die Welt halluziniert und gebildet. Der Biologe Richard Lewontin stellt dar, dass die Bedingungen, die wir der Umwelt zuschreiben, in Teilen eine Folge der Aktivität des Organismus selbst sind (Lewontin 1998). Die Organismen finden nicht nur die Umwelt vor, innerhalb derer sie sich entwickeln, sie schaffen sie sich auch. In dem Moment, in dem wir uns als systemische Therapeuten mit anderen Personen in Beziehung befinden, können wir versuchen, sie kennenzulernen, indem wir beginnen, mit ihnen Bedeutungen auszutauschen, und versuchen, sie zu verändern. Die Lehren der Kybernetik zweiter Ordnung dürfen nicht vergessen werden. Der Therapeut als Träger von Bedeutungen wird als zweites oder drittes Element (je nach gewähltem Setting) Teil des Systems. Gegenüber unseren Patienten ist für uns Therapeuten nicht nur die Empathie von großer Wichtigkeit, sondern genauso wesentlich ist es, die Bedeutungen zu kennen, die unsere Gesprächspartner den Ereignissen zuordnen. In die Bedeutungswelt hineinzugehen, die sich eine Person durch die Beziehungen mit der vorhergehenden Generation zu eigen gemacht hat und die ihre Herkunft in weiteren Generationen davor hat, ist hilfreich, um zu verstehen, wie sich diese Bedeutungen durch Entwicklungsprozesse verbinden und verändern und wie sie durch das Paar und die aktuelle Familie weiter transformiert werden.

Das Gesamtbild der Beziehungen entwickelt sich aus den Zweierbeziehungen heraus. Das Beziehungsnetz ist nicht plötzlich da, sondern man muss jeden Knoten einzeln knüpfen und diesen wiederum einzeln mit einem anderen Knoten verbinden. Auch wenn wir mit der bestehenden Realität leben müssen und wir feststellen, wie sehr sie uns konditioniert, gibt es keinen anderen Weg als diesen und den, uns mit den zeitlichen Entwicklungen zu konfrontieren. Die vergangenen und aktuellen Erfahrungen sind immer der Hintergrund unserer Geschichte.

Aus welchem Grund wählt man in einem bestimmten Moment eine Beziehung mit genau diesem Partner? Welches sind die Erwartungen und unbeantworteten primären Bedürfnisse, die dieser Wahl zugrunde liegen? Wenn die Beziehung in die erste Krise gerät, hat das mit der Ausgangssituation zu tun. Es können Erwartungen zugrunde liegen wie z. B. die, dass die Beziehung, so wie es in den vorangegangenen Generationen schon passiert ist, sowieso nicht halten würde. Oder es können sich Veränderungen der Werte durch den Lebenskontext ergeben, durch welche faszinierende, aber irreale Ziele unterstützt werden. Welches Anliegen steht hinter einem ursprünglichen Beziehungsbedürfnis? Welche Instrumente bin ich in der Lage einzusetzen, um den Grad der Angemessenheit der Antwort des Partners zu verstehen? Bei allen wichtigen und längeren Beziehungen lässt sich erkennen, dass eine Unzahl von Details unbewusst im Hintergrund mitschwingen, während man kommuniziert:

> »... das Schema der Interaktion wiederholt sich fortwährend und verändert sich gleichzeitig bei jeder Runde. Ein interaktives System ist demnach in ständiger Evolution, auf einem dialektischen Hintergrund von Unvorhersehbarkeiten und Transformation« (Beebe 2008, S. 11).

Einige Interaktionen sind bewundernswert raffiniert auf dem Hintergrund sensibler Wahrnehmungen, andere sind arm an Details und bleiben im Ungefähren, wieder andere vermeiden wichtige Inhalte.

Man kann auch von der Vielzahl der nonverbalen Botschaften überrascht sein, die über Verhalten, das Tun und nicht das Sagen, vermittelt werden beziehungsweise über den Moment der Reaktion oder über Mimik und Gestik.

Einige Forscher haben versucht, den nonverbalen Anteil zu quantifizieren, und beziffern ihn auf 70 % der ausgetauschten Informationen in einer Paarbeziehung. Auch aus diesem Grund ist es kein Zufall, dass die Therapien, die den Körper einbeziehen, immer mehr Zuspruch finden, aber auch Therapien, die durch symbolisches und metaphorisches Handeln Intentionen und Bedeutungen kommunizieren. Zu diesen Aspekten wurden im Bereich der Neurowissenschaften in den letzten Jahren zahlreiche Forschungsergebnisse, ausgehend von der Bindungstheorie und der Motivationsforschung, veröffentlicht.

Ausgetauschte Signale sind nicht nur vielfältig, sie sind auch Träger von Kommunikationselementen und Kommunikationskompetenzen, die man bei Kindern in unterschiedlichen Entwicklungsstadien wiederfindet. Diese erhalten sich im Erwachsenenalter, eingebettet in komplexe Verhaltensweisen, sodass ihr kindlicher Ursprung verborgen bleibt. Die Kommunikationselemente sind offensichtlich immer beeinflusst durch sich ständig ändernde Reize und Bedeutungen, die aus der Umwelt und der Kultur, innerhalb der wir leben, auf uns zukommen, und durch die Regeln, auf deren Hintergrund sich Kommunikation organisiert.

Die soeben gemachten Überlegungen über das Individuum als Subjekt, das von Geburt an (und schon vorher) in Beziehung mit seinen Bezugssystemen ist, und die Überlegungen über die Entwicklung seiner Kommunikationskompetenzen drängen uns, ihm eine andere Position in Systemen zuzuerkennen als die bisher übliche. Es hat eine zentrale Rolle in der Bildung und sogar in der Funktion von Systemen. Im systemtheoretischen Diskurs ist dies wie ein Weg zurück, auf dem man andere Einzelheiten erkennt als auf dem Hinweg. Beide Wege zusammen erzeugen das Gesamtbild. Es ist kein Zufall, dass man bei Paaren von Dyaden spricht. Dies führt zu einer zusätzlichen Komplexität der zu bedenkenden Faktoren. Als Therapeuten müssen wir uns dadurch mit einer steigenden Anzahl von Elementen (und Themen) beschäftigen, die uns zwingen, die wichtigsten davon auszuwählen. Dies ist auch die Realität und das Problem unserer Epoche. Die heutige Lebensweise stellt uns in vielen Bereichen, und jeden in seinem, im Alltag vor eine wachsende Komplexität von Reizen, die es zu organisieren und zu integrieren gilt. Die Frage, welches der unterschiedlichen Modelle uns hilft, um bei der Vielzahl der Begegnungen und Beziehungsmodelle nicht den Überblick zu verlieren, wird immer wichtiger.

Am Ende dieses einführenden Dialogs bleibt mir zu berichten, dass in mir mit fortschreitender Lektüre das Interesse am Thema zunehmend intensiver wurde und ich mich, den Gedanken und Ausführungen und vor allem den konkreten Beispielen des Autors folgend, mit denen er die in der Therapie auftauchenden Probleme verdeutlicht, immer mehr in Verbindung und in Syntonie mit ihm befunden habe. Der Nutzen eines jeden Buches besteht aus meiner Sicht in geringerem Maß in den Antworten, die es gibt, sondern sehr viel mehr in den Anregungen und neuen Fragen, die es aufwirft. Für mich ist es eines dieser Bücher.

Bozen, im Frühjahr 2016
Claudio Angelo

Einleitung

Als ich vor über 20 Jahren in Neapel gemeinsam mit einer Kollegin, mit der ich die systemische Ausbildung gemacht hatte, mit Paartherapien begann, versuchten wir, das Gelernte so gut wie möglich anzuwenden. Gleichzeitig gab es zwischen uns einen sehr offenen und direkten Dialog. Wir machten uns viele Gedanken über die Paare, lachten viel und ließen unserer Fantasie freien Lauf. Wir waren mit großem Ernst bei der Sache und konnten auch mit unserer Arbeit zufrieden sein. Die meisten Paare überwanden nach einer gewissen Zeit ihre Krisen und fanden wieder zueinander. Wir dachten uns, dass es wohl eine Art Beispiellernen sein müsse: Die Paare schauten sich vom Therapeutenpaar das ein oder andere ab.

Abgesehen davon, dass wir nach den Regeln der Kunst zu arbeiten suchten, hatten wir weder eine Vorstellung davon, was sie denn genau von uns abschauten, noch hatten wir ein Konzept der Dyade. Wir ignorierten diese einfach, da hierfür wenig konzeptuelle Vorlagen bestanden. Und doch gab es die Dyade: zwei junge, der sorgfältigen Arbeit verpflichtete Paartherapeuten, die viel Spaß miteinander hatten und in fröhlicher Selbstüberschätzung, auf ihre Eingebungen und ihren intensiven Dialog vertrauend, »die Welt herausforderten«. Es war ein Zusammentreffen von zwei systemischen Therapeuten, die sich trotz ihrer Eingebundenheit in unterschiedliche Kontexte den Spielraum herausnahmen, in den Momenten des Austauschs gedankliche Wagnisse einzugehen. Heute glaube ich, dass die Paare uns dies abgeschaut haben.

Seitdem ist viel Zeit vergangen, ich habe in vielen unterschiedlichen Settings Paartherapie gemacht, bin als Trainer in Ausbildungskontexten aktiv und meine Experimentierfreude hat nicht nachgelassen. Manches gelingt nicht und häufig werde ich von Unvorhergesehenem überrascht. Besonders beeindruckt bin ich immer dann, wenn Paare tiefe Krisen überwinden und wieder zueinanderfinden, obwohl einer der Partner, oder beide, unter schweren Störungen leidet, die (zum Glück) nie nach offiziellen Maßstäben diagnostiziert worden sind. Die Symptome nehmen im Laufe der Paartherapie stets deutlich ab.

Viele Jahre verspürte ich trotz meiner zunehmenden Erfahrung immer wieder den Mangel an einem theoretischen Konzept der Dyade. In der systemischen Welt ist es schwierig, die Dyade zu denken, denn für ein System braucht man drei. Im psychoanalytischen Fachdiskurs gelangen in den letzten 25 Jahren bedeutende Konzeptualisierungen in Bezug auf die Paartherapie. Viele davon beziehen sich auf die Bindungsforschung. Während 1990 Paartherapie noch eine Therapieform war, für die die systemischen Therapeuten als die geeigneten Personen galten, haben heute die Psychoanalytiker zumindest gleichgezogen. Viele der systemisch ausgebildeten Kollegen in meinem Arbeitsumfeld orientieren sich inzwischen für die Paartherapie stark an bindungstheoretischen Konzepten. Auch ich muss bekennen, dass die Bindungstheorie, die ich seit ihren Anfängen mitverfolgt habe, sowie das spätere Mentalisierungskonzept für meine Arbeit sehr befruchtend waren. Trotzdem war ich nie zufrieden mit diesen im Individuum nach Veränderung suchenden Ansätzen. Für mich stand immer die Frage im Raum: Wie machen es die Millionen, wenn nicht Milliarden von Paaren auf dem Erdball, die mit unsicheren oder ambivalenten Bindungen oder anderen (nie gestellten) DSM-Diagnosen durchs Leben gehen und trotzdem eine funktionierende Ehe führen, eine Familie gründen und die notwendige Menge an Glück finden, die sie gerne und zufrieden leben lässt? Die Erfahrung aus 5000 Jahren schriftlicher Überlieferung der Menschheitsgeschichte zeigt aus meiner Sicht, dass eine Paarbeziehung nicht nur für »gesunde« Persönlichkeiten mit sicherem Bindungsstil möglich ist, sondern wenn nicht allen, so doch den meisten Menschen mit individuellen Varianten der Normalität gelingt (worin ich jede Art von Bindungsstil und nahezu alle psychiatrischen Diagnosen miteinbeziehe). Vor dem Hintergrund dieser Fragen konnten mich Ansätze, die im Wesentlichen auf der Grundlage individueller diagnostischer Beschreibungen konzipiert sind, nie wirklich zufriedenstellen.

Neben diesen theoretischen Zweifeln vertiefte ich in meiner Arbeit die praktischen Vorgehensweisen meiner Ausbildner und lernte dabei, angestoßen von Winnicott (Winnicott 1973), mein Augenmerk auf das Ludische zu richten. Ich bin sicher, dass die vielen in den letzten zwei Jahrzehnten veröffentlichten, ins Spielerische gehenden Interventionen für die Paartherapie eine sehr große Hilfe sind.

Gleichzeitig begann ich mir die Freiheit zu nehmen, die Dyade zu denken, wobei sich mir die Frage stellte, ob es mir gelingen würde, den intimen Spielraum des Paares mit der Systemtheorie zu verbinden.

Als ich einmal wieder die *Ökologie des Geistes* von Bateson (1981) zur Hand nahm, fiel mir erstmals auf, dass schon er darin etwas über die Wichtigkeit der Ökologie der Systeme schreibt, ohne dies allerdings zu vertiefen. An dieser Stelle öffnete sich für mich ein Fenster mit der Frage: Was geschieht in den Zwischenräumen zwischen den Systemen? Kommunikation, als reflexartige Antwort, hatte mich noch nie zufriedengestellt.

Meine Antwort, die diesem Buch zugrunde liegt, ist folgende: Zwischen den Systemen besteht ein Zwischenraum, ein Spielraum, der nicht allein mit den Regeln der Systeme zu erfassen ist. Es ist der Ort der Grenzüberschreitung, der Liebe, des Spiels, des Begehrens, des Versuchens und Irrens, der Neugier, aber auch der Angst, der Einsamkeit, der Aggression, der Scham, der echten Begegnung, der Intimität, des Konflikts und der Spannung. Die Präsenz dieses Zwischenraumes trägt dazu bei, dass Systeme nicht nur nebeneinander bestehen oder miteinander konkurrieren. Durch ihn bekommen Systeme vielmehr Entwicklungs- und Anpassungsimpulse, durch die ihm eigenen Kräfte erfahren Systeme die Bereitschaft, sich Neuem zu öffnen, die Bereitschaft, sich nicht nur um sich selbst zu drehen, sondern Teil der Ökologie der Systeme zu sein.

Liebe, Neugier und vor allem Spiel sind grenzüberschreitende, manchmal sogar Grenzen sprengende Phänomene, die den Zwischenraum der Systeme bevölkern. Sie sind nicht nur passive Phänomene, sondern ein eigenständiger Motor, der die Systeme beständig vor neue Herausforderungen stellt. Neben der Kommunikation sind sie die wesentlichen Elemente der Ökologie der Systeme, sie sind Klebstoff und Katalysator, integrierend und grenzüberschreitend/entwicklungsfördernd zugleich. Man kann einwenden, dass die Kultur als Metasystem im Allgemeinen zumindest Regeln für diese Zwischenräume zur Verfügung stellt, z. B. das Verbot und die Sanktionierung von Gewalt usw. Auch in Zeiten strengerer Regeln gibt es Berichte über Ereignisse, in denen durch den Motor der Liebe Grenzen überschritten wurden. Die Regeln der Metasysteme waren nie allumfassend und konnten die dem Zwischenraum innewohnende Kraft nie vollständig bändigen.

Der Zwischenraum zwischen den Systemen, der Möglichkeitsraum, stellt nicht nur ein Entwicklungspotenzial für Familiensysteme dar, sondern auch für Individuen. Ihr Erleben der Welt bleibt gefangen innerhalb der Konstrukte ihrer Herkunftsfamilie, solange sie nicht das Wagnis des Zwischenraums eingehen und die Begegnung mit anderen Geschichten und Konstrukten zulassen.

Auf dieser Grundlage habe ich versucht, mich mit einem Element der Paarbeziehung genauer zu beschäftigen, nämlich mit deren Fähigkeit, gemeinsam Bedeutungen aus den Systemen der Herkunftsfamilie zu transformieren und daraus etwas Neues zu schaffen. In meiner therapeutischen Arbeit mache ich die Erfahrung, dass in diesem Prozess immer Momente des ziellosen, »spielerischen« Umgangs mit ernsten Themen zu beobachten sind. Dies mache ich mir in meiner Arbeit zunutze.

Das Paar hat jedoch nicht nur eine Funktion im Zwischenraum, sondern es ist auch Teil verschiedener Systeme beziehungsweise deren »Beauftragter«. In dem Moment, in dem das Paar das Generationsprojekt akzeptiert, wird es zusätzlich ein Element innerhalb des Systems der sich bildenden Familie. Die Doppelfunktion des Paares, im Zwischenraum und als Teil von Systemen, erfordert einen beständigen Prozess der Anpassung und des Ausgleichs beider Funktionen. Vor allem wenn es sich die Liebe und das Begehren bewahren möchte, darf es den Zwischenraum zwischen den Systemen nicht ganz verlassen. Dies wird nicht durch die »vom Himmel gefallene Liebe« sichergestellt. Im Gegenteil: Die Liebe bleibt nur, indem sich das Paar immer wieder, innerhalb der sich ständig ändernden Systeme, in den Zwischenraum zurückbegibt und sich seinen Spielraum offen hält. Von hier aus wird auch verständlich, warum es eines aktiven Prozesses bedarf, um sich als Paar die Liebe zu erhalten. Genauso braucht es in der heutigen Zeit, der Epoche der Selbstverwirklichung, eine aktive Haltung, um sich die eigene und die gemeinsame Paargeschichte zu konstruieren.

Im vorliegenden Buch versuche ich, mich näher mit dem Spielraum des Paares zwischen den Systemen zu beschäftigen. Unter Hinzuziehung theoretischer Arbeiten zu Spiel, Bedeutung, Familientherapie und Narration und deren Ausrichtung auf die Funktionen und Spielräume des Paares versuche ich, einen Rahmen bzw. eine Orientierung für die therapeutische Arbeit zu schaffen. Die klassischen Methoden und Sichtweisen der systemischen Arbeit werden dabei ergänzt durch die Arbeit an der Ökologie der Systeme, durch die Wiederbelebung der Zwischenräume.

Teil I: Paarbeziehung – Selbst – Spiel

1 Perspektiven der Paarbeziehung

Vor gar nicht allzu langer Zeit war das Leben jedes Menschen an die Familie gebunden. Familienzugehörigkeit und Familiengründung waren die wesentlichen Merkmale für ein geglücktes Leben. Die Funktion des Psaares bestand darin, Kinder zu bekommen und eine neue Familie zu gründen. Oft bedeutete dies, sich von beiden Herkunftsfamilien abzulösen und eine Kleinfamilie zu gründen oder, was wahrscheinlicher war, sich in eine der beiden Herkunftsfamilien einzufügen. Durch Krieg, Krankheit, Tod im Wochenbett und andere Schicksalsschläge war diese Einfügung in eine der Ursprungsfamilien selten komplett. Auch wenn die Paarbeziehung sich nicht als sehr glücklich erwies, ergaben sich oftmals Räume persönlicher Beziehungsgestaltung. Der Beziehungsgestaltung des Einzelnen waren dadurch Grenzen gesetzt, dass sich das Leben in der Familie und im Rahmen der Fortpflanzungsaufgabe vollzog. Die Notwendigkeit zu individueller Beziehungsgestaltung, die in der Regel dann auftrat, wenn man plötzlich allein dastand, wurde eher als Schicksalsschlag denn als Befreiung erlebt. Wenn ein Paar keine Kinder bekommen konnte, war dies eine Tragödie. Gerne nahmen solche Paare Kinder aus größeren Familien mit ökonomischen Schwierigkeiten an. Oder sie waren als Onkel und Tanten sehr aktiv und unterstützten die kinderreiche Verwandtschaft auch ökonomisch. Der kollektiven Vorstellung nach war ein glückliches Leben nur im Familienverband möglich. Die Bezeichnungen Jungfer oder Junggeselle, auf Personen ab einem bestimmten Alter angewandt, haben heute noch eine negative Bedeutung. Wir ziehen jetzt die Bezeichnung Alleinstehende oder Alleinstehender vor.

Heutzutage herrschen in der westlichen Kultur andere Vorstellungen davon, wie ein geglücktes Leben aussieht: »Wir dürfen uns etwas wünschen, sei wer du bist, verwirkliche dich selbst, folge deinen Träumen.« »Selbstverwirklichung« war ein Schlagwort in den 70er-Jahren, doch als Ziel individuellen Lebens blieb sie in unserer Zeit verbindlich. Auch Paarbeziehung kann heute nur innerhalb dieser neuen Vorstellungen gedacht und gelebt werden. Die Paarbeziehung ist einer von mehreren Aspekten des Lebens geworden, der zur individuellen Selbstverwirklichung beitragen soll. Auch wenn diese Veränderungen durch einen jahrhundertelangen Prozess vorbereitet wurden, entstand

Paarberatung, gemeinsam mit dem endgültigen Siegeszug der Selbstverwirklichung, in den 70er-Jahren. In dieser Zeit, nach den ersten dramatischen Scheidungserfahrungen, versuchten zunächst Sozialarbeiter, Pfarrer und andere öffentliche Instanzen durch Zureden auf die Einsicht der Betroffenen zu setzen. Ein klassischer, an den Ehemann gerichteter Satz eines »Paartherapeuten« konnte lauten: »Sie müssen einsehen, dass Ihre Frau auch ihren Freiraum braucht, darum müssen Sie Ihr Verhalten verändern.« In dieser Zeit begann sich auch die Psychologie mit dem Thema Paar zu beschäftigen, und in den 80er-Jahren versuchten Psychoanalytiker und Systemiker im Anschluss daran Pathologien der Paarbeziehungen (Willi 1975; Walsh 1994 usw.) zu beschreiben, die aber in den darauffolgenden Jahrzehnten wenig rezipiert wurden, da sie in der Regel vom Blick auf das Paar wegführten und die Pathologie weiterhin im einzelnen Partner suchten.

Erwartungen an die Paarbeziehung

Entsprechend der neuen Funktion des Paares, ein Vehikel zur Selbstverwirklichung zu sein, entstanden neue Erwartungen an die Paarbeziehung. Heute werden eine Reihe solcher Erwartungen von einer breiten Mehrheit in der westlichen Welt als legitim angesehen. Interessanterweise ist dabei zu beobachten, dass diese kaum geklärt bzw. besprochen werden und dass sie oft oder gar meistens nicht erfüllt sind. In 40 Jahren Paarbeziehung als Mittel zur Selbstverwirklichung ergriff bisher nur die katholische Kirche die Initiative, ehewilligen Paaren einige Informationen über ihr Vorhaben mitzugeben. Da Paarbeziehungen in ihrer heutigen Form aber vorwiegend weltliche Funktionen haben, wäre hierfür eher die Schule der richtige Ort. Offensichtlich ist die Paarbeziehung seit der Veränderung ihrer Funktion nicht mehr Teil der zivilgesellschaftlichen Aufmerksamkeit. Sie ist Privatsache! Auch der faktisch enorme Ressourcenaufwand, den die Gerichte und zuständigen Dienste für die Regelung von strittigen Scheidungen nach wie vor leisten müssen, hat diese Sicht nicht geändert.

Ganz oben auf der Liste der Erwartungen der Partner steht die *exklusive Wertschätzung*. Die offene Gesellschaft, in der es keine festen Plätze für den Einzelnen mehr gibt, stellt jeden vor die Aufgabe, sich um einen Platz und um Anerkennung zu bemühen. Auch besteht ständig das Risiko, den einmal eingenommenen Platz zu verlieren. Wir entdecken, dass wir für die offene Gesellschaft den Preis bezahlen, unser Leben lang unseren Wert beweisen und unseren Platz verteidigen zu müssen. Das bedeutet, dass unter den Bedürfnissen, die wir an eine Paarbeziehung herantragen, sehr oft das nach einem »sicheren Ort« und danach, in unserer Einzigartigkeit wertgeschätzt zu werden, zu finden sind. Letzteres ist eine Folge der Selbstverwirklichung als Lebensziel. Eine Paarbeziehung kann in diese recht anstrengende Lebensaufgabe etwas Ruhe bringen. Gelingt es, vom anderen eine exklusive Wertschätzung zu bekommen, so kann man gelassener in die anderen Lebensbereiche gehen. Das klarste Zeichen für die Anerkennung dieser Einzigartigkeit ist die sexuelle Treue. Auch wenn sie nicht genügt.

Im Alltag zeigt sich das Bedürfnis nach Wertschätzung oft durch Rechthaberei. Jeder von uns kann bei einer ehrlichen Reflexion feststellen, dass sich die Situationen im Leben, in denen es wichtig war, recht zu haben, an einer Hand abzählen lassen oder höchstens an zweien. Wie oft verfällt man stattdessen gegenüber dem Partner in Rechthaberei? Tausende von Malen. Die Differenz ergibt sich daraus, dass es bei Rechthaberei nicht um die Sache geht, sondern um das Bedürfnis, vom anderen endlich zu hören: Du hast recht, du bist intelligent, ich schätze und bewundere dich. Leider ist Rechthaberei der beste Weg, genau diese Antwort nicht zu erhalten, sondern im Gegenteil vom anderen sogar für dumm erklärt zu werden.

Eine zweite wichtige Erwartung ist eine gewisse *»sexuelle Harmonie«*. Ich nenne es an dieser Stelle nicht Begehren, weil die einen gerade im Begehren etwas Bedrohliches sehen, während es für die anderen eine Form der Wertschätzung ist. Oftmals ist Begehren sowohl bedrohlich als auch reizvoll. Die Erwartung der sexuellen Harmonie wird als legitim empfunden, denn sowohl wenn »gar nichts geht« als auch wenn der eine den anderen sexuell »überfordert«, kann dies als Grund angesehen werden, dass das Paar nicht zusammenpasst. Die mit Sexualität verbundenen inneren Bilder, die wir im Laufe unserer Biografie konstruiert haben, und die Vorstellungen der Öffentlichkeit und der Fachleute von »Normalität« hemmen die Einzelnen, ihre eigenen Wünsche zu formulieren oder auch nur wahrzunehmen. Diese Wünsche sind schambehaftet und weichen in der Regel von den vom Einzelnen wahrgenommenen Normalitätsvorstellungen ab. So liegt wilder Sex, mit der Einbeziehung aller Körperöffnungen, gleichermaßen außerhalb dessen, was als normal gilt, wie die Vorstellung, dass ein glückliches Paar auch fünf Jahre ohne Sex verbringen kann. Ist ein Mann, der zugibt, dass es ihm nichts ausmacht, wenn seine Frau und er seit mehreren Jahren keinen Sex haben, überhaupt noch ein Mann? Ist eine Frau, die bestimmte Praktiken zulässt, zu freizügig? Dennoch sind beide Phänomene weitverbreitet. Sexualität ist ein Bereich immenser Missverständnisse. Über Sexualität sprechen fällt schwer. Nicht nur weil sie schambesetzt ist, sondern auch, weil jedes Wort schwer wiegt. Jedes Wort bedroht die eigene geschlechtliche Identität. Wenn man anfängt, darüber zu reden, endet es oft in einer endlosen Richtigstellung falsch verstandener Worte.

Beim Heranwachsen in der Herkunftsfamilie gibt es viele Enttäuschungen, Schmerzen und Kränkungen. Es gibt Wünsche und Fähigkeiten in uns, die dort keinen Platz gefunden haben oder zu kurz gekommen sind. Wir haben einzelne oder eine Reihe von Situationen erlebt, die uns beschämt, bedrückt oder Angst gemacht haben. *Für diese alten, nie verheilten Wunden wünschen wir uns vom Partner Linderung*. Gleichzeitig gibt es Dinge, die uns in unserer Ursprungsfamilie glücklich gemacht haben, die uns geholfen haben und gut waren. Diese würden wir in der Paarbeziehung gerne wiederfinden. Die Hoffnung auf das Gute und der Wunsch nach Vermeidung sind legitim und können kaum kritisiert werden. Doch führen diese Hoffnung und dieser Wunsch oftmals zu der unrealistischen Haltung, den anderen für die eigenen Emotionen verantwortlich zu machen. Zweifellos findet in einer Paarbeziehung eine gegenseitige emotionale Unterstützung statt. Auch verleihen gerade erst die Beziehungen den Dingen Bedeutung und durch Beziehung lernen wir den Umgang mit Emotionen. Trotzdem bleibt jeder hauptverantwortlich für die eigenen Gefühle und ist für sich als Erster gefordert, einen Weg zu suchen, der Linderung verschaffen kann.

Bei all den Erwartungen geht es weniger um die Frage ihrer Legitimität, also um die Frage, ob sie grundsätzlich berechtigt sind, sondern vielmehr darum, in welchem Maß sie bestehen und mit wie viel Nachdruck sie eingefordert werden. Es handelt sich in der Regel um unbewusste Erwartungen, über die man weder mit dem Partner noch mit Freunden gut »rational« reden kann.

Der lange Weg dahin, sich selbst über die eigenen Erwartungen klar zu werden, kann damit beginnen, dass es Situationen gibt, in denen es gelingt, Gedanken und Empfindungen nebeneinanderzustellen, ohne sie sofort zu bewerten, sich danach zu fragen, ob sie einen Sinn, eine Ordnung oder ein Ziel haben oder ob sie erlaubt sind oder nicht. Gelingt es nicht, den Weg zu mehr Klarheit zu gehen, werden die großen Enttäuschungen, die sich aus unerfüllten Erwartungen ergeben, oft in machtvolle Geschichten verpackt, aus denen mit »mathematischer« Sicherheit hervorgeht, dass der andere nicht normal ist, spinnt und sowieso der einzige Verantwortliche für die ganze Situation, ja gar ein Monster ist. Solche Geschichten kann sich jeder konstruieren. Je länger man übt, umso besser gelingt es.

Mit dem Ziel der Selbstverwirklichung ist die Erwartung an die Paarbeziehung verbunden, dass *jeder Partner darin einen ihm angemessenen Platz hat,* dass er sich in ihr wiederfindet. Jeder möchte darin vorkommen: genügend kleine Freiheiten, genügend Mitentscheidung bei kleinen und großen Fragen, genügend einbezogen sein im Alltag usw. Eine solche Erwartung wird zunächst kaum formuliert, da man in der Phase des Verliebtseins das Gefühl hat, alles sei gemeinsam und richtig. Wenn dann der kontrollierende Ehemann alles bestimmen möchte oder die Mutter nur noch auf die Kinder schaut, bekommt die jeweils andere Seite leicht das Gefühl, sie komme in dieser Gestaltung nicht vor. Auch die Erwartung an einen angemessenen Platz wird gemeinhin als legitim betrachtet. In dem Moment, in dem sie bzw. ihre Nichterfüllung wahrgenommen wird, ist das Problem meist schon so groß, dass man das Umfeld miteinbeziehen muss, um wieder ein Gleichgewicht zu finden.

Eine weitere wichtige Funktion der Paarbeziehung, die sich auch in den individuellen Erwartungen niederschlägt, ist die *Ablösung von der Herkunftsfamilie.* Oft trifft eine relativ autonome auf eine noch stark an die Ursprungsfamilie gebundene Person. Der autonome Partner freut sich dabei darüber, Familienanschluss gefunden zu haben, der eher gebundene Partner freut sich, dass der andere ihm helfen wird, sich weiter abzulösen. Die hierbei wirksamen Kräfte sind enorm. Vor allem wenn man Kinder bekommt. Durch Kinder wird die Achse zur Herkunftsfamilie gestärkt und mit unseren Vorstellungen, wie Familie zu funktionieren hat, orientieren wir uns wieder stärker an dem, was wir aus der Ursprungsfamilie kennen. Die (durchlässige) Membran, die man gemeinsam um die Paarbeziehung stricken wollte und die zu einem »Wir« hätte führen sollen, wird geschwächt und eventuell so stark zerstört, dass der Prozess der Schaffung eines gemeinsamen »Wir« zunächst zum Stillstand kommt. Dieser Stillstand dauert in der Regel so lange, bis jemand rebelliert. Häufig wird er erst durch das Auftauchen einer Außenbeziehung wahrgenommen. Hinter dieser Situation stehen die zwei Familienkulturen der Herkunftsfamilien. Sie unterstützen letztlich den Stillstand, weil der ihnen jeweils zugehörige Partner sich dergestalt nicht so weit entfernt.

Im Extremfall stehen sich aber nicht nur Familienkulturen, sondern eine ländlich-aristokratische einer bürgerlichen Kultur gegenüber. Die ländlich-aristokratische Kultur legt einen größeren Wert auf die Sippe bzw. auf das über Generationen sich fortsetzende Familiengeschlecht. Wer einheiratet, hat genau die Rolle einzunehmen, die die Sippe vorgesehen hat. Im Konfliktfall wird dem Paar schnell die Unterstützung entzogen. Es wird als ein Problem zwischen Sippe und Fremdkörper, zwischen dem, »was in unserer Familie normal ist« und der eingeheirateten Person interpretiert. Im bürgerlichen Familienmodell wird weniger der Sippe als mehr dem Paar eine wichtige Rolle zugesprochen. Es ist vorgesehen, dass es sich eine materielle Autonomie aufbaut und sich autonom um den Nachwuchs kümmert.

Über die hier behandelten Erwartungen hinaus gibt es noch weitere, von denen die wichtigsten im Folgenden kurz genannt seien. Gemeinsam ist ihnen, dass sie zwar innerhalb der westlichen Kultur verankert, in den einzelnen Familien aber sehr unterschiedlich ausgeprägt sind. Die Partner erwarten sich Lösungen von der Paarbeziehung, obwohl es weniger um individuelle, emotionale Fragen geht als vielmehr um durch die Kultur der eigenen Ursprungsfamilie vermittelte Modelle:

- materielle Aspekte gemeinsam regeln
- Zeit miteinander verbringen
- den Alltag teilen
- die Rolle des Vaters und der Mutter einnehmen
- Kinder kriegen und großziehen

Ich möchte auf diese Erwartungen hier nicht im Einzelnen eingehen, obwohl sie für die Paare sehr komplexe Kapitel darstellen. Einzig beim Kinderwunsch sei darauf hingewiesen, dass die Wahlmöglichkeiten – *sich ein Kind wünschen, sich kein Kind wünschen, ein Kind bekommen, das gewünscht war oder nicht* – eine sehr wichtige Weichenstellung für die weitere Familiengeschichte darstellen. Sie definieren die Paarbeziehung wie auch die Eltern-Kind-Beziehungen meistens für das ganze Leben.

Fasst man diese Erwartungen zusammen, so könnte man sagen: Paarbeziehung als Teil unserer Selbstverwirklichung bedeutet, dass wir klare Vorstellungen davon haben, wie der andere zu sein hat.

Diese als legitim erachteten, aber anspruchsvollen Erwartungen an den Partner bzw. an die Paarbeziehung werden durch einen paradoxen Prozess noch verstärkt. Während wir mit dem Ziel der Selbstverwirklichung auf kultureller Ebene und von unseren Wertvorstellungen her Rollenfestlegungen ablehnen, hat sich gleichzeitig im öffentlichen und materiellen Bereich das Korsett der Rollen verengt. Wir sind gezwungen, uns streng an sehr komplexe und vielfältige Rollen zu halten. Ticks und Eigenheiten können am Arbeitsplatz kaum mehr toleriert werden. Verhaltensauffälligkeiten im öffentlichen Raum führen sofort zum Kommunikationsabbruch, jeder kümmert sich um sich selbst. Der Zwang zur Anpassung in fast allen Bereichen ist deutlich größer geworden.

Während wir auf der einen Seite nach Selbstverwirklichung streben, verengen sich auf der anderen die Freiräume. Umso mehr suchen wir die Selbstverwirklichung da, wo noch Freiräume bestehen. Einer davon ist die Paarbeziehung.

Die Herkunftsfamilie bleibt in der Paarbeziehung präsent

Indem Paarbeziehung zu einem Teil individueller Selbstverwirklichung geworden ist, wird sie als ein Aufeinandertreffen zweier Individuen wahrgenommen. Dass sie auch ein Aufeinandertreffen zweier Herkunftsfamilien ist, die vor nicht langer Zeit noch über die Mitgift verhandelten, wird heute häufig bewusst ausgeblendet. Heirat ohne Gäste oder gar heimliche Heirat zeigen, dass man gemeinsam einen totalen Bruch mit der Herkunft machen möchte. Man fühlt sich als Paar als etwas Besonderes, sodass man seine eigene Autonomie gegenüber der Umwelt und der eigenen Herkunft betont. Diesen grenzüberschreitenden Aspekt, die Möglichkeit des Bruches mit den Regeln, trug »Liebe« immer schon in sich. Paare stellt dies vor enorme Herausforderungen, weil sie trotzdem immer von ihrer Umwelt abhängig bleiben bzw. mit ihr in Beziehung stehen. Unsere engsten Beziehungen, die zu unseren Eltern, Geschwistern und anderen wichtigen Begleitern unseres bisherigen Lebens, verschwinden durch das Eingehen einer Paarbeziehung nicht einfach. Sie sind es, die unsere Werte, unsere Wünsche, unsere Art, uns in Beziehung zu setzen, unsere Lebensregeln und unser »Ideengut« geprägt haben (Willi 1985). Mit dem Eingehen einer Paarbeziehung wird kaum jemand auf die Idee kommen, andere bedeutungsvolle Beziehungen, z. B. mit Freunden, abzubrechen. Die Herkunftsfamilie bleibt meist physisch präsent. Aber auch ohne physische Präsenz drückt sie sich in den Werten, Regeln, Beziehungsmodellen und Bedeutungsnetzen aus, die die in ihr aufgewachsene Person sich unbewusst zu eigen gemacht hat. Die Herkunftsfamilie bildet weiterhin ein Netz von Loyalitäten und Gefühlen des Gebundenseins. Die Beziehungen zur Herkunftsfamilie sind mit starken positiven wie negativen Emotionen verbunden, wie Sehnsucht, Nähe, Geborgenheit und Sicherheit, aber auch Scham, Schuld, Zorn, Angst und Beklemmung. Auf diese Weise sind beide Herkunftsfamilien im täglichen Beziehungshandeln und im Wahrnehmen und Erleben in der Paarbeziehung präsent.

Die eigene Herkunft und Zugehörigkeit auszublenden, kommt in einem ersten Moment oftmals dem Bedürfnis des Individuums nach Selbstverwirklichung entgegen: Es erleichtert die Ablösung, Fragen zur Identität werden durch die Zugehörigkeit zur selbst gewählten Peergroup beantwortet und schmerzhafte Fragen zum Selbstwert können erst einmal ausgeklammert werden.

Das dauerhafte Ausblenden der eigenen Ursprünge schafft aber einen großen geschlossenen Raum, in den niemand eintreten darf. Er ist voll von Emotionen, Konflikten und ungelösten Problemen. Es wird geschwiegen, wo Sprechen weiterhelfen könnte.

Kulturelle Herausforderungen

Selbstverwirklichung ist ein romantisches Konzept. Es stellt die eigenen Emotionen in den Mittelpunkt, trägt aber auch die Rebellion gegen die Eltern und die Befreiung der Frauen aus der Emotionskontrolle in sich. Die romantische Kommunikation setzt nicht nur auf Poesie und Ausdruck von Leiden, sondern vor allem auf Authentizität. Noch heute ist der romantische Held (John Wayne usw.) zwar authentisch, aber im Wesentlichen sprachlos, während nur der Antiheld (Hamlet) sich im Reden ergeht. Es ist nur wenige Jahrzehnte her, da machte Truffaut die Darstellung schöner Frauen explizit zum Konzept des Filmemachens. Zwar spricht es heute niemand mehr deutlich aus, aber geändert hat sich seit Truffaut und John Wayne wenig. Der sprachlose Held und die stumme schöne Frau sind nach wie vor wirksam vermittelte Bilder (Zeldin 1998, S. 23). Stumm setzen die meisten Männer sich nach wie vor und immer wieder in ihrem Leben mit der Enttäuschung darüber auseinander, dass es ihnen nicht gelingt, ein Held zu sein. Viele Frauen nutzen – heute in wachsendem Maße – nicht nur Diäten, sondern jede verfügbare Technik, um Schönheitsidealen nachzustreben.

Zu den romantischen Metaphern für die Geschlechterbeziehung ist inzwischen vor allem das Bedürfnis nach Gleichwertigkeit hinzugekommen. Zunächst hat dies, zumindest im angelsächsischen Raum, zu weiterer Sprachlosigkeit geführt. Jede Form der Beziehungsäußerung muss zunächst sorgfältig abgewogen werden, denn sie könnte womöglich eine sexistische Komponente enthalten. Spontaneität, Geheimnis und Aufbau einer Spannung des Begehrens zwischen den Geschlechtern werden auf diese Weise mit Angst besetzt und im Keim erstickt.

Gleichzeitig eröffnet das Bedürfnis nach Gleichwertigkeit neue Möglichkeiten. Die stumme Schöne und der stumme Held tummeln sich nach wie vor in den Darstellungen der Massenmedien und in unseren Köpfen, obwohl sie für den Alltag und für die Beziehung zwischen den Geschlechtern immer unbrauchbarer werden. Auch wenn immer wieder Statistiken veröffentlicht werden, wonach »kaputte Männer« und »weibliche Frauen« mit hohen Werten als sexuell besonders attraktiv angesehen werden, übt das Bedürfnis nach Gleichwertigkeit doch auf die Paarbeziehungen eine stärkere Kraft aus als der One-Night-Stand.

Die persönliche Beziehung und das persönliche, intime Gespräch in ihrem Rahmen haben sich als effektiver Ort erwiesen, um der Gleichwertigkeit einen Raum zu geben und die Begegnung der Geschlechter untereinander zu verändern. Bei diesem Gespräch kann es nicht um Rechthaberei gehen: »Erst wenn du mir recht gibst, zeigst du, dass du mich ernst nimmst und dass ich gleichwertig bin.« Ebenso wenig sind Gespräche geeignet, in denen der eine sagt: »Ich bin so, nimm mich, wie ich bin oder lass es.« Im intimen Gespräch können Gefühle, Bedeutungen und Werte immer wieder neu von unterschiedlichen Seiten betrachtet werden (Zeldin 1998, S. 25). Dabei verändert sich etwas innerhalb der Personen, sie kommen sich selbst näher. Das Bedürfnis nach Selbstverwirklichung und vor allem nach Glück und Zufriedenheit müssen sie deshalb nicht aufgeben und die Beziehung gewinnt an Nähe und Intimität.

Die kulturelle Herausforderung für die Paare besteht heute darin, miteinander in Beziehung zu treten, obwohl wir Selbstverwirklichung als unsere Bestimmung ansehen. Entsteht Beziehung nicht wie früher aus sozialer Einfügung, sondern aus dem Wunsch nach Nähe und Liebe, so ist es das Gespräch, der Nähe herstellende Dialog selbst, der für die Individuen eine Quelle von Glück werden kann und die Beziehung stabilisiert. Dazu sind erhebliche Schwierigkeiten zu überwinden. Es gilt aus der romantischen Wirklichkeitsverkürzung herauszutreten. Vor allem darf nicht ausgeblendet werden, dass eine Begegnung zwischen Individuen immer auch eine Begegnung zweier Biografien ist, eine Begegnung zweier Herkunftsfamilien mit unterschiedlichen Arten, der Wirklichkeit Bedeutung zu verleihen. Der Dialog wird möglich, wenn den inneren stummen Bildern, an denen wir hängen, eine Sprache gegeben wird und sie dadurch dem Dialog und der Begegnung mit den inneren Bildern des anderen zugänglich werden.

2 Das Spiel, ein Möglichkeitsraum zwischen Nähe und Abgrenzung zur Realität

Vordergründig wünscht sich der Mensch in der westlichen Welt heute von der Paarbeziehung Nähe und Wärme, Begehrtwerden, exklusive Wertschätzung, gemeinsam wertvoller zu sein als allein und, wenn möglich, Heilung von den Wunden der Kindheit und Jugend. Die Ausführungen im vorangehenden Kapitel verdeutlichten, dass die größte Herausforderung, um der Verwirklichung dieser Wünsche näherzukommen, darin besteht, zwei unterschiedliche Familienkulturen, ihr Ideengut, ihre Werte und Beziehungsmodelle sowie die Bedeutungen, die beide Partner einzelnen Lebensaspekten zuschreiben, und die damit verbundenen Emotionen zu einer gemeinsamen Paarkultur zu verflechten. Wie kann es gelingen, dass sich die zwei Geschichten, mit denen wir uns jeweils uns selbst erzählen, zu einer gemeinsamen Paargeschichte zusammenfügen?

Rein rationale Verhandlungen enden in Rechthaberei und Interessenausgleich. Ein rein emotionales Bezogensein ist von begrenzter Dauer. Es braucht einen Zwischenraum, in dem sich Neues bilden kann, ohne dass Altes über Bord geworfen wird, in dem Emotion, Gedanke und Handeln zusammenkommen und zu Bedeutungen, zu einem Projekt, zu einer immer neuen Geschichte werden. In diesem Buch wird dieser Zwischenraum als Spielfeld oder Spielraum beschrieben, auf dem eine gemeinsame Paarkultur aufbauen kann. Johan Huizinga legte 1938 in Homo Ludens dar, wie aus Spiel Kultur entsteht. Er zeigte, wie am Anfang einer jeden Kultur das Spiel steht. Spiel ist nicht nur Teil von Kultur, sondern diese entsteht aus dem Spiel (Huizinga 1956, S. 25). Ebenso ist die kulturschaffende Funktion des Spieles in den Prozessen der Paarbeziehung wirksam. Die Paarbeziehung schafft Kultur, indem sie aus zwei Familienkulturen eine gemeinsame neue Kultur entstehen lässt. Das Spiel bietet den Zwischenbereich, den Gestaltungsraum, damit für das Paar die Funktion des Kulturschaffens möglich wird. Vor dem Hintergrund der heutigen Individualitätskonstrukte schafft das Paar die gemeinsame Kultur nicht für die anderen, sondern es schafft eine Geschichte des Paares für sich selbst, für das eigene bzw. das gemeinsame Selbst. Der Begriff Kultur gibt an dieser Stelle auch einen Zeithorizont vor. So wie

Kulturen sich in Jahrzehnten entwickeln, so entwickelt sich auch eine Paarkultur in Jahrzehnten. Für Selbstverwirklichung und Paarkultur darf man keine Eile haben. Wenn der Weg dorthin über Spielplätze führt, dann muss das nicht erschreckend sein.

Huizinga folgend lassen sich dem Spiel eine Reihe von Eigenschaften zuschreiben, die es vom »echten Leben« unterscheiden.

Die für ihn wohl wichtigste Eigenschaft ist die örtliche und vor allem zeitliche Begrenztheit jedes Spiels. Jedes Spiel hat einen Anfang und ein Ende. Erst die Begrenzung ermöglicht die Botschaft: »Dies ist Spiel, dies ist nicht eigentliches Leben.« Gleichzeitig begrenzt diese Botschaft ihrerseits das Spiel. Sie kann entweder direkt ausgesprochen werden – »dies ist nicht ernst gemeint, dies ist Spiel« – oder sie ergibt sich implizit aus Kontextbotschaften. Nehmen wir z. B. ein Fußballspiel. Keiner muss erklären, dass es sich um ein Spiel und nicht um einen Kampf handelt. Wir kennen alle die kulturelle Vereinbarung, dass 22 Personen und ein Ball auf einem markierten Rasenstück ihr Tun als Spiel definieren. Sollte das Beispiel des Fußballs nicht einleuchtend genug sein, so denke man an Rugby oder American Football. Hier ähnelt das Handeln noch stärker dem Kampfgeschehen.

Zu dieser Begrenzung gehört eine weitere (Meta)kommunikation: Das Spiel ist zu Ende. Das Signal, welches das Spiel beendet, ist eine Kommunikation auf einer anderen Ebene. Aus der Realität, die den Rahmen für das Spiel zur Verfügung stellt, wird eine Kommunikation in das Spiel hineingegeben. Man denke an die drei Pfiffe des Schiedsrichters, die das Ende eines Fußballspiels markieren. Der Schiedsrichter hat offensichtlich zwei Funktionen. Innerhalb des Spiels soll er auf die Einhaltung der Regeln achten und in den Spielregeln festgelegte Eingriffe (z. B. Freistoß) vornehmen. Als Agent der Realität beendet er das Spiel nach 90 Minuten, nach der Nachspielzeit oder auch vorzeitig, etwa bei einem Einbruch von Hooligans aufs Feld.

Die Mitteilungen »dies ist ein Spiel« und »das Spiel ist zu Ende« sind von entscheidender Bedeutung dafür, wie Handeln und Kommunikation von den Einzelnen wahrgenommen und interpretiert werden. Auch Tiere sind zum Spielen und zu solchen Mitteilungen fähig.

Ein zweites von Huizinga beschriebenes Merkmal ist, dass ein Spiel klaren Regeln folgt. Jeder kann sich innerhalb der Regeln verhalten, wie er möchte, und seine Fähigkeiten zeigen. Die klaren Regeln und der zeitliche und örtliche Rahmen geben den Spielern Sicherheit. Sie wissen, dass das Verhalten im Spielgeschehen die vereinbarten Regeln nicht überschreiten wird.

Über Huizingas Darlegungen hinausgehend ist es mir wichtig, an dieser Stelle zu unterstreichen, dass das Gefühl der Sicherheit und das Vertrauen in die Regeln und den Rahmen deshalb so wichtig sind, weil Spiele bedrohliche Aspekte haben. Sich auf ein Spiel einzulassen, bedeutet, etwas zu wagen. Im Spiel zeigen wir uns mit unseren Fähigkeiten, aber auch mit unserer Unfähigkeit. Dies bleibt beim Spielen nicht nur in unserer Fantasie, sondern wir treten mit einem ausgewählten Teil der Außenwelt (spielerisch) in Interaktion. Spielen ist ein Als-ob-Handeln, das sich auf reale Situationen bezieht, diesen aber nicht die gleiche Bedeutung gibt wie in der Realität bzw. andere Konsequenzen hat. Trotzdem kann es hierbei zu unerwarteten Situationen kommen und die anderen sehen, wie wir uns im Spiel bewegen bzw. verhalten. Aufs Spielfeld zu gehen, ist ein Wagnis, wir müssen uns darauf verlassen können, es unbeschadet oder nur wenig beschädigt wieder verlassen zu können, also z. B. nicht zum Gespött der Leute geworden zu sein.

Ein weiterer Aspekt des Spiels besteht nach Huizinga darin, dass es uns geistig und emotional ganz in Beschlag nimmt. Aufs Spiel lässt man sich ganz ein, man ist »ernsthaft« bei der Sache, man vergisst (für längere Zeit) die Realität. Die Emotionen, die wir im Spiel empfinden, sind echt. Im Spiel können alle Emotionen auftauchen, zu denen wir fähig sind: Angst, Scham, Freude, Begeisterung, Zorn, Nähe, ja sogar Begehren usw. Auch für die Wahrnehmung und Steuerung der Emotionen ist die Sicherheit durch Regeln wichtig. Die Spieler müssen sich darauf verlassen können: Dies ist nur ein Spiel. Manche Spiele sind so intensiv, dass man sich zwischendurch immer wieder versichern muss, dass es sich weiterhin um ein Spiel handelt und nicht um Realität.

Huizingas Darlegungen auch in diesem Punkt weiterentwickelnd, möchte ich einen besonderen Aspekt hervorheben. Das Spiel verändert unsere Emotionen. Wenn wir herzhaft lachen, haben wir keine Angst. Die Qualität der Angst im Spiel ist nicht die gleiche wie in der Realität. Emotionen haben die Chance, im Spiel viel intensiver zu sein als im »echten Leben«; wir können eine Reihe innerer Kontrollen fallen lassen. Donald Winnicott (1973, S. 64) stellt in seinen Beobachtungen zum Kinderspiel fest, dass die Intensität der Emotionen ein bestimmtes Maß nicht überschreiten darf. Sonst wird die innere Anspannung zu groß und der Spieler tritt aus dem Spiel heraus.

Auch beobachtet man Menschen, für die das »spielerische« Risiko nicht groß genug sein kann. Oft werden damit die noch größeren Ängste, die diese Menschen bei Nähe und in zwischenmenschlichen Beziehungen empfinden, verscheucht.

Ein weiteres Merkmal des Spiels, das Huizinga sieht, ist die Freiheit. Wir spielen freiwillig. Befohlenes Spiel ist kein Spiel mehr.

Natürlich ist es notwendig, dass Kinder und Tiere spielen, um sich angemessen zu entwickeln. Dies ist aber nur die evolutive Funktion und nicht ihr innerer Antrieb. Sie spielen, weil sie Vergnügen daran haben. Dieses Vergnügen führt zu einer freiwilligen Teilnahme am Spiel.

Im Spiel wird die echte Welt mit ihren Bedingungen, Zielen und Nützlichkeitsvorstellungen komplett ignoriert. Innerhalb der Erwachsenenlogik ist Spielen völlig unnütz, es produziert nichts Nützliches in der Realität. Wer spielt, macht es aus Vergnügen, auch wenn er zuvor oft erst einmal Luft holen muss.

In meiner Erfahrung gibt es zwei weitere, über die Beobachtungen von Huizinga hinausgehende Freiheiten im Spiel.

Die eine Freiheit ist die, Undenkbares zu denken und noch nie getane Handlungen zu versuchen. Beim Spiel als Probe- und Wagnisraum gelingen leichter Grenzüberschreitungen, die in der Realität nicht zulässig oder gar undenkbar erscheinen. An diese Freiheit anschließend hat jeder Spieler nach der Beendigung des Spiels die Freiheit, das dort Erlebte, Erlernte, Erfahrene oder Verstandene in die Realität zu übertragen, wann immer er möchte, oder auch nicht. Den Aspekt der Freiheit im Spiel vertiefe ich weiter unten, wenn ich die Konzepte Winnicotts und Morenos darstelle.

Huizinga, wie viele andere vor und nach ihm, versucht zu beschreiben, was Spiel ausmacht und was es von Realität unterscheidet. Doch wird bei der Beschäftigung mit dem Phänomen Spiel auch sehr schnell deutlich, wie nah Spiel am echten Leben ist: Die Emotionen sind echt, es nimmt Bezug auf ähnliche Situationen in der Realität, die Kommunikation, die das Spiel als solches definiert, ist oft nicht explizit, sondern ergibt sich aus Kontextinformationen der Realität. Der Schiedsrichter ist Agent sowohl des Spiels als auch der Realität.

Man erkennt sehr bald, dass die Grenze zwischen Spiel und Realität doch nicht so scharf ist, wie wir es in einem ersten Moment erleben. Mit diesem Phänomen hat sich Gregory Bateson (1981) in einem Kapitel der *Ökologie des Geistes* beschäftigt. Beispielsweise geben sich männliche Jugendliche oftmals einen Schlag auf die Schulter, der auch mal ordentlich Schmerzen verursachen kann. Einige Jungen reagieren darauf mit Lachen und nehmen es als Spiel. Andere Jungen zeigen Zorn und reagieren darauf wie auf eine echte Aggression. Es gibt also Grenzbereiche, bei denen die Botschaft, ob es bei einem bestimmten Handeln um ein Spiel geht, uneindeutig ist. Oft definiert erst die Reaktion auf ein Handeln, ob es Spiel war oder Realität (Bateson G. 1981, S. 222). Um es auf den Punkt zu bringen: Situationen werden oft erst im Nachhinein als Spiel definiert. Dies ändert die Bedeutung der Handlung für die zukünftige Beziehung und die dabei auftauchenden Emotionen. Wer sich mit Jugendlichen beschäftigt, weiß, dass diejenigen, die sich von einem provozierenden, manchmal schmerzhaften Schlag real angegriffen fühlen, größere Schwierigkeiten haben, mit Gleichaltrigen Beziehungen aufzunehmen, als diejenigen, die dazu in der Lage sind, dies als Spiel zu interpretieren.

Die Gründe für diese unterschiedliche Interpretation der Situation liegen darin, dass wir gewissen Elementen derselben unbewusst bestimmte Bedeutungen beilegen. Keiner der Jugendlichen kann letztlich erklären, aus welchem Grund er die Situation als Spiel oder als echte Aggression wahrnimmt. Man erkennt, dass es hinsichtlich der Grenze zwischen Spiel und Realität eine Unschärfe gibt, die für unterschiedliche Interpretationen Raum lässt.

Betrachtet man unter dem Einwand Batesons auch die anderen Eigenschaften des Spiels, wird einem bewusst, dass auch dessen klare Regeln, der Anfang, das Ende nicht immer eindeutig sind. Fußballspieler werden zum Gespött der Leute, bestimmte Spieltaktiken werden als verwerflich angesehen, obwohl sie von den Regeln her erlaubt sind; Kinder und auch Erwachsene ändern schnell einmal die Regeln, wenn sie sich im Spiel im Nachteil sehen; jemand verletzt sich real und vor allem können Emotionen im Spiel so stark sein, dass sie die Beziehungen der Spieler untereinander auch nach dem Spielende beeinflussen. Wenn Huizinga klare Regeln als ein Merkmal des Spieles ausmacht, so spricht er von einem angestrebten, idealtypischen Fall. Ein Spiel entsteht letztlich nicht durch die klaren Regeln, sondern durch das Vertrauen der Spieler, dass es sich nur um ein Spiel handelt und dies keine Handlungs- und nur mäßige Beziehungskonsequenzen in der Realität nach sich zieht. Regeln und vor allem auch deren Veränderung dienen dazu, dieses Vertrauen aufrechtzuerhalten, den Spielraum als solchen sowie die Freude am Spiel zu bewahren. Um sich aufs Spiel einzulassen, ist also das Vertrauen notwendig, dass alle Beteiligten dazu beitragen, den Spielraum zu schützen, und die Regeln dafür sorgen, dass nichts »Ernstes« passiert, ferner auch, dass das Vergnügen am Spiel erhalten bleibt. Sollte dies nicht mehr der Fall sein, werden Regeln geändert, wie etwa der Spielabbruch bei einem Hooliganeinfall aufs Spielfeld, die Erfindung von Spielvarianten, um das Spiel interessanter oder ungefährlicher zu gestalten, oder es gibt schlicht eine Spielunterbrechung, um eine Regelklärung vorzunehmen.

Spiel entsteht dort, wo alle übereinkommen, das Spiel zu schützen. Die Freude am Spiel sorgt dafür, dass dieses sich selbst schützt bzw. die Teilnehmer es schützen.

Schwierig wird es, wenn man ans Glücksspiel denkt. Das Glücksspiel kann als Spiel gespielt werden. Da aber die Begleichung der dabei entstehenden Schulden zu den Spielregeln gehört, ist es auch Teil der Realität (Bateson 1981, S. 221). Um das Spiel und die Freude daran zu schützen, begrenzen die sich regelmäßig treffenden privaten Skat- oder Canastagruppen den Einsatz. Die in der Realität zu ertragenden Konsequenzen sind Teil der Freude am Spiel und bleiben es, weil sie in ihrer Intensität begrenzt sind. Sollte es dennoch zu Ungleichgewichten kommen, die dazu führen, dass jemand nicht mehr mitmacht o. Ä., wird ad hoc eine Ausnahmeregel eingeführt.

Bei Menschen, die in der Spielsucht gefangen sind und sich damit das Leben zerstören, kann kaum noch von Spielen im bisher beschriebenen Sinn die Rede sein. Die meisten der oben genannten Merkmale gelten nicht mehr, mit Ausnahme der Tatsache, dass es die Person ganz in Beschlag nimmt. Bei dem zwanghaften Handeln der Spielsucht bleibt als treibende Kraft nur noch das Misslingen der Emotionssteuerung bei der entsprechenden Person. Die Freude am Spiel wird zur zwanghaft gesuchten Regulierung der nicht mehr im Spiel, sondern in der Realität entstehenden Emotionen. Um dieses Handeln vom Spielen abzugrenzen, sollten wir lieber ein anderes Wort benützen, z. B. Zocken. Von Freiheit, von Abgrenzung zur Realität, meistens auch von Freude ist nichts mehr zu spüren. In dem Moment, in dem Spielhandeln zu einer für den Einzelnen notwendigen, aber sinnlosen (!) Wiederholung wird und nichts mehr repräsentiert, verliert es den Spielcharakter.

Menschen tendieren dazu, sich vor allem im Beziehungshandeln endlos zu wiederholen. Sehr deutlich wird dies z. B. bei der Erziehung der Kinder. Eltern machen gerne hundertmal, ja tausendmal die gleiche Erziehungsmaßnahme, ohne dass die gewünschte Veränderung eintritt. Im Umgang mit technischen, bürokratischen oder sonstigen nicht an Menschen gebundenen Problemen fällt es dem Menschen deutlich leichter, die Lösungsstrategie zu wechseln. Ein solches immer gleiches Verhalten, welches auf Veränderung zielt, aber nichts verändert, wird umgangssprachlich ein *»immer gleiches Spiel«* genannt. Dazu kommt es gerne in Paarbeziehungen und in Familiensystemen. Solange ein Verhalten die gewünschte Veränderung mit sich bringt, ist es effizient. Geschieht dies nicht mehr, so kann es Emotionen erträglich machen, Ängste abwehren, usw. Jedoch wird die Situation blockiert, Entwicklung kommt zum Stillstand. Wer in einer solchen Situation feststeckt, ist nicht zum Spielen in der Lage. Die Aufgabe des Therapeuten besteht dann darin, die Person wieder zum Spielen zu befähigen (Winnicott 1973, S. 49).

Donald Winnicott (1973) beginnt seine Reflexionen über das Spiel mit der Feststellung, dass Psychotherapie mit zwei Menschen zu tun hat, die miteinander spielen. Ich würde hinzufügen, nicht nur Therapeut und Patient spielen miteinander, sondern in jeder Paarbeziehung spielen zwei Menschen miteinander.

Wenn ich im Vorhergehenden das Wesen des Spiels eher unter kulturellen Gesichtspunkten dargelegt habe, so möchte ich es, auf Winnicott Bezug nehmend, um einige Aspekte ergänzen, die beschreiben, welche Bedeutung das Spiel für die Entwicklung des einzelnen Menschen hat.

Für das Kind ist das Spiel eine Situation, in der es sich nicht ausschließlich mit sich selbst beschäftigt, sich aber auch nicht völlig auf die umgebende Realität bezieht. Es ist ein »Raum«, in dem es innere Symbole mit ausgewählten Teilen der umgebenden Realität in Beziehung setzen und mit ihnen handeln kann, ohne dass die Konsequenzen des echten Lebens entstünden. Es handelt sich also um einen Zwischenraum, in dem potenziell Inneres und Äußeres aufeinandertreffen und beides weiterentwickelt werden kann. Dieses Aufeinandertreffen von Innerem und Äußerem ist für das Kind erregend und immer auch mit dem Wagnis des Ungewissen verbunden. Spielen ist ein Möglichkeitsraum und ein Wagnisraum.

Im Spielraum kann sich das Kind allmächtig fühlen und über magische Kräfte verfügen. Es kann die Elemente des Spieles handelnd manipulieren und neu zusammenstellen. Im Spiel entsteht Neues,

Spiel ist schöpferisch (Winnicott 1973, S. 62). Wenn Kinder sich aufs Spiel einlassen, ist dieses grundsätzlich befriedigend.

Diesem Sich-Einlassen auf den Möglichkeitsraum des Spieles bereitet erst das Vertrauen zur Mutter[1] den Boden. Es stellt den Rahmen dar, der dafür sorgt, dass das Beängstigende im Spiel, das Wagnis, ertragen werden kann und schöpferische Erfahrung und Entwicklung möglich werden. Der schützende Rahmen, den die primäre Bezugsperson dabei zur Verfügung stellt, wird von ihr kaum explizit benannt. Das Kind nimmt ihn wahr, indem die Bezugsperson darauf achtet, dass die Gefühle erträglich bleiben und es sich um eine sichere Situation handelt, indem sie immer wieder ins Spiel mit hineingeht und die Grenze zwischen Spiel und Realität explizit oder nonverbal kommuniziert wird.

Für Erwachsene ist die Situation nur unwesentlich anders. Erwachsene benötigen die primäre Bezugsperson nicht mehr, aber genau wie Kinder benötigen sie den sicheren Rahmen, dem sie vertrauen. Fehlt der schützende Rahmen, so gehen sie das Wagnis des Spiels nicht ein.

Für Kinder wie für Erwachsene ist Freiheit grundlegend für das Spiel. Spiele, zu denen man gezwungen wird, sind keine Spiele. Aufs Spielfeld geht man freiwillig. Wie aber können durch Spielen Reifungsprozesse bzw. Kultur entstehen, wenn die Grenzen zur Realität deutlich gezogen werden? Hier kommen zwei weitere Freiheiten des Spiels zum Tragen: Im Kinderspiel überschreitet das Kind freiwillig die Grenzen dessen, was ihm bis dahin möglich und begreifbar war, im Erwachsenenspiel können im Denken und Handeln kulturelle Grenzen überschritten werden und jeder Spieler ist frei, einzelnen Elementen des Spiels auch in der Realität Bedeutung bzw. Wichtigkeit zu verleihen. Oder er kann gerade dies nicht tun und sagen: Das war doch nur ein Spiel. Jeder Spieler kann auch zu einem späteren Zeitpunkt einzelne Elemente des Spiels in die Realität übertragen. Das Spiel an sich ist frei von den Zielen der Realität und jedem Spieler steht es frei, von dem, was im Möglichkeitsraum des Spiels geschehen ist, für die Realität mitzunehmen, was er möchte.

Es gibt noch weitere Aspekte des Spiels, die sich erschließen, wenn man sich mithilfe des von Jacob Levy Moreno (vgl. Moreno 1993,) entwickelten Psychodramas dem Spiel annähert. Moreno war

1 Heute würde man korrekterweise nicht von der Mutter, sondern von der primären Bezugsperson sprechen. Ich belasse es bei der Mutter, da dieses Wort bei den meisten Lesern lebendige innere Bilder hervorruft.

schon als Kind vom Schauspiel fasziniert. Trotzdem entsteht bei der Lektüre seiner Schriften nicht der Eindruck, dass ihn das Spielerische an den inszenierten Als-ob-Handlungen des Psychodramas besonders interessiert hätte. Für ihn scheint mehr der Prozess des Übens im Vordergrund zu stehen bzw. es geht ihm um bestimmte therapeutische Ziele. Für die psychodramatische Bewegung scheint es oft wichtig zu sein, dass die Nähe zwischen den Rollen in der Realität und den Rollen im Psychodrama unterstrichen wird. Dies nimmt dem Psychodrama das Spielerische. Möglicherweise ist dies aber vor allem der Leidenschaft ihres Begründers Moreno für die Soziometrie geschuldet. Mit ihr wollte er ein der Soziologie und dem Marxismus ebenbürtiges Wissenschaftsgebäude errichten. Wer auf die Praxis des Psychodramas blickt, findet dagegen viele spielerische Momente. Schon seine zweite Frau Florence Bridge inszenierte das Psychodrama in der gemeinsamen Arbeit mit Moreno deutlich über seine Ziele hinaus. Für sie bekam der Selbstzweck des Spielerischen einen größeren Wert, wobei sie Vergangenheit und Zukunft miteinbezog. In den Lehrbüchern wird es heute so beschrieben: Psychodrama ist nicht nur ein Mittel zur sozialen Änderung und Therapie, es ist zugleich auch eine menschliche Verhaltensform, die uns in den Stand setzt, erfüllter und freier zu leben (Yablonski 1992, S. 214). Psychodrama ist heute mehr als ein an Zielen in der »echten Welt« orientiertes Verfahren. Es steht für sich selbst, wie das Spiel. Im Psychodrama verbinden sich die dem Spiel innewohnenden spielerischen Zwecke auf unplanbare Weise mit den inneren Prozessen der Teilnehmer. In der Beschreibung des Psychodramas nennt Yablonski drei auch für die Beschreibung des Spiels bedeutsame Aspekte:

- Es ist ungebunden in Zeit und Raum, es kann Vergangenheit, Gegenwart und Zukunft aufgreifen. Beim Handeln muss nicht vollständig auf den in der Gegenwart bestehenden realen Kontext und seine Bedeutungen Rücksicht genommen werden. Trotzdem lebt es von der Präsenz im Hier und Jetzt (vgl. Yablonski 1992, S. 213).
- Es lässt der Kreativität Raum und erlaubt Flexibilität, schöpferische Prozesse und kreative Veränderung von realen Situationen (vgl. Yablonski 1992, S. 14).
- Es hat einen Mehrwert in Bezug auf das »echte Leben«, insofern die gleichen Worte und Handlungen innerhalb eines neuen

> Kontextes stattfinden und deshalb auch neue Bedeutung gewinnen können, insofern Nichtdenkbares denkbar ausgedrückt werden kann und die Emotionen noch stärker sein können als in der Realität (vgl. Yablonski 1992, S. 213).

Diese Eigenschaften verdeutlichen noch einmal auf andere Weise, worin die Freiheit im Spiel besteht. Zudem wird durch den Verstärkungscharakter ein Hinweis auf die Freude am Spiel gegeben. Spiel fühlt sich lebendiger an als das »echte Leben«. Indem Yablonski betont, dass nicht vollständig auf Raum, Zeit und Regeln des Kontextes der realen Welt Rücksicht zu nehmen ist, zieht auch er die Möglichkeit zur Grenzüberschreitung ins Spiel hinein.

Zu unterstreichen ist auch, dass Entwicklung (im Spiel und in der Realität) in dem Moment stattfindet, in dem das Kind, der Erwachsene sich wundert. Plötzlich taucht eine Ahnung auf, dass da etwas ist, was man noch nie so gedacht und gefühlt hat. Im spielerischen Handeln fügen sich Dinge zueinander bzw. werden voneinander getrennt, wodurch auch innere Vorstellungen neu geordnet werden können, ohne dass dies das Ziel des Spiels gewesen wäre. Durch bestimmte Spiele kann man etwas finden, was man nicht gesucht hat.

Auch das Psychodrama stützt sich auf die Abgrenzung und gleichzeitige Vermischung von Spiel und Realität. Zwar gibt es kulturelle Zeichen und Konstrukte, die definieren: Dies ist jetzt Spiel. Doch bei aller Notwendigkeit genügen sie nicht, um eine Grenze zu beschreiben. Zum Spiel gehört auch, dass der Einzelne innerlich fühlt: Dies ist Spiel. Moreno hat mit dem Psychodrama etwas Bestehendes zusammengetragen, innerhalb der Kultur der Moderne ausprobiert und theoretisiert. Er wollte es auch kulturellen Zielen unterwerfen. Das Spiel Psychodrama entzog sich aber seinen Zielen und setzte sich seine Ziele selbst, es wurde selbst kulturschaffend.[2] Spiel ist also nicht nur ein kulturelles Ereignis, es ist auch ein innerer, emotionaler, mentaler und eventuell auch körperlicher Zustand, den jeder kennt und den jeder für sich auch gut vom Zustand des Handelns-in-der-Realität unterscheiden kann. Dieses Sich-im-Spiel-Fühlen ist kein zufälliges oder erst durch Kultur erzeugtes Ereignis. Die Disposition zu diesem Zustand hat die Natur offensichtlich im Menschen wie in vielen anderen Säugetieren angelegt.

2 Die heutige breite Psychodramaszene überlebt und wächst, ohne sich administrativen Zielen wie Zulassung zur Psychotherapieschule oder soziologischen und psychologischen Theoriegebäuden zu unterwerfen.

Die wichtigsten Elemente des Spiels seien hier noch einmal im Überblick zusammengefasst, beginnend bei dem zuletzt genannten:

Spiel ist weder »Kinderkram« noch Zufall und auch keine kulturelle Errungenschaft. Es besteht eine von der Natur angelegte innere Disposition, in den Zustand zu gehen, den wir als Spielen empfinden.

Dagegen sind die Orte und Zeiten, die den Rahmen für Spielräume zur Verfügung stellen, oft kulturell definiert.

Spiel beinhaltet das Gefühl der Freude und der Freiheit: die Freiheit der kreativen Grenzüberschreitung im Spiel, die Freiheit, aufs Spielfeld zu treten oder nicht, und die Freiheit, nur das vom Spiel in die Realität mitzunehmen, was wir aus freien Stücken mitnehmen möchten.

Spielerisches Handeln ist spontanes, kreatives Handeln, nur den Zielen und den Regeln des Spiels, nicht denen aus dem »echten Leben« unterworfen.

Spiel nimmt uns in Beschlag, wir sind vertieft ins Spiel und gehen mit allen unseren Fähigkeiten und Emotionen ins Spielgeschehen, es erfüllt uns, im Spiel regeln wir unsere Emotionen.

Spiel braucht das Vertrauen des Einzelnen in den Spielkontext, denn Spiel ist ein Möglichkeitsraum, in dem mehr gewagt werden kann als in der Realität.

Der Spielraum schützt sich selbst. Spieler und andere am Spiel Beteiligte sorgen dafür, dass das Handeln im Spiel weiter Freude macht und keine direkten (bzw. wenige überschaubare) Konsequenzen in der Realität hat bzw. dass das spielerische Handeln nicht anderen Zielen aus der Realität untergeordnet ist. Der Beginn und das Ende sowie die Regeln des Spiels sorgen dafür, dass die Risiken im Spiel begrenzt sind. Sollten sie dennoch überhandnehmen, so wird sofort eingegriffen (z. B. durch eine Unterbrechung) bzw. es werden Regeln geschaffen oder verändert, damit das Risiko für bestimmte Konsequenzen geringer wird und die Lust aufs Spiel erhalten bleibt.

Spiel ist ambivalent und grenzüberschreitend, räumlich und zeitlich jedoch begrenzt; es ist sowohl konstruktiv-schöpferisch-verbindend als auch aggressiv-dekonstruktiv-trennend; es hat eigene Ziele und steht gleichzeitig in einem ambivalenten Verhältnis zur Realität. Es schützt sich vor der Realität, steht jedoch in einer Wechselwirkung mit ihr, indem es Bedeutungen, Emotionen und Verhalten aus der Realität aufnimmt und – womöglich in veränderter Form – wieder an sie zurückgibt.

3 Menschen konstruieren Bedeutungen

Wie die Welt in uns Bedeutung bekommt

Wilfried Bion entwickelte auf der Basis der kleinianischen Entwicklungstheorie aus seinen Beobachtungen von Säuglingen und Kleinkindern Theorien darüber, wie sich die Fähigkeit zur Bedeutungsgebung entwickelt (Weiß 2001, S. 159). Diesen Theorien mit ihrem hohen Abstraktionsniveau konnte die Forschung der letzten 20 Jahre vor allem durch die Möglichkeit der Videoanalysen mehr Konkretheit verleihen. Im Wesentlichen beginnt der Säugling mithilfe der »genügend guten Mutter«, (wie Winnicott es später ausdrücken wird) aufgrund der Trennungserfahrung von der Mutterbrust mit innerer Repräsentierung von Wirklichkeit. Zu diesem Zeitpunkt hat das Kind noch keine Vorstellung davon, von seiner Mutter/Umwelt getrennt zu sein. Seine Wahrnehmung unterscheidet nicht, ob ein Reiz von innen oder von außen kommt. Zunächst werden Brust und Wohlbefinden als eine Einheit wahrgenommen. Eine innere Repräsentierung entsteht, wenn die Brust als ein anderer (von außen kommender) Reiz wahrgenommen wird als das (von innen kommende) Wohlbefinden. Dies beunruhigt das Kind einerseits, gibt ihm andererseits aber die Möglichkeit, beides zu verbinden und getrennte Phänomene zueinander in Bezug zu setzen. Hierdurch bekommen einzelne Realitätsausschnitte eine innere Bedeutung, eine innere Repräsentierung, eine »Objekt-Repräsentanz«. Alles, was zur Repräsentierungsfähigkeit später notwendig sein wird, entwickelt sich im Laufe des ersten Lebensjahres. In der Folge wird das Kind in der Lage sein, Beziehungen und Umwelt mehr und mehr an Emotionen zu binden und innerlich zu repräsentieren. Oft sind dies auch unangenehme »Entdeckungen«, wie etwa die des Getrenntseins.

Für Bion ist neben emotionalen Inhalten wie Liebe und Hass auch der Vorgang des Erkennens von zentraler Wichtigkeit. Außerdem stellt er sich die Frage, wie sich innere Repräsentanzen zu einer Narration verknüpfen (Weiß 2001, S. 174).

Um nun die Fähigkeit zum Spiel zu entwickeln, muss das Kind in der Lage sein, die Mutter innerlich dergestalt zu repräsentieren, dass dieses Bild während ihrer Abwesenheit nicht unterbrochen wird.

Zusätzlich ist es notwendig, dass sich trotz verschiedentlicher Abwesenheit eine genügend vertrauensvolle Bindung entwickelt, die einen sicheren Rahmen schafft.

Die Fähigkeit zur Repräsentierung beginnt durch die Mutter-Kind-Beziehung und die ersten Repräsentierungen haben diese Beziehung selbst zum Inhalt. Die anwesende (gute) Brust und die abwesende (böse) Brust werden mit entsprechenden Emotionen verbunden und es wird ihnen innerlich Bedeutung gegeben. Zunächst handelt es sich um zwei verschiedene innere Repräsentierungen, dann lernt das Kind durch eine nicht nur angenehme und spielerische Annäherung zu verstehen und zu akzeptieren, dass es sich bei der anwesenden und abwesenden Mutter um ein und dieselbe Person handelt, die jedoch vom Kind getrennt ist. Indem das Kind Beziehung repräsentiert, beginnt es auch, sein »Selbst« zu konstruieren. Wer bin ich für die Mutter, wer ist sie für mich? Hat es diese Fähigkeit erreicht, wird das Kind vor die nächste Herausforderung gestellt. Das Kind entdeckt, dass es außer ihm und der Mutter auch noch Dritte gibt. Das Dritte wird gemeinhin mit der Anwesenheit des Vaters beschrieben. Gemeint sind dabei alle Beziehungen, über die das Kind keine Kontrolle hat, die es aber sehr wohl betreffen, da sie seine Beziehung zur Mutter beeinflussen. Auch dieser Schritt ist für das Kind eine Herausforderung. Die Basis für ein eigenes Selbst in der Welt zu legen, bei dem Beziehungen, die nicht kontrolliert werden können, akzeptiert werden und trotzdem ein Gefühl von Sicherheit bleibt, ist für das Kind ein schwieriger Prozess. Die Fähigkeit zur Repräsentierung und die Entwicklung des Selbst gehen Hand in Hand.

Im Laufe der Entwicklung bildet sich beim Kind die dem Menschen eigene Fähigkeit der Symbolisierung und Sprache. Bei unseren sprachlichen Symbolisierungen kann man feststellen, dass wir uns bei den meisten Worten über viele Bedeutungsaspekte einigen können, sonst könnte Sprache kaum ihre Funktion in der Kommunikation erfüllen. Trotzdem haben Worte eine gewisse Unschärfe. Vor allem können sie nur ungenügend die emotionalen Bedeutungen, die sie für den Sprecher haben, transportieren. Ebenso können sie die Erinnerungen und Erfahrungen, die eine Person mit ihnen verbindet, nicht vollständig repräsentieren. Die inneren Bilder, die z. B. bei dem Wort »Zug« entstehen, können sehr unterschiedlich sein: alte Züge, neue Züge, der Lärm vorbeifahrender Züge, Fernweh, die Ruhe des entspannten Reisens, die Angst, den Zug zu verpassen, das Gefühl des

Abschieds. Diese und unendlich viele weitere Bilder kann dieses Wort in uns hervorrufen. Trotzdem können wir uns bei dem Wort »Zug« im Großen und Ganzen recht gut darauf einigen, was damit gemeint ist. Beim Wort »Aggression« wird dies schon deutlich schwieriger. Reden zwei Menschen über Aggression, so kommt es leicht vor, dass sie von unterschiedlichen Dingen reden, obwohl beide überzeugt sind, das, wovon sie selbst reden, sei das »Richtige«. Einige Menschen tendieren dazu, unter Aggression vor allem etwas Destruktives, Gewaltähnliches zu verstehen, während für andere Aggression vor allem ein Gefühl ist, das sich manchmal versteckt und manchmal abrupt zum Ausdruck kommt. Manche erleben Aggression, wenn Stimmen lauter werden, andere erleben sie, wenn Personen beginnen, zu schweigen oder sich abzuwenden. In dieser unterschiedlichen Wahrnehmung, unterschiedlichen emotionalen Besetzung und unterschiedlichen moralischen Bewertung des Wortes Aggression bzw. des Erlebens von Aggression verbirgt sich jeweils eine ganze Lebensgeschichte. Hinter dem jeweiligen Konzept von Aggression stehen: Konzepte, die das eigene Umfeld einem in der Vergangenheit zur Verfügung gestellt hat; eigene bedrückende oder bedrohende Erfahrungen; Intensität und Interpretation der eigenen Angst vor Gewalt.

> »Wörter sind wie Güterzüge, die mit all ihren früheren Bedeutungen gefüllte Wagen hinter sich herziehen« (de Shazer 2004, S. 86).

Bis hierher habe ich die Begriffe »Repräsentierung« für innere Prozesse und »Vorstellungen« und »Symbolisierung« für sprachlichen, zeichenhaften, interpersonellen Ausdruck verwendet. In inneren Repräsentierungen und kommunizierten Symbolisierungen sind Bedeutungen organisiert. Aber wie entstehen Bedeutungen, wie verändern sie sich? Hierauf suchte Bion Antworten (Bion 2006). Im Spiel können von Kindern wie von Erwachsenen die Bedeutungen, die wir den Dingen und Handlungen, den Beziehungen, Worten, Geschichten und Emotionen geben, gelegentlich mit einem Schaudern, aber doch angstfrei verändert und auch neu geschaffen werden (Winnicott 1973, S. 51). Bei der Entwicklung der inneren Repräsentierungen spielen Übergangsobjekte (Teddybären und andere Objekte, denen Bedeutung gegeben wird) eine wichtige Rolle. Beim Spielen mit diesen Objekten, diesen im Spiel verwendeten Repräsentanten realer Welt, transformieren sich innere Abbildungen und deren emotionales Erleben.

Wenn ich in diesem Buch von Bedeutungen spreche, so geht es nicht darum, sie als richtig oder falsch zu bewerten. Es geht vielmehr um die Fähigkeit an sich, Dingen Bedeutung verleihen zu können, und um den Prozess, wie sich Bedeutungen verändern. Der Prozess der Bedeutungsentwicklung ist, wenn wir Bion und Winnicott folgen, immer dialogisch. Erst der Dialog schafft und verändert Bedeutungen: ohne Mutter keine Repräsentierung und Symbolbildung, ohne Umwelt keine Weiterentwicklung von Bedeutungen.

Trotzdem erscheint es für unser Leben wichtig, dass Bedeutungen mittelfristig verlässlich sind. Nur so gelingt es uns, eine stabile Vorstellung vom eigenen Selbst zu haben bzw. über klare Handlungsoptionen in Alltagssituationen zu verfügen. Im »echten Leben« vertrauen wir so lange unserer Vorstellung von den Dingen, bis sie uns vor unlösbare Probleme stellt, die uns zum Umdenken zwingen. Bei Beziehungsfragen sind wir jedoch äußerst resistent gegenüber der Möglichkeit, »umzudenken« bzw. die Bedeutung, die wir den Dingen geben, zu verändern. Dies hat vielleicht damit zu tun, dass die Repräsentierungen von Beziehungen zu den ersten gehören, die sich bei uns als Kind entwickelt haben. Beziehungsfragen erleben wir sehr schnell als eine Bedrohung für das eigene Selbst. Um diese Bedrohung abzuwehren, verhalten wir uns meist nach dem Motto: Wenn der andere sich nur endlich ändern würde, wäre alles gelöst. Hierbei ist der andere nicht ein unseren Befindlichkeiten gegenüber indifferentes Umweltphänomen wie das Wetter oder ein Berg, die nicht mit sich »verhandeln« lassen. Er reagiert, und wir versuchen, ihn zu ändern. In der Beziehung zu anderen Menschen tendieren wir dazu, diesen die Verantwortung für ein nicht gelingendes emotionales Gleichgewicht zu übertragen. Das entsprechende Vorgehen, den anderen davon zu überzeugen, dass er etwas falsch gemacht hat, während man selbst es richtig gemacht hat, ist leider meist keine wirksame Strategie. Erstaunlicherweise versuchen wir dies trotz ausbleibender positiver Resultate immer weiter. Meist könnten wir sehr viel leichter ans Ziel kommen, wenn wir uns fragen würden, was wir an dem Handeln des anderen nicht oder falsch verstanden haben und warum wir eigentlich die Situation so sehen müssen, wie wir sie sehen.

Letztere Fragen sind im Beziehungskontext oft beängstigend oder gar beschämend; sie bedrohen die innere Stabilität. Im Dialog entwickelt sich unser Selbst, wird aber auch infrage gestellt. Abgrenzung durch Rechthaberei ist für unser bedrohtes Selbst offensichtlich von Nutzen.

Das Spiel der Bedeutungen – ein Spiel der Erwachsenen

Auch Erwachsene kennen ein ungerichtetes Spiel, welches den gleichen entwicklungs- und gesundheitsfördernden Charakter hat wie das Spiel der Kinder. Ich nenne es das Spiel der Bedeutungen. Karten, Brett- und Fußballspiele sind Wettbewerbsspiele, bei denen es in einem Als-ob-Kampf vor allem um den Vergnügungscharakter geht und um das Messen der eigenen Fähigkeiten und der eigenen Intelligenz. In ihnen zeigen sich der dem Spiel innewohnende Zweck, der Vergnügungscharakter und die Vertiefung ins Spiel. Das Spiel der Bedeutungen ist vor allem der zwanglose, über die inneren und äußeren Normierungen hinausgehende Dialog oder der intime Dialog über Dinge, die uns berühren.

In der Regel ergibt sich bei Erwachsenen ein Spiel selten spontan. Es gibt kulturell geschaffene Gelegenheiten zum Spiel für Erwachsene oder man verabredet sich dazu. Finden sich Erwachsene in Spielsituationen wieder, so nehmen einige daran teil, viele aber auch nicht. Geht ein Erwachsener jedoch mit einem Kind spazieren, werden sich nur wenige dessen wiederholten Einladungen zum Spiel entziehen. Aber auch ohne an Kinder zu denken, sind die Einladungen und Möglichkeiten zum Spiel für Erwachsene vielfältiger, als man gemeinhin wahrnimmt. Neurologen sagen, dass sich unser Gehirn die meiste Zeit (tagträumend) mit sich selbst beschäftigt; sehr viele Dialoge, die wir führen, verfolgen einen einzigen Zweck: die Freude am Dialog. Dialog und Hirnaktivität widmen sich viele Male am Tag dem spielerischen, ungerichteten Umgang mit Bedeutungen. In dem Moment, in dem wir z. B. aus dem Haus gehen und uns die Jacke überstreifen, beschäftigt sich unser Gehirn mit sich selbst und gewichtet Bedeutungen und Situationen. Es sei denn, wir sprechen gerade mit einer anderen Person. Solche Situationen durchziehen den ganzen Tag. Ebenso wie unser Gehirn ständig Bedeutungen organisiert, machen die meisten von uns jeden Tag zahlreiche »unnütze« Bemerkungen, deren einziges Ziel die Herstellung der Freude (am Spiel) ist.

Im Unterschied zu Freud sehen Wittgenstein (Wittgenstein nach Staten 1985, S. 91) und Bateson im ungerichteten Durcheinander von Bedeutungen die Quelle für Entwicklung und Klärung. »Sonst würde man immer nur Bekanntes wiederholen« (Bateson 1981, S. 46). Ein Spiel der Bedeutungen, über welches schon viel geschrieben wurde, ist der Traum. Während sich die Trauminhalte nach Freud zwangsläufig aus den Inhalten des Unterbewussten ergeben, sind sie laut Wittgenstein auch das Ergebnis eines spielerischen Umgangs mit Bedeutungen, welcher im Traum stattfindet. Bateson weist darauf hin, dass wir oft die Unklarheiten und das Durcheinander unserer eigenen »ernsten« Vorstellungen erst dann wahrnehmen, wenn wir uns in einem spielerischen Gespräch befinden. Genau wie der Traum kann auch das spielerische Gespräch unsere Überzeugungen durcheinanderbringen. Beide Spiele schützen sich selbst: »Es war ja nur ein Traum« oder: »Ich habe es ja nur so gesagt«.[3]

Obwohl sich in unserem Alltag, durch Tagträumen oder Dialog um des Dialogs willen, laufend Situationen bieten, in denen zum Spiel der Bedeutungen eingeladen wird, nehmen Erwachsene diese Angebote selten wahr. Es gibt offensichtlich im Alltag der Erwachsenen Kräfte, die uns vom Spiel zurückhalten. Neben den Rollenerwartungen, Zeitdruck, Benimmregeln kommt hierbei dem Schutz des »Selbst« sicherlich eine sehr wichtige Rolle zu.

Tatsächlich ist das kulturelle Konstrukt der Selbstverwirklichung mit Paradoxien behaftet. Einerseits setzt Selbstverwirklichung voraus: Karriere machen, sich Wünsche erfüllen, den eigenen Träumen folgen, berühmt werden, etwas Besonderes sein – und all dies sind Entwicklungspfade. Gleichzeitig ist das Konstrukt des Selbst und damit der Selbstverwirklichung aber mit der Stabilität und dem notwendigen Festhalten an den Geschichten und Bedeutungen, die unser Selbst formen, verbunden. Dahinter scheint eine Vorstellung zu stehen, die davon ausgeht, dass jedes »Selbst« eine Art »sakralen Kern« hat, der auf magische Weise immer schon da war und den es zu verwirklichen und zu schützen gilt. Überzeugt davon, einen »sakralen Kern« zu haben, der aber nicht näher beschreibbar ist, pflegen wir einen nicht klar umrissenen »Garten von Konstrukten«, mit dem wir dieses sich verwirklichende Selbst umgeben. Die Folge ist ein Festhalten an den Konstrukten dieses Gartens, fast um jeden Preis. Die Vorstellung des Selbst verhindert damit letztlich Entwicklung, verhindert Selbstverwirklichung. Mit dieser Paradoxie beschäftigen sich sowohl Martin Buber (1996, S. 123), der darüber sagt: »Der Geist verrät sich selbst«, als auch Gianfranco Cecchin, der sie die Hybris

3 Wenn jemand sagt: »Ich habe es nur so gesagt«, dann gab es offensichtlich ein Probehandeln, bei dem man sehen wollte, ob sich das Gegenüber auf eine Veränderung der Bedeutungen einlassen würde. Das Gesagte ist dann von der Art, dass man es hinterher als »Spiel«, als »Scherz« definieren kann.

des »Selbst« nennt, welches dazu tendiert, zu einer perfekten Idee zu werden, und damit den Prozess des Lebens als solchen blockiert (Cecchin 2003, S. 113).

Im Erwachsenenleben gibt es also zwei gegenläufige Tendenzen: auf der einen Seite das Vergnügen an Spielsituationen, die Verlockung des Wagnisraumes, auf der anderen die Tendenz der Kontinuität unserer Konstrukte und Bedeutungen.

Die meisten Menschen kennen die Erfahrung, dass in einer mehr oder weniger großen Gruppe spielerisch über Ideen und Geschichten Gespräche geführt werden. Humor kommt auf, evtl. wurde auch über manch eine persönliche Geschichte gelacht. War die Atmosphäre wohlwollend, so konnte man es selbst auch verkraften, dass das ein oder andere peinliche Detail des eigenen Lebens zur Sprache kam. Im Unterschied zum Kinderspiel geht es hierbei nicht um ein spielerisches Handeln mit Bauklötzen, sondern um Rollenspiele oder ein spielerisches Gespräch, bei denen Ideen oder Erlebtes die Bauklötze ersetzen. Jeden von uns fliegt etwas Angst an, wenn dabei Geschichten zur Sprache kommen, mit deren Hilfe wir unser Selbst konstruiert haben, bzw. Geschichten, die das Konstrukt unseres Selbst infrage stellen könnten. Manche hält dies davon ab, aufs Spielfeld zu gehen, andere wagen sich gelegentlich ein Stück vor. Je mehr Sicherheit ein Erwachsener hat, bei diesem Spiel nicht beschädigt zu werden, umso leichter wagt er sich aufs Spielfeld der Bedeutungen. Sowohl Psychotherapie als auch der intime Raum der Paarbeziehung können hierfür geeignete Orte sein.

Die Organisation von Bedeutungen

Die Welt ist zu komplex, um sie innerlich vollständig abbilden zu können. Schon allein aus der Notwendigkeit der Komplexitätsreduktion heraus können wir nur Teile der Welt innerlich repräsentieren. Für Tiere ergibt sich die für ihr Überleben notwendige Komplexitätsreduktion im Wesentlichen aus ihren Anlagen und ihrem Instinkt. Menschen haben durch ihre kognitiven Fähigkeiten die Möglichkeit, ihr Abbild von der Welt und die Gewichtung der Einzelheiten zu verfeinern und zu verändern. Von den meisten Vorstellungen, die Menschen sich von der Welt machen, kann man kaum sagen, sie seien falsch oder richtig. Es ist nur so, dass bestimmte Abbilder der Welt in manchen Situationen besser funktionieren als andere. Auch benötigen wir ein einigermaßen stabiles Abbild der Welt, um unserer Umgebung, unserem Handeln und unseren inneren Reaktionen eine gewisse Verlässlichkeit zu verleihen. Eine ständige Achterbahn der Gefühle, weil wir unserer Umgebung ständig neue Bedeutungen geben, ist auf die Dauer anstrengend; einen Supermarkt, der nur unregelmäßig und unvorhersehbar geöffnet ist, werden wir kaum betreten; und täglich mit den Kindern diskutieren, wer heute Eltern und wer Kind ist, führt ins Absurde.

Des Weiteren ist es der Welt egal, wie wichtig uns einzelne Ereignisse sind. Für die Welt geschehen die Dinge nebeneinander und nacheinander, ohne dass sie unterschiedlich gewichtet werden. Wir erst legen den Dingen unterschiedliche Bedeutung bei. Einiges ist wichtiger, anderes weniger wichtig, wieder anderes – und das ist das meiste – nehmen wir gar nicht wahr. Wie in den vorangegangenen Kapiteln gezeigt wurde, ist für uns Menschen all das, was mit Beziehungen und dem eigenen Selbst zu tun hat, besonders wichtig bzw. berührt uns emotional am meisten. Wenn das eigene Auto fahruntauglich wird, ist dies für eine gewisse Zeit zwar belastend, aber nachdem die damit verbundenen praktischen Probleme gelöst sind, können wir es bald vergessen. Wenn der Ehemann eine kurze Außenbeziehung hatte, wird die Ehefrau, falls sie davon erfährt, es sehr lange nicht vergessen können, obwohl es möglicherweise nie praktische Probleme mit sich gebracht hat. Für sie wird es vielleicht für den Rest des Lebens immer wieder Situationen geben, in denen sie an diesen Schmerz erinnert wird.

Bateson gebraucht für das Phänomen der unvollständigen Darstellung der Realität die Metapher von der Landkarte, die nicht das Territorium ist. Die Landkarte entspricht einem Netz von Bedeutungen, mit denen wir die Welt darstellen. Dabei sind einige Dinge wichtiger und ihnen werden stärkere Emotionen zugeordnet, und andere Dinge sind weniger wichtig. In der Metapher der Landkarte entspräche dies den dickeren und dünneren Linien, den größeren oder kleineren Punkten. Und vieles ist gar nicht eingezeichnet.

Sicher kann man nicht behaupten, wir würden die Realität überhaupt nicht kennen, doch kennen wir sie immer nur über die Landkarte, also über die Bedeutungen, die wir einzelnen Aspekten der Realität zuschreiben. Auch steht fest, dass der uns unbekannte Teil der Realität größer ist als der uns bekannte. Hinzu kommt, dass es mindestens genauso viele Möglichkeiten gibt, Realität abzubilden, wie es Menschen oder Lebewesen auf der Erde gibt.

Im täglichen Leben unterscheiden wir nicht zwischen Landkarte und Territorium, d. h. zwischen innerer Repräsentierung und Realität. Niemand würde sich wundern, wenn ein Mensch Türenschlagen als Ausdruck von Gewalt, als eine verwerfliche Form der Aggression wahrnimmt und sich schwer damit tut zu akzeptieren, dass die gleiche Handlung von einer anderen Person entweder gar nicht als Aggression erlebt wird oder lediglich als harmloser Ausdruck eines normalen Gefühls, das man gemeinhin Aggression nennt. Normalerweise ist jede Person davon überzeugt, dass ihre Sicht die Realität darstellt und nicht bloß eine mögliche Landkarte ist. In manchen Fällen diskutieren wir dann darüber, wundern uns aber nicht, dass der andere eine Realitätsvorstellung hat, die sich deutlich von der eigenen unterscheidet. Aus solchen Situationen ziehen wir den Schluss, dass wir dem anderen das, was wir nach wie vor für Realität halten, nicht um jeden Preis aufdrängen müssen. »Soll der mit seiner falschen Art zu denken doch selbst zurechtkommen.« Wir machen uns nach solchen Vorfällen kaum klar, dass unsere eigene Anschauung von Realität auch nur eine besondere und individuelle Zeichnung auf der Landkarte und keine genaue Realitätsabbildung darstellt. Wenn es allerdings darum geht, ob man in linker oder rechter Richtung zur Autobahn gelangt, lassen wir uns sehr wohl von anderen Realitätsvorstellungen überzeugen, nachdem der Weg einmal gefunden ist.

Teile der inneren Bedeutungsgebung sind demnach so eng mit uns selbst verbunden, dass wir nicht anders können, als sie als einen Teil der Realität anzuschauen. Bei manchen Teilen der Landkarte fällt es uns schwer, uns vorzustellen, dass sie auch anders gezeichnet sein könnte, bzw., um in der Metapher zu bleiben, aus einer Straßenkarte z. B. eine physische Karte zu machen. Die »Objektivierung« subjektiver Bedeutungen ist offensichtlich eine Strategie für das »echte Leben«.

Wie wichtig und hartnäckig Bedeutungen sind, zeigt sich auch daran, dass Bedeutungen Verhaltensänderungen überleben. Bevor ein lebendes System diejenigen Bedeutungen verändert, die seine Existenz rechtfertigen, wird es alle ihm zur Verfügung stehenden Verhaltensänderungen durchprobieren. Im »echten Leben« sind es vor allem irritierende, von unserer Landkarte nicht vorgesehene Ereignisse, Metaphern und metaphorische Handlungen, die zu einer Veränderung von Bedeutungen beitragen.

Geschichten organisieren und verändern Bedeutung

In der Novelle »Novecento« von Alessandro Baricco erzählt Max einem alten Ladenbesitzer, nachdem er ihm aus Geldnot seine Trompete verkauft hat, das Leben seines Freundes Novecento, der als virtuoser Pianist sein ganzes Leben auf einem Ozeandampfer verbracht hat. Nicht einmal, als die Versenkung des Schiffes ansteht, gelingt es Novecento, von Bord zu gehen, obwohl er es zweimal versucht. Die Welt auf dem Festland ist für ihn zu groß. Als Max mit seiner Erzählung zu Ende ist, lässt der Autor Baricco den Ladenbesitzer sagen:

> »Zum Teufel mit dem Geld, eine gute Geschichte ist mehr Wert als jede Trompete« (Baricco 1994, S. 61)

und er gibt Max die Trompete zurück. Es gibt unzählige Zeugnisse dieser Art. Beginnend mit dem Gilgamesch-Epos, dem Alten Testament und den homerischen Epen werden Geschichten verschriftlicht, die zuvor von Geschichtenerzählern mündlich überliefert wurden. Diese Zeugnisse, deren Reihe sich unendlich fortsetzen ließe, muss man aber kaum bemühen. Auch wer den kulturellen Hintergrund der klassischen Erzählungen oder großen Romane nicht hat, weiß aus seinem Lebensalltag, wie groß der Erfolg von Erzählungen in Filmform oder von Fernsehserien ist, und kann sich damit die Wichtigkeit von Geschichten für unser Leben klarmachen. Vor dem Buchdruck hatten Erzähler eine wichtige Rolle in der Gemeinschaft. Der Nobelpreisträger Mario Vargas Llosa beschreibt in seinem Roman *Der Geschichtenerzähler* (1990) beeindruckend die identitätsstiftende und welterklärende Rolle der Geschichtenerzähler der Machiguengas für eine über ein großes Gebiet verstreute Gemeinschaft, die sie durch ihre Geschichten erst als solche erschaffen. Geschichten stiften ein Wir, schaffen Orientierungspunkte und verweben sich mit dem Leben der Einzelnen, der Familien, Gruppen und Länder. Nur wer im Kontext dieser Geschichten, innerhalb der von den Geschichten mitgetragenen Beziehungen aufgewachsen ist, hat den vollen Zugang zu ihnen. Die meisten Menschen haben in ihrer Kindheit Momente erlebt, als ihnen ihre Mutter, ihr Vater oder ihre Oma Märchen oder Kinderbücher vorgelesen haben, die tiefe emotionale Erinnerungsspuren bei ihnen hinterließen, welche sie ihr ganzes Leben lang begleiten.

Die Anziehungskraft, die Geschichten auf uns ausüben, macht es per Analogie naheliegend, dass der Mensch sich sein Bedeutungsnetz zumindest teilweise oder in bestimmten Bereichen in Geschichten organisiert.

Mit der Bedeutung der Geschichten für die Bildung des Selbst und für die Landkarten der Realität hat sich Michael White (White u. Epston 1990) genauer beschäftigt. White u. a. haben sich dabei nicht mit der Beobachtung begnügt, um eine Theorie daraus zu gewinnen, sondern sie haben sich auch für die Praxistauglichkeit dieses Gedankens interessiert. White hat im internationalen Austausch mit anderen Vertretern der systemischen Therapie (Antonio J. Ferreira, Carlos Sluzki u. a.) den narrativen Ansatz in der Familientherapie in eine klare Form gebracht und daraus in den 90er-Jahren das momentan in dieser Hinsicht ausgearbeitetste Konzept entwickelt.

Wie andere Landkarten auch, haben Geschichten Lücken. Einige Lücken lässt der Erzähler bewusst, oder er hat die Geschichte vor sich selbst so oft wiederholt, dass »Selbstverständliches« automatisch übersprungen wird. Jeder will in den eigenen Geschichten eine mit seinem Selbst zu vereinbarende Rolle einnehmen, nicht zu vereinbarende Teile werden ausgelassen.

Eine andere Art von Lücken sind Bedeutungen, die einer textlichen Erfassung nur durch intensive Arbeit zugänglich sind: vor allem implizite, durch Kontexte vorgegebene Bedeutungen, die wir zwar wahrnehmen, uns aber nicht bewusst machen. Sie werden nicht in Worte gefasst, nicht in Erzählungen formuliert. Implizite Bedeutungen können einen kulturellen oder einen familiären Hintergrund haben. Oft sind es auch unhinterfragte Regeln. Sie können zunächst nicht vertextlicht werden, weil man die entsprechende Situation nie anders kennengelernt bzw. nie fokussiert hat, wenn sie sich irgendwann einmal anders abgespielt hat.

Zwei Beispiele:

- In einer Welt, in der alles rosa ist, gibt es kein Rosa.
- Wer hat sich je gefragt, warum es komisch ist, sich in der Straßenbahn hinzuknien, und in der Kirche nicht? Alle kennen die Antwort, alle machen es richtig. Wir halten es nicht für nötig, diesen Teil der Geschichte zu erzählen, wir gehen davon aus, dass alle ihn kennen.

White geht in seinem Ansatz bei der Analyse der Bedeutungsnetze innerhalb der Geschichten, die die Patienten mitbringen, relativ systematisch vor. Seine Aufgabe als Therapeut sieht er darin, durch geeignete Strategien einzelne Elemente innerhalb der Geschichten zu modifizieren, sodass die Geschichte neu verfasst werden kann.

Es liegt nahe, dass sich die Vertreter therapeutischer Berufe auch über Geschichten Zugang zu den Menschen und deren Bedeutungswelt zu verschaffen suchen. Die meisten Menschen, die aufgrund einer Krankheit, eines Unglücks oder eines Leidens einen Therapeuten aufsuchen, erzählen ihm zunächst die Geschichte ihres Leids, die Geschichte des Symptoms. Meist sind die Geschichten, mit denen der Therapeut konfrontiert ist, sehr dramatisch und stark mit Bedeutung aufgeladen. Gerade da, wo alles undramatisch erscheint, ist oft jedes Wort, ja der ganze Auftritt, bedeutungsschwanger. Für meinen eigenen professionellen Werdegang war es ein wichtiger Moment, als mein Lehrer Sergio Maria Maresca[4] sagte, dass wir nicht Menschen, sondern Geschichten behandeln. Geschichten eröffnen die Möglichkeit, emotional und kognitiv präsent zu sein, nicht nur nach Logik zu fragen, sondern nach dem Zusammenhang des Ganzen und der Bedeutung der einzelnen Aspekte darin. Geschichten bieten einen Schlüssel zum Bedeutungsnetz des Einzelnen, man muss dazu kein theoretisches Gebäude bemühen. Der Patient liefert es einem selbst. Für mich als angehenden Psychotherapeuten war der Satz meines Lehrers ein Schlüssel, um leichter die Position der Allparteilichkeit einnehmen bzw. leichter zwischen den in einer Therapie notwendigen unterschiedlichen Positionen wechseln zu können: von der Position des Protagonisten in die des Antagonisten, in die des Erzählers, in die des Zuhörers (bzw. der verschiedenen Zuhörer) und in andere Geschichten, welche die Zuhörer oder der Erzähler oder ich selbst damit assoziieren.

Worin besteht der Unterschied zwischen Geschichten und einem Netz von Kausalitäten, wie es sich aus der wissenschaftlichen Forschung ergibt? Der vielleicht wichtigste Unterschied ist, dass Geschichten in einer zeitlichen Dimension organisiert werden.

Die zeitliche Dimension könnte aufgrund der Abfolge auch mit einem auf Kausalität aufbauenden wissenschaftlichen Ordnungsprinzip assoziiert werden. Im Klinik-Kontext, der eine gewisse Nähe zur positivistischen Wissenschaft hat und mit dieser seinen Finanzierungs-

---

4 Sergio Maria Maresca, Gründer des ISPPREF (Istituto sistemico di psicologia e psicoterapia relazionale familiare) in Neapel.

bedarf begründen muss, ist der Reflex, den Fokus auf Kausalitäten zu richten, naheliegend. Dies erwartet in der Regel auch der Patient. Eine in einem klinischen Kontext erzählte Geschichte wird eher Kausalitäten formulieren und vom Zuhörer auf Kausalitäten abgeklopft. Für White bedeutet die Interpretation einer Geschichte unter dem Gesichtspunkt der Kausalität, aus der zeitlichen Dimension auszusteigen, da die Kausalität unabhängig von Raum und Zeit existieren müsste. Für Caroline Ramsey (2005a, 2005b) ist die Vermutung möglicher Kausalitäten nur eine von vielen möglichen Kommentierungen. Kommentare zu Erzählungen sind für Ramsey daran gebunden, welches Ziel ich mit der Erzählung verfolge und in welchem Kontext ich sie wem erzähle. Für Ramsey ist der Text vom Kontext nicht zu trennen. Die kausale Optik des Klinikers ist für sie ein möglicher Kommentar, der aus dessen beruflichem Interesse (fachliches Interesse und Karrierewunsch) und der Wirklichkeitskonstruktion des klinischen Systems entspringt. Meist wird diese Optik des Klinikers durch die Art des Erzählens vom Patient antizipiert und er fügt in seine Erzählung Elemente ein, an denen sich das »Auge des Klinikers« festhalten kann. Würde er die gleiche Geschichte seines Leidens oder seines Symptoms während des Urlaubs erzählen, hätte sie den Zweck, zu unterhalten oder Mitleid zu erwecken. Die Kommentare der Zuhörer würden weniger nach Kausalitäten suchen als vielmehr einzelne Aspekte dramatisieren, entdramatisieren oder durch die Anreicherung mit Einzelheiten oder eigenen Geschichten die Akzente verschieben oder möglicherweise alles in einen neuen Bedeutungsrahmen stellen.

Die zeitliche Dimension von Geschichten weist White zufolge vor allem darauf hin, dass Geschichten einen Anfang und ein Ende haben. Anfang und Ende sind in der Regel durch andere Geschichten begründet und auch einzelne Episoden darin nehmen Bezug auf andere Geschichten.

Ramsey richtet ihr Augenmerk dagegen auf die ständige Veränderung von Geschichten.

Mit jedem Erzählen und mit jedem Kommentar des Zuhörers nehmen Geschichten eine andere Gestalt an. Geschichten werden kollektiv produziert (vgl. Ramsey 2005a, S. 227).

Der Erzähler versucht beim Erzählen, die Kontrolle über die Transformation der Geschichte zu behalten, indem er die Details dem Zweck der Erzählung unterordnet. (Was möchte ich mit der Erzählung in diesem Moment in diesem Kontext erreichen?) Gleichwohl laden

Erzählungen durch ihre Lebensnähe und ihre Darstellungskraft zum Kommentieren und zum Dialog ein. Mögliche Kommentare haben potenziell die Kraft, die Geschichte durch andere Geschichten in einen ganz anderen Rahmen zu rücken, Einzelheiten auf den Kopf zu stellen oder neu zu bewerten. Da Geschichten erst durch das Erzählen Bedeutung gewinnen, kann der Erzähler ihre Weiterentwicklung nicht komplett unter Kontrolle halten. Geschichten tragen selbst den Keim der Veränderung in sich.

Die Psychotherapeuten kommen mit den Geschichten der Patienten erst in Kontakt, wenn diese im Alltag oder in der Beziehung nicht mehr zu gebrauchen sind bzw. nicht mehr funktionieren. Ein Symptom / eine Krankheit kann man auch so beschreiben, dass etwas vorliegt, was die Kraft hat, Transformationen der Geschichten in der Familie zu blockieren. Das Beharren auf der eigenen Geschichte führt zur Handlungsunfähigkeit und zu nachhaltigem Unglück, zu Krankheit oder Leiden. Dieses Leiden nimmt man in Kauf, da ein anderer Weg, eine andere Erzählung nicht denkbar ist oder als noch schrecklicher erachtet wird. Die Beendigung des Leidens kann dann gelingen, wenn der Prozess der Bedeutungsveränderung wieder ins Rollen kommt, d. h., wenn es denkbar wird, die Geschichten anders zu erzählen. Es handelt sich um eine Belebung, der Erzähler hebt den Blick und schaut sich um, was es sonst noch gibt, er beginnt seine kreativen Fähigkeiten zu nutzen. Dabei entsteht oftmals auch die Notwendigkeit, von Vertrautem Abschied zu nehmen, Erzählstränge werden umerzählt, Anfang und Ende möglicherweise neu gefasst (White 2010, S. 80). Wie oben schon dargestellt, kann dies schwierig und schmerzhaft sein und bedarf eines Mindestmaßes an Gefühlen der Sicherheit und des Vertrauens.

In der Paartherapie stehen meist zwei konkurrierende Geschichten für ein und dasselbe Ereignis zur Verfügung. Neben der daraus folgenden Feststellung, dass einzelne Geschichten offensichtlich keinen Ausschließlichkeitscharakter haben, haben beide Geschichten oft nur den einen Zweck, die Geschichte des anderen zu widerlegen. Die Geschichten bleiben diesem Zweck vollständig untergeordnet und jede kollektive Weiterentwicklung wird blockiert bzw. der Konkurrenz mit der anderen Geschichte untergeordnet. Bleiben beide Partner bei der Erzählung und Weiterentwicklung der Geschichte innerhalb dieses Zweckes stecken, ist eine Modifizierung der Bedeutungen nicht möglich. Es muss zunächst ein Raum geschaffen werden, in dem es für jeden Einzelnen möglich wird, die eigene Geschichte des Paares zu erzählen, ohne sie ausschließlich dem Zweck der Konkurrenz mit der anderen Geschichte unterzuordnen. Die Geschichten müssen sich zunächst öffnen für nicht vorhersehbare Transformationen, was nur in einem sicheren (Spiel)raum geschehen kann. Dort kann die Entlastung erlebt werden, die das Erzählen von Geschichten mit offenem Ende mit sich bringt.

Jede Familie hat eigene Themen

In den 50er-Jahren entstand die Hypothese, dass Doublebind-Situationen[5] für die Entwicklung psychiatrischer Krankheitsbilder mit eine Ursache darstellen könnten. In der therapeutischen Praxis gab es viele Anhaltspunkte, die diese Annahme unterstützten. Leider gelang es in der Folge kaum, diese Hypothese auch in strengeren wissenschaftlichen Settings zu bestätigen. Die Schwierigkeit begann für die Wissenschaftler schon damit, sich darauf zu einigen, welche Situation als echte Doublebind-Situation zu definieren sei und welche nicht. Dies hat damit zu tun, dass das Konzept des Doublebind zwar in der menschlichen Interaktion beobachtet wird, man sich aber bei seiner Beschreibung auf logische Paradoxe beruft (vgl. Ugazio 1998, S. 104 ff.). Aufgrund klinischer Beobachtungen wurde z. B. die Hypothese aufgestellt, dass Angsterkrankungen auf die Doublebind-Botschaft der Eltern zurückgehen könnten: »Sei unabhängig, aber folge unserer Risikobeurteilung.« Als man diese Hypothese verallgemeinern und empirischen Untersuchungen zugänglich machen wollte, stellte man fest, dass solche und ähnliche Doublebind-Botschaften bei allen Familien in Erziehungssituationen fortlaufend vorkommen. Die meisten Heranwachsenden belastet dies aber nicht, sie fühlen sich nicht gefangen durch die paradoxen Botschaften der Eltern. Menschliche Kommunikation ist voll von Paradoxien, man denke allein an die Schwierigkeit, in diesem Buch die Grenzen zwischen Spiel und »echtem Leben« klar zu definieren. Auch wenn es für diese Grenze eine Orientierung gibt und die meisten Menschen sie in den Situationen des Lebens treffsicher ziehen können, bleiben »Graubereiche«, die sich den Definitionen entziehen. Letztlich stellte man fest,

---

5 Mit Doublebind bezeichnet man Situationen, in denen man nur das Falsche tun kann. Wenn man z. B. zu jemandem sagt: »sei spontan«, dann kann er entweder gehorchen und spontan sein; er ist dann aber nicht spontan, sondern hat gehorcht. Oder er kann nicht gehorchen, indem er nicht spontan ist.

dass es keine klaren Doublebind-Situationen gibt, die alle Menschen gleichermaßen belasten. Die Alltagssituationen, auf die einzelne Menschen mit Stress und Ohnmacht reagieren, sind von Person zu Person verschieden.[6]

Unter Bezugnahme auf den sozialen Konstruktionismus gelingt es Valeria Ugazio, in ihrer klinischen Arbeit mit der Hypothese zu arbeiten, dass jede Familie Themen hat, denen sie eine besondere Wichtigkeit einräumt (Ugazio 1998). In ihrer Arbeit mit Patientenfamilien beobachtete Ugazio, dass die Themen in den Familien als Gegensätze bzw. in einer Dimension mit zwei Polen und Zwischenbereichen organisiert sind: geben/nehmen, arm/reich, sparen/Geld durch die Finger fließen lassen, gesund/krank, dick/dünn, Angst vor Sexualität / sexuelle Freizügigkeit, gut/schlecht, Wahrheit/Lüge, faul/fleißig, männlich/weiblich, ängstlich/mutig, frei/angepasst, Erfolg/Versagen, Schuld/Unschuld usw.

In vielen Kulturen wurde oder wird die Welt in Gegensätzen gedacht. Im asiatischen Raum wird das Prinzip der Kausalität, welches in der westlichen Welt dominiert, ergänzt durch die Vorstellung, dass zwei gegensätzliche Kräfte sich gegenseitig bedingen und im Gleichgewicht zueinander stehen sollten. Sucht man in der klinischen Arbeit nach diesen in Gegensätzen organisierten Themen, so findet man zum einen innerhalb der Familie sehr schnell Beispiele von Personen, die sich am »negativen« Extrem des Gegensatzpaares ansiedeln und deshalb in der Regel das schwarze Schaf sind. So ist etwa der leichtsinnige Onkel, der alles Geld verprasst hat, das warnende Beispiel, um zu begründen, dass man sparen muss und nicht zu viel Geld ausgeben darf.

In der klinischen Praxis beobachte ich auch, wie sich mithilfe dieser Themen Beziehungen organisieren. In unzähligen Familien wird entlang des Themas Versorgung – Altruismus/Egoismus – Autonomie die Beziehung zwischen Schwiegermutter und Schwiegertochter organisiert. Sehr eindrücklich sind Situationen, bei denen das Thema Macht innerhalb einer Familie eine wichtige Rolle spielt. Hier findet man dann Gegensatzpaare wie Kommandieren/Gehorchen, Opfer/Täter usw. Verwischen darüber hinaus die Generationsgrenzen, so entsteht daraus eine extrem spannungsgeladene Situation.

6 In Extremsituationen verringern sich die individuellen Unterschiede, aber auch hier weiß man inzwischen aus der Traumaforschung und der Forschung zur Resilienz, dass es nicht allein die einzelne Situation ist, die Stress hervorruft bzw. ihn bewältigbar macht, sondern dass der Kontext und individuelle Faktoren eine große Rolle spielen.

Die bedeutungsvollen Familienthemen mit den dazugehörenden Geschichten stellen Erklärungen zur Verfügung, geben dem Handeln und den Situationen einen Sinn. Anhand dieser Themen werden die Beziehungen und Rollen in der Familie gestaltet und erklärt.

Ugazio geht davon aus, dass sich bei der Partnersuche diejenigen finden, die von ihren Herkunftsfamilien ähnliche Themen mitbekommen haben. Das heißt aber nicht, dass die Partner auch an den gleichen Stellen zwischen den Polen zu verorten sind. Im Gegenteil, oft fühlen sich Fleißige von Faulen zunächst angezogen und umgekehrt. Schutzbedürftige Menschen fühlen sich von Menschen, die zur Autonomie neigen, angezogen und umgekehrt. Diese Anziehungskraft ist durchaus verständlich, denn es würde Erleichterung von unseren inneren Belastungen versprechen, wenn wir auch etwas vom anderen Pol hätten. Wer fleißig ist, kann potenziell durch das Zusammenleben mit einer fauleren Person von seinem Zwang zum Fleiß etwas befreit werden. Die eigene Position innerhalb eines Themas kann aufweichen und sich eventuell verändern. Ist in einer Paarbeziehung zu wenig Raum für das Spiel der Bedeutungen, der aus den Möglichkeiten tatsächlich Entwicklung werden lässt, gelingt diese Aufweichung der eigenen Position nicht. In der Folge werden Unterschiede, die zunächst Entwicklungschancen bargen, bald zum Hindernis. Dabei führen nicht nur starr eingenommene Extrempositionen zur Chronifizierung von Konflikten. Auch starr eingenommene moderate Positionen, bei denen ausgeschlossen wird, sich auch einmal für extreme Verhaltensweisen zu öffnen, blockieren Entwicklungsprozesse in einer Paarbeziehung.

In jeder Paarbeziehung ist es ein langer und anstrengender Prozess, bis man innerhalb der wichtigen Themen eine größere Flexibilität erreicht. Noch länger dauert es, Zugang zu finden zu den Themen des anderen, die man nicht teilt. In den ersten Jahren der Paarbeziehung ist die Toleranz gegenüber nicht geteilten Themen in der Regel recht groß. Oder anders ausgedrückt: Man nimmt die Themen nicht wahr und so entsteht kein Konflikt. Derjenige von beiden, dem das Thema nicht nahegeht, kann sich anpassen, ohne das Gefühl zu haben, zurückstecken zu müssen. Nach einigen Jahren Paarbeziehung treten diese Themen aber aus ihrem Schattendasein hervor. Die Einzelnen gewinnen den Eindruck, dass sie selbst in der Paarbeziehung zu wenig beachtet werden oder zu wenig Platz haben. Einige der eigenen Themen kommen darin nicht vor. Außerdem erinnern sich die meisten irgendwann daran, dass sie an einem bestimmten Punkt ihres Lebens ein paar Wünsche beiseitegelegt haben, die für sie damals wichtig waren und nun wieder in den Vordergrund drängen. Dies sind Momente der Neuverhandlung, bei der die Paarbeziehung auf eine neue Grundlage gestellt werden muss.

Ugazio erweitert das Konzept des Doublebind um das Konzept der bizarren Rückkopplung. Gemeint sind damit vor allem klinische Symptome und scheinbar dysfunktionale und den Interessen des Einzelnen wie den Interessen des Systems widersprechende Verhaltensweisen, die dafür sorgen, dass die Themen in der Familie nicht verändert werden und alle sich darin gefangen fühlen. Die Unveränderbarkeit der Bedeutungen erscheint wichtiger als das Überleben des Systems. Das System kommt zum Stillstand. Ein Beispiel für eine bizarre Rückkopplung ist die immer wieder vorkommende Schulverweigerung. Sehr oft wird damit der Konflikt zwischen den Eltern unter dem Tisch gehalten und die einzelnen Familienmitglieder bzw. das ganze System blockieren jede Entwicklung z. B. innerhalb der Themengegensätze männlich/weiblich, Macht/Ohnmacht, Kälte/Nähe, Egoismus/Altruismus. Da an den bizarren Rückkopplungen alle Teile des Systems beteiligt sind, kann theoretisch jedes Familienmitglied den Mechanismus durchbrechen. Theoretisch entsteht somit für den Einzelnen eine Handlungsmöglichkeit, um Veränderung einzuleiten. Auf der anderen Seite unterstreicht Valeria Ugazio, wie andere Autoren auch, dass man sich den Familienthemen nicht entziehen kann und man sich innerhalb der Gegensätze irgendwo positionieren muss bzw. positioniert wird.

Auch das eigene Selbst kann nicht ohne diese Themen erzählt werden. Ohne Familienthemen hätte man keine Grundlage, auf der das Selbst erzählt werden kann. Die gegenseitige Abhängigkeit von Selbst und Familienthemen schwächt die Möglichkeiten des Einzelnen, an den Bedeutungen »zu kratzen«. In meiner klinischen Arbeit beobachte ich, dass z. B. Schulverweigerer nur eine Chance haben, der bizarren Rückkopplung zu entkommen, wenn es im System noch andere Kräfte gibt, die auf Entwicklung drängen. In solchen Fällen ist tatsächlich meistens zumindest eine weitere Person zur Mitarbeit bereit.

Nach meiner klinischen Erfahrung schließen das narrative Modell und das Modell der bedeutungsvollen Familienthemen einander nicht aus. Möglicherweise lässt Letzteres eher erahnen, warum die Veränderung der Bedeutungen so schwierig ist. Obwohl Bedeutungen ein

Ergebnis von Dialog sind, bleiben sie oft übermäßig stabil, bis sie die Existenz des Systems selbst bedrohen.[7]

Die Stabilität der sozialen Bedeutungen wird ständig gestützt und gestärkt, sowohl durch die Bedeutungsorganisation über Familienthemen als auch durch die Selbstkonstruktion der einzelnen Familienmitglieder und der Familie als Ganzer. Sowohl die Subsysteme wie die Familie als Gesamtsystem tragen dazu bei, dass die Gesamtstruktur (der Bedeutungen) erhalten bleibt. Die Konstrukte sind überdeterminiert.

Umso wichtiger ist es, Räume zu bewahren, welche die Möglichkeit der Veränderung der Bedeutungsorganisation innerhalb von Familiensystemen in sich tragen: Möglichkeitsräume, in denen mit Undenkbarem und Unsagbarem gespielt werden kann.

Der Drei-Generationen-Ansatz

Von Bedeutungen reden heißt auch, von Familie und der Entwicklung von Beziehungen reden. Jeder Mensch entwickelt sein Selbst anhand von Beziehungen und von Bedeutungen, die diese Beziehungen ihm zur Verfügung stellen. Sein eigenes Selbst stabilisierend, stabilisiert jeder auch das Familiensystem.

Die Entwicklung des Umfeldes, das eigene Älterwerden, die Transformation der Systeme entlang eines Generationengeschehens, Begegnungen mit anderen Systemen (z. B. Schwiegerfamilie) bringen uns immer wieder in Situationen, in denen die bisherigen Konstrukte ineffizient werden und ihre Aufrechterhaltung sehr anstrengend und nachteilig wird.

Wenn wir uns als Einzelperson in neue Systeme hineinbegeben, machen wir widersprüchliche Erfahrungen: Anstrengung und Stress auf der einen Seite, Lockungen und Wertschätzungen auf der anderen. Wir machen die Erfahrung von Ohnmacht und Blockade, weil uns die Konzepte fehlen, um uns innerhalb der neuen Systeme zu bewegen.

In jeder Paarbeziehung finden Begegnungen zwischen zwei Systemen statt. Dies verändert den Einzelnen. Heute ist der Ausdruck »jemanden schönlieben« nicht mehr geläufig. Aus meiner Beobachtung kann ich aber bestätigen: Menschen, die sich von einem Partner geliebt

---

7 Nicht nur in der Vergangenheit nahmen Systeme den Tod einzelner Menschen in Kauf, nur um die eigenen Bedeutungsnetze nicht modifizieren zu müssen. Ich habe lange mit einer Familie gearbeitet, in welcher der Symptomträger schwere Essstörungen hatte und die Familie den Suizid des Sohnes – so wie zuvor die Selbsttötungen anderer Familienmitglieder – in Kauf genommen hätte, nur um an den eigenen Regeln für ein geglücktes Leben festhalten zu können.

fühlen, werden schöner. Ein anderes Beispiel: Ich glaube behaupten zu können, dass fast jeder an sich selbst die Beobachtung machen kann, dass gerade dann, wenn eine geliebte Person Verhaltensweisen akzeptiert, die man selbst an sich nicht so mag, man damit beginnen kann, diese ungeliebten Seiten zu verändern.

Dies sind Beispiele dafür, wie die Begegnung mit einem anderen System, welches uns und unserer Herkunft gegenüber wertschätzend ist, Veränderung herbeiführt. Aber die Begegnung zwischen Systemen induziert Veränderung auch ganz ohne die emotionale Tiefe einer Liebesbeziehung.

Ein Beispiel aus meiner persönlichen Erfahrung möchte ich der Darstellung des Drei-Generationen-Ansatzes voranstellen, weil es zeigt, wie sich Systeme durch die Begegnung mit anderen Systemen immer wieder neu ordnen und nie statisch sind.

> Nach meinem Umzug nach Neapel benötigte ich drei Jahre, um die »Stereotypen« gegenüber dem Deutschen, die mir an jeder Ecke entgegenkamen, tiefer zu verstehen. Meine kulturelle Herkunft sah in bestimmten Handlungen eine sinnfreie Wiederholung immer gleicher Verhaltensweisen, Stereotypen eben. Innerhalb des kulturellen Systems Neapels werden aber auf diese Weise Einladungen zur Begegnung und zum Gespräch organisiert. Die klischeehafte Kommentierung von Aussehen, Verhalten und Herkunft kann verglichen werden mit betretenem Schweigen nördlich der Alpen. Mit dem Unterschied, dass eine Kontaktaufnahme stattfindet und eine Reaktion möglich wird. Es war anstrengend und ein langer Prozess für mich, zu lernen, dass die stereotype Konfrontation mit meinem »Anderssein« vor allem als Einladung zu einem Spiel zu verstehen war. Meine Gegenüber suchten das Gespräch um des Gespräches willen, nach Möglichkeit humorvoll. Ich hatte die Freiheit, das Angebot anzunehmen oder nicht. Gerade dank dieser Freiheit vermochte ich irgendwann den Wert dieses Spiels zu verstehen. Erst die Veränderung der von meiner Kultur geprägten Bedeutungskonstrukte erlaubte mir die Teilnahme am Spiel und die Freude am kurzen Gespräch um des Gespräches willen mit weitgehend fremden Menschen. Die Begegnung zweier Systeme hat Bedeutungen verändert, ohne dass dahinter ein Programm, ein Plan oder ein Ziel war.

Die Elemente, die diese Art der Entwicklung ermöglicht haben, waren sicherlich in allererster Linie die Einladungen zum Spiel selbst, aber auch unsere Paarbeziehung mit einer Brückenfunktion und zwei Ursprungsfamilien, in denen bereits bei einer Reihe von Gelegenheiten »unerhörte« Entscheidungen getroffen worden waren (Partnerwahl, Wohnort, Trennungen, Berufsentscheidungen, Religionsfragen usw.), spielten eine wesentliche Rolle. Diese wurden in den Familien nie als leicht, eben als unerhört erlebt, haben aber nie zum Bruch geführt. Ich wusste, dass mich meine Annäherung an die neapolitanische Kultur nicht von meiner Familie wegführen würde, auch wenn sie mir heute noch manchmal zu verstehen gibt, dass ich ihr damit viel »Beziehungsarbeit« zugemutet habe.

Der zentrale Ausgangspunkt des Drei-Generationen-Ansatzes Andolfis (1988) ist es, dass der Therapeut bei allen Interventionen und Situationen, die im Laufe der Therapie entstehen, die Vergangenheit und die Entwicklung der familiären Beziehungen präsent halten muss. Als Schüler Carl A. Whitakers arbeitet Andolfi seit den 80er-Jahren am Drei-Generationen-Ansatz und schließt damit an die Arbeiten von Carl Whitaker, Antonio Ferreira und Virginia Satir an. Sein Ansatz vereint viele einzelne Elemente der meist angelsächsischen Autoren, bezieht aber auch Gedanken von Mara Selvini Palazzoli ein. Die Vertreter des Drei-Generationen-Ansatzes bestehen bei ihrer therapeutischen Arbeit darauf, mindestens einmal alle drei Generationen bei einem Treffen zu versammeln. In einer großen Studie zur Überprüfung des eigenen Vorgehens zeigte sich, dass gerade diese Drei-Generationen-Treffen bei den Familien ein wichtiger Moment innerhalb des Veränderungsprozesses sind (Andolfi, Angelo e D'Atena 2001). Im Unterschied zum strategischen Ansatz von Selvini Palazzoli ist die Rolle der Therapeuten dabei nicht die einer Therapeutengruppe, die am »grünen Tisch« die geeignete Intervention erarbeitet, sondern die Therapeuten werden zunächst Teil des Systems und versuchen dann über ein Verständnis der eigenen Rolle im System Veränderung zu induzieren. Dieses Vorgehen gestattet es, emotionale Aspekte der Beziehungen in sich widerhallen zu lassen, die einem sonst entgehen würden. Gleichzeitig vergessen auch die Vertreter des Drei-Generationen-Ansatzes nicht, von ihrer in der Familie zugewiesenen Rolle wieder Distanz zu nehmen. Diese »emotionale Gymnastik« des Hinein- und Hinausgehens verlangt eine intensive Steuerung der Aufmerksamkeit. Das Konzept der Achtsamkeit, welches sich in den letzten Jahren schnell verbreitet hat, deckt dabei nur einen kleinen Ausschnitt dessen, was dem

Therapeuten von Andolfi zugemutet wird[8] (Andolfi a. Angelo 1988, S. 238).

Der Drei-Generationen-Ansatz geht davon aus, dass jede Familie eine Art Subkultur darstellt, die sich im Laufe der Generationen entwickelt hat. Die Entwicklung dieser Subkultur schlägt sich in Familienmythen und familiären Strukturen (Rollen und Regeln) nieder. Die Familienmythen sind hierbei eine Mischung aus realen Ereignissen und Fantasien. Die Fantasien füllen den emotionalen Teil und die Bedeutung, die reale Ereignisse für das Familiensystem haben. Das Konzept der »Mythen« meint, dass die Bedeutung, die allen Beziehungsaspekten in der Familie gegeben wird, mit kleinen Geschichten von realen Ereignissen verbunden wird. Aus diesen Geschichten – Mythen – bezieht die familiäre Bedeutungsgebung ihre Begründungen. Im Unterschied zum Konzept Ferreiras (1963) wird beim Drei-Generationen-Ansatz nicht von einer statischen Situation ausgegangen, sondern die Beziehungsdreiecke und Mythen verändern sich fortlaufend durch einschneidende Ereignisse, neue Aufgaben und Rollenanforderungen sowie durch den Generationswechsel. Die Familie ist dabei kein homöostatisches System, welches nur auf die Erhaltung seines Gleichgewichts zielt, sondern sowohl Mythen als auch Beziehungsstruktur sind für Weiterentwicklung offen. Erst wenn diese Entwicklung blockiert ist, kommt es zu pathologischen Situationen oder man kann so etwas wie Homöostase feststellen. Im Drei-Generationen-Ansatz verbindet sich also eine Offenheit für Entwicklung mit einem Nachhallen vergangener Ereignisse, Beziehungsdreiecke und Bedeutungskonstrukte. In Familien trifft die transgenerationale Weitergabe auf die Offenheit für Entwicklung. Wie vieler Generationen bedarf es z. B., damit Kriegsereignisse keine Spuren mehr hinterlassen? In der Bibel ist von drei bis vier Generationen die Rede. In den Zehn Geboten heißt es:

8 Mein Mentor und Freund Gennaro Galdo vermittelte uns jungen Psychotherapeuten als Stadtteilpsychiater auf brillante Weise, wie ein ständiger Rollenwechsel stattfinden kann. Er war in der Lage, sich auch über einen längeren Zeitraum hinweg offensichtlich von einem Patienten benutzen zu lassen, um dann intuitiv oder nach einer Reflexion in die Indifferenz, in die Konkurrenz oder in die Rolle des strafenden oder fürsorglichen Vaters zu gehen. In anderen Situationen nahm er stattdessen schon Sekunden nach der ersten Begegnung eine fast kränkend unhöfliche Rolle ein, sodass er die Patienten in sein Spiel zwang und nicht umgekehrt. Ich fragte mich oft: Wie kommt der Therapeut aus dieser Situation wieder heraus? Heute, nach 25 Jahren eigener Erfahrung, stelle ich fest, dass Galdo als erfahrener Therapeut frei genug war, gegen Verhaltenskodizes zu verstoßen, wenn es sinnvoll war. Er hatte das Vertrauen in die selbstheilenden Kräfte des Systems und dessen Veränderung von innen heraus.

»Denn ich, der Herr, dein Gott, bin ein eifernder Gott, der die Missetat der Väter heimsucht bis ins dritte und vierte Glied an den Kindern derer, die mich hassen« (2. Mose 20,5).[9]

Aus meiner klinischen Erfahrung heraus muss ich sagen, dass bei Ereignissen wie Krieg und Kindesmissbrauch 3 bis 4 Generationen eine realistische, manchmal sogar eine zu kurze Zeitspanne sind, um ihr Nachwirken auf das familiäre Bedeutungsnetz zu »neutralisieren«.

Zusammengenommen entstehen aus den Bedeutungskonstrukten in der Familie Verhaltensmuster, Beziehungsmodelle, Regeln, Alltagsmodelle, Riten, emotionale Zuordnungen usw. Diese Strukturen erneuern die Bedeutungen (Andolfi, Angelo u. de Nichilo 1997, S. 101).

Strukturen und Bedeutungen produzieren Sinn und geben eine Handlungsanleitung für die jeweils aktuelle Situation. Nur im einzelnen Ereignis werden sie erkennbar und implizit kommuniziert. Im Drei-Generationen-Ansatz trifft bei jedem Ereignis die sich durch die Zeit ziehende diachrone Logik der Strukturen und Bedeutungen auf eine synchrone Logik der einzelnen Begegnung in ihrem Kontext und die mit ihr verbundenen Emotionen. Auf das Thema der Paarbeziehung angewandt, könnte man sagen, dass darin die diachrone Familienkultur der einzelnen Partner auf die biologischen und affektiven Elemente einer synchronen Logik trifft. Die beiden diachronen Logiken der Ursprungsfamilien werden »gestört« dadurch, dass eine biologisch-affektive Logik hinzukommt, die noch nicht in die Familiengeschichte integriert ist; oft entstehen dabei Widersprüche und Konflikte. Gleichzeitig bindet die synchrone Logik der Paarbeziehung beide Familiengeschichten aneinander, sodass es zwangsläufig zu einer Irritation kommen muss (vgl. Boscolo e Bertrando 1993).[10]

Je länger das Paar zusammen ist und an seiner eigenen Kultur arbeitet bzw. je mehr sich die Partner von der eigenen Ursprungsfamilie differenzieren, umso mehr erarbeitet es sich eine eigene Geschichte

---

9 Die Bibel nach der Übersetzung Martin Luthers (Deutsche Bibelgesellschaft, Stuttgart 1984). Nimmt man hier den für viele Zeitgenossen inakzeptablen strafenden und rächenden Aspekt heraus und nimmt das Wort Heimsuchung ernst, so wird letztlich gesagt: Wenn existenzbedrohend Traumatisches (Missetat) geschieht und dies mit starken negativen Gefühlen (Hass) verbunden ist, wird dem so viel Bedeutung (eifernder Gott) zukommen, dass dies noch in der dritten und vierten Generation spürbar sein wird (Heimsuchung).

10 In ihrem Buch I tempi del tempo erarbeiten Luigi Boscolo und Paolo Bertrando die vielfältigen Aspekte des Zeitgeschehens vor allem auch in der Familie, wo individuelle Zeit, Zeit der Familie, soziale Zeit und die Zeit der »Dinge« oft mit viel Anstrengung integriert werden müssen bzw. miteinander in Konflikt geraten (Boscolo e Bertrando 1993).

mit eigenen Bedeutungen. Die neue Kultur löst sich mehr und mehr von denen der Herkunftsfamilien ab.

Innerhalb des Zusammentreffens von biologisch-affektiver Logik (Paarbeziehung) und Familienkultur (Herkunftsfamilien und eigene Kinder) entstehen Beziehungsdreiecke, die sich einerseits aus den Beziehungsmodellen und Bedeutungskonstrukten der Ursprungsfamilien ergeben, andererseits neue Elemente hervorbringen. Dieses Zusammentreffen ruft zwangsläufig immer wieder Konflikte hervor.

Paarkonflikte sind nie zu Ende. Denn erst wenn geeignete Situationen auftreten, wird sich das Paar seiner Unterschiedlichkeit in der Bedeutungsgebung bewusst und wird somit zu einem weiteren Entwicklungsschritt gezwungen.

Beim therapeutischen Vorgehen reichert der Therapeut den Bericht der Familie bzw. des Paares in Bezug auf das aktuelle Problem mit Fragen zu den drei Generationen an: Wie sieht die Beziehungsgeschichte zwischen Kindern und Eltern, Eltern und Großeltern aus? Von welchen Ereignissen war die Heirat der Eltern begleitet, entlang welcher Ereignisse hat sich die Paarbeziehung entwickelt? Was für eine Beziehung hatte jeder der beiden Partner zur eigenen Herkunftsfamilie und welche Werte und Erwartungen wurden mitgegeben? Wie sehen die aktuellen generationsübergreifenden Beziehungen zwischen Eltern – Kind, Eltern – Großeltern, Großeltern – Kind aus? Wie hat es jede Generation geschafft, eine Beziehungsstruktur herzustellen, die notwendig ist, um jedem Familienmitglied Entwicklung zu ermöglichen? (Andolfi, Angelo e D'Atena 2001)

Mit diesen Fragen im Hinterkopf, die natürlich nicht so formuliert werden, da die Familie kaum sinnvoll antworten könnte, lassen sich langsam die hinter den Beziehungen stehenden Bedeutungen entschlüsseln.

In der klinischen Praxis fragt sich der Therapeut auch, wie das Bedeutungsnetz, das der Einzelne aus seiner Ursprungsfamilie in die Paarbeziehung mitgebracht hat, eingeflochten wurde in den Entwicklungsprozess des Paares und der neuen Generation und welche Beziehungsdreiecke sich in der neuen im Aufbau befindlichen Familie wiederfinden.

Die Vertreter des Drei-Generationen-Ansatzes grenzen sich vom narrativen Ansatz ab, wenn sie darauf bestehen, dass die Anwesenheit von drei Generationen die in den Geschichten eingelagerten Bedeutungen wesentlich deutlicher widerhallen lässt, als es im Einzelsetting möglich ist. Im Drei-Generationen-Treffen lassen sich die inneren Landkarten zur Geschlechtsidentität, zur Wahrnehmung des eigenen Selbst, zu den eigenen Intentionen und Wünschen, zum Elternsein, zum Kindsein, zu Werten und Ereignissen wesentlich deutlicher zeigen, und vor allem hören mehr Familienmitglieder zu, reagieren innerlich darauf, nehmen Bezug darauf und beginnen innerlich bestimmten Bedeutungen mehr, anderen weniger Gewicht beizulegen. Es macht einen großen Unterschied, ob ich meine eigene Geschichte für mich selbst umerzähle oder ob ich meine Erzählung neben die anderer Familienmitglieder stelle.[11] Auf die Irritation und ihre veränderungsinduzierende Wirksamkeit, die sich durch das Nebeneinanderstellen von Geschichten ergibt, würden die Vertreter des Drei-Generationen-Ansatzes nicht verzichten wollen.

Ein weiterer Unterschied zum narrativen Ansatz liegt darin, dass bei der Frage möglicher Veränderungen nicht nur die Narration mit einem Anfang und einem Schluss betrachtet wird, sondern auch die zeitliche Dimension des Entwicklungsprozesses der Familie miteinbezogen wird, also immer auch eine Zeit vor der Geschichte und eine noch nicht erzählte Geschichte Teil des therapeutischen Prozesses ist. Die noch nicht erzählte Geschichte oder die zu konstruierende Geschichte gewinnt vor allem bei Paartherapien eine besondere Bedeutung, da die Partner in den meisten Fällen mit dem impliziten Ziel in die Therapie kommen, dass das gemeinsame Leben danach noch besser wird, als es schon in der Zeit vor der Krise war.

11 Schon allein dadurch, dass ein anderes Familienmitglied zuhört, stellt dieses innerlich die erzählte Geschichte neben die eigene.

4 Der Drei-Generationen-Ansatz in der Paartherapie

Die Integration der Paartherapie in die systemische Therapie verlief im italienischen Sprachraum deutlich anders als im deutschen. Im deutschen Sprachraum machen vor allem systemische Therapeuten Paartherapie, und wenn man die Veröffentlichungen durchschaut, gibt es ein wahres Methodenfeuerwerk, welches darin zur Verfügung gestellt wird, und es gibt sehr gute Lehrbücher. In konzeptioneller Sicht bleibt Paartherapie eher eine Therapieform neben anderen, auf die systemische Konzepte angewendet werden. Die großen Namen der Paartherapie wenden entweder auch systemische Methoden an (Jellouschek, von Tiedemann, Sanders) oder werden eher am Rand der systemischen Gemeinde verortet, wenn sie modifizierte Konzepte formulieren wie Jürg Willi, der die Anregung Batesons aufgreift, Systeme als Teile einer Ökologie von Systemen zu begreifen. Eine Neuformulierung der eigenen Konzepte aufgrund der Herausforderungen der Paartherapie fand innerhalb der systemischen Gemeinde nur wenig statt. Nur bei wenigen Systemikern habe ich den Eindruck, dass eine »Liebesgeschichte« mit der Paartherapie besteht (R. Welter-Enderlin, A. Riehl-Emde, U. Clement). Mehr als wir Systemiker haben sich die Analytiker von den Herausforderungen der Paartherapie zu einer Neuformulierung eigener Konzepte inspirieren lassen. In den letzten 20 Jahren hat sich vor allem der psychoanalytische Diskurs darangemacht, mit eigenen Konzepten zur Paartherapie systemische Ansätze »einzuholen«.

In Italien verlief die Integration der Paartherapie in systemische Konzepte völlig anders. Seit Anfang der 80er-Jahre gilt das Paar strukturell als Achse, als Schlüssel oder Scharnier für die gesamte familiäre Beziehungsgestaltung und für die Rahmenbedingungen des familiären Lebensalltags: nicht weil Veränderungen im System immer auf der Paarebene ihren Ausgangspunkt finden, sondern weil das Paar den Berührungspunkt zweier Systeme darstellt und die systemischen Konzepte ab Beginn der 80er-Jahre die Begegnung der Ursprungsfamilien und die generativen Aspekte einbezogen haben. Die Partner sind Vertreter zweier Herkunftsfamilien. Das Paar hat, ohne dass es für sich genommen schon ein System wäre, eine Funktion im evolutiven Prozess der Systeme. Die im Paar selbst liegenden Ziele, die von den einzelnen Partnern wahrgenommen werden, sind sexuelles Verlangen, Fortpflanzung, emotionale Nähe, intimes Gespräch und nach vielen Jahren tiefe Zugehörigkeit und emotionale Entwicklung. In der Literatur werden diese Ziele als die biologisch-affektiven Ziele bezeichnet. Sie werden besonders intensiv in den Momenten des Verliebtseins erlebt. Allerdings bleiben diese dem Paar innewohnenden Ziele eher auf individueller Ebene angesiedelt. Dass diese Ziele, die den Einzelnen motivieren, eine Paarbeziehung einzugehen, nicht innerhalb einzelner Systeme, sondern nur innerhalb der Ökologie der Systeme ihre Funktion erhalten, bleibt auch in der italienischen Literatur unreflektiert.

Dank dieser dem Paar innewohnenden Motivationen kann es eine erneuernde Funktion gegenüber den Systemen der Herkunftsfamilien wahrnehmen. Das Paar hilft dem Einzelnen, sich von der Herkunftsfamilie zu differenzieren, ohne sie zu verlassen. Und das Paar generiert (oftmals) eine weitere Generation, was der Erneuerung und dem Erhalt der Herkunftssysteme dient. Indem das Paar eine Brücke schlägt zwischen zwei unterschiedlichen Kulturen, modifiziert und entwickelt es diese Kulturen weiter. Es dient sowohl auf biologischer als auch auf kultureller Ebene vor allem dem Selbsterhalt der Ökologie der Systeme.

Zusammengefasst kann man sagen, das Paar ist Teil der Ökologie der Systeme. Es hat eine eigene dyadische Logik, die die Grundlage dafür schafft, dass Systeme in der Lage sind, sich zu begegnen. Es hat eine zentrale Funktion zwischen den Systemen, deren Veränderung und Erhalt es sichert. Ohne Systeme braucht es kein Paar[12], und ohne Paar bleiben Systeme statisch und verlieren ihre Anpassungsfähigkeit.

Die Unterschiede in der Entwicklung des systemischen Fachdiskurses in Deutschland und Italien sind aufgrund der Unterschiede in den Kontextkulturen leicht zu verstehen. Auch wenn die Scheidungsraten in Italien kaum geringer sind als in Deutschland, hat

12 Das Paar ohne Herkunftssysteme und Funktion für die Familien wäre eine Monade, eine Art Individuum, das aus zwei miteinander verschmolzenen Personen besteht. Es könnte nicht mehr als Paar betrachtet werden.

das Paar[13] einen höheren Stellenwert innerhalb des es umgebenden Familienverbandes. Paarfragen wird dort ein größeres zivilgesellschaftliches Interesse entgegengebracht. In Paartherapeuten werden größere Hoffnungen gesetzt, um zur Wiederherstellung von Gesundheit und Glück der ganzen Familie beizutragen. Selbst dem Thema Scheidung wird nicht mit Zurückhaltung begegnet, sondern an jeder Scheidung nehmen die Familie und vor allem auch Freunde und Bekannte intensiv Anteil.

Dies hat Folgen für die Konzeptentwicklung. Folgt man den Grundannahmen der systemischen Theorie, so verändert der Kontext die Bedeutungen und die strukturellen Antworten auf die Fragen, die sich aus dem Kontext ergeben. Ebenso bestimmt der Kontext, mit welchen Ressourcen und Hindernissen die Antworten zu rechnen haben. Dies gilt nicht nur für die Welt, mit der sich Systemiker beschäftigen, sondern auch für die Welt der Systemiker selbst, also für die Entwicklung ihrer fachlichen Reflexionen. Entsprechend ist die Rolle des Paares integraler Bestandteil des in Italien entwickelten Drei-Generationen-Ansatzes. Unter den unterschiedlichen systemischen Konzeptlinien hat dieser das Paar am stärksten ins Zentrum gerückt.[14]

Im Drei-Generationen-Ansatz wird das Paar pragmatisch in den Kontext von Beziehungsdreiecken gestellt, ohne dabei seine Dualität aufzulösen. Das Paar ist der Ort, an dem die in der Ursprungsfamilie vorhandenen Beziehungsdreiecke (Triaden) ihren Weg zu den weiteren Generationen finden. Triaden, die der Einzelne mit Mutter, Vater, Geschwistern und Großeltern erlebt hat, wurden als mehr oder we-

13 Früher nannte man dies Ehe. Nachdem inzwischen auch in katholischen Ländern Heterosexuelle Angst vor dem Ehevertrag haben, während Homosexuelle für ihn kämpfen, kann das, was mit dem Wort Ehe bezeichnet wurde, nicht mehr in einem Wort ausgedrückt werden, sondern man muss es beschreiben. Gemeint sind Paarbeziehungen, die aus der Vorläufigkeit heraustreten, bei denen die Partner von der Vorstellung ausgehen, dass die Beziehung das ganze Leben bestehen bleiben soll. Mir ist keine über die Größe von Stammeskulturen hinausgehende Gesellschaft bekannt, die auf diese Form der Paarbeziehung verzichtet hat. Insofern gehe ich davon aus, dass diese eine Voraussetzung dafür ist, dass eine Zivilgesellschaft die eigenen Werte und die eigene Kultur der nächsten Generation vermitteln kann bzw. dass es überhaupt eine nächste Generation gibt. Insofern sind Paare, die das Potenzial in sich tragen, Kinder zu zeugen und großzuziehen, oder auf andere Art, über die Arbeit hinaus, der Gesellschaft etwas geben, Teil des Systems »Zivilgesellschaft«. Sie unterstehen gewissermaßen einem öffentlichen Interesse. Paare, z. B. Liebhaber oder Reisegefährten, die sich im privaten Rahmen um ihre persönlichen Belange kümmern, haben für die Gesellschaft keine besondere Funktion.

14 Massing, Reich und Sperlin 1992 versuchen mit der Mehrgenerationen-Familientherapie im deutschsprachigen Raum einen Ansatz, der leider der Paarbegegnung als Moment der Entwicklung der Systeme keinen eigenen Stellenwert gibt.

niger befriedigend empfunden. Jede Mutter, jedes Geschwister, jeder Vater hat eine bestimmte Beziehung zum Kind, das Kind verbindet bestimmte Emotionen damit und die Beziehungen entwickeln sich gemäß den Regeln und Bedeutungen, die man ihnen gibt. Dieses im Allgemeinen als »natürlich« verinnerlichte Beziehungsmodell wird in der Paarbeziehung mit all seinen emotionalen Anteilen wieder angeboten. In der Phase des Verliebtseins und der Konstruktion von Intimität werden diese Modelle eher ausgeblendet, aber schon wenn man gemeinsam Freunde trifft, greifen beide auf ihre jeweiligen Modelle zurück. In dem Moment, in dem das Paar mit den Ursprungsfamilien Kontakt aufnimmt, und natürlich wenn es dann selbst Kinder hat, realisieren sich diese Beziehungsdreiecke und das Paar wird Teil von ihnen. Die Intimität der Dyade ermöglicht potenziell die Modifikation der Modelle der Ursprungsfamilie. Einige Modelle wurden von den Einzelnen als bedrückend, beängstigend oder beschämend erlebt. Beziehungsmodelle zu verändern braucht aber Zeit, sie einfach abzulehnen genügt nicht. Für die Veränderungen der Beziehungsmodelle und der damit verbundenen Bedeutungen müssen anhand konkreter Situationen oder Begegnungen, bei denen sie sich als unangemessen herausstellen, immer wieder modifizierte Bedeutungen konstruiert werden.

Der Drei-Generationen-Ansatz denkt das Paar also als eine intime Einheit innerhalb von Bezugssystemen. Das Bezugssystem macht das Paar zur Triade. Der Drei-Generationen-Ansatz sieht das Aufeinandertreffen von Paar und Herkunftsfamilien nicht als homöostatisches System. Die Gleichgewichte und die Beziehungen, die sich durch das immer neue Zueinanderfinden des Paares für das Paar und die Herkunftsfamilien ergeben, haben einen evolutiven Charakter.

Um die Entwicklung der Systeme zu verdeutlichen, ist es sinnvoll, noch einmal auf die schon weiter oben erwähnten zwei Zeitdimensionen zurückzukommen. Die Herkunftsfamilien leben in einer Logik der Generationenfolge, sie haben eine diachrone Logik des Nacheinanders. Man spricht hier auch von der vertikalen Dimension von Familie. Sie ist in den Geschichten aufbewahrt. Das Paar lebt durch seine auf Affekt und Begehren aufbauende Logik im Hier und Jetzt einer synchronen Zeit. Paar und Paarbildung sind die horizontale Dimension von Familie. Entwicklung findet statt, indem zwei vertikale Familiengeschichten und die horizontale Dimension des Paares sich ständig begegnen und ihre unterschiedlichen Erwartungen (Beziehungsmodelle und Bedeutungen) zueinander ins Gleichgewicht bringen müssen.

Die horizontale Ebene der Paarbildung, die auf das Paar zukommenden immer neuen Aufgaben, nicht zuletzt die Geburt und das Aufziehen einer weiteren Generation vollziehen sich innerhalb der Familiengeschichten und schreiben diese weiter bzw. modifizieren sie. Dabei muss sich auch das Paar letztlich immer wieder neu als Dyade finden. Jede neue Situation stellt den horizontalen Dialog in der Paarbeziehung vor Überraschungen. Die Paarbeziehung ist im Drei-Generationen-Ansatz mit Familie unauflösbar verbunden. Das Paar ist nicht nur von den Ursprungsfamilien eingerahmt, es ist auch der Agent der Entwicklung und des Überlebens dieses Rahmens und Teil der Ökologie, die es umgibt.

Das wichtigste Element im Drei-Generationen-Ansatz, das den Ort für die duale Begegnung innerhalb der Ökologie der Systeme beschreibt, ist das Konzept der Intimität. Intimität ist der Ort, an dem das Paar sich bildet nur mit dem Ziel, Paar zu sein und das darin enthaltene Glück und Vergnügen leben zu können. Erst dieses der Intimität eigene und von den Familiensystemen unabhängige Ziel erlaubt es den Einzelnen, die Grenzen des Systems der eigenen Ursprungsfamilie zu überschreiten und sich für die Begegnung zu öffnen. Intimität und das sich in der Folge einstellende Gefühl von Zusammengehörigkeit sind die Voraussetzung dafür, dass das Paar gemeinsam die Regulierung und Veränderung der Beziehungsdreiecke, der Erwartungen und der Bedeutungen der Herkunftsfamilien übernehmen kann (Andolfi et al. 1986; Cookline, Barnes 1999). Sexualität ist dabei Teil der Intimität, aber sie ist nicht das Einzige, wofür der intime Raum genutzt werden kann. Es finden dort intime, geschützte Gespräche oder Handlungen statt, die nicht unbedingt etwas mit sexuellem Begehren zu tun haben. Auch Ängste, Krankheiten, »geheime« Wünsche, nie zugegebene Gefühle gegenüber Dritten und vieles mehr können intimen Charakter haben.[15]

---

15 Konzeptionell bleiben auch im Drei-Generationen-Ansatz Triade (System) und Dyade merkwürdig unverbunden. Der in dieser Arbeit vollzogene Schritt, dem Paar als Dyade eine Funktion in der Ökologie der Systeme zuzuweisen und davon auszugehen, dass es im Zwischenraum zwischen den Systemen auch einer von den Systemen unabhängigen Logik bedarf, die sich nicht an den Systemen, sondern an der Notwendigkeit ihrer Begegnung, an der Ökologie der Systeme orientiert, wird vom Drei-Generationen-Ansatz nicht gemacht. Als Ausweg wird dem Paar, wie bei allen anderen Konzepten, ein Triadenstatus zugeschrieben, weil es in Bezugssysteme eingebunden ist. Damit dürfte allerdings der richtigerweise beobachtete intime Raum konzeptuell eigentlich nicht vorkommen.

Mit Intimität ist das Konzept der Differenzierung verbunden. Neben der Konstruktion unseres eigenen Selbst auf der Basis der Bedeutungen, die uns unsere Herkunftsfamilie zur Verfügung gestellt hat, entwickeln sich auch in der Paarbeziehung Rücksichtnahmen, Erwartungen und Schutzhandlungen, die Teil unseres Selbst werden und von deren Notwendigkeit der Einzelne überzeugt ist oder die er »automatisch« tut. Damit schützen wir sowohl unser Selbst als auch das Paar. Manchmal haben diese Schutzhandlungen realistische Hintergründe, manchmal sind sie die Folge von Fantasien innerhalb unserer eigenen Bedeutungsnetze.

Ein Beispiel für ein Konstrukt des eigenen Selbst könnte die Idee sein: Ich bin ein großzügiger Mensch. Eine Idee, die die Beziehung schützen soll, könnte sein: Ich darf nicht aggressiv sein. Dieser Schutz hat den Preis, dass hierdurch Wünsche ausgeblendet werden, möglicherweise Ängste und Aggressionen entstehen oder bestimmte Beziehungssituationen nicht gelöst werden können. In den entstehenden Widersprüchen ist es oft schwer, sich überhaupt darüber klar zu werden, worin die schützenden Bedeutungen und Handlungen für Selbst und Paar bestehen. Erst wenn wir nachhaltig emotional negativ reagieren, sind wir motiviert, Lösungen zu finden. Im intimen Dialog können sich Worte und Metaphern finden lassen, die eine Spur legen, um zu verstehen, in welchen Handlungen und Bedeutungen wir gefangen sind. Loslassen möchten wir sie deshalb noch lange nicht. Wir würden uns auf unbekanntes Terrain begeben und wer weiß, vielleicht brauchen wir ja noch diesen Schutz. In vielen Fällen sind die Rücksichtnahmen und Schutzhandlungen eine Form der Konfliktvermeidung.

Das Konzept der Differenzierung innerhalb des Drei-Generationen-Ansatzes geht davon aus, dass nach und nach im intimen Gespräch die »authentischen« Wünsche und Ängste der Partner hervorkommen und zueinander in Beziehung treten. Dies ist ein lebenslanger Prozess. Es ist der Weg, auf dem man sich selbst und den eigenen Wünschen immer näherkommt und zu differenzieren beginnt: Was entspricht mir, was entspricht dir und was ist unseres? Für diesen Prozess der Differenzierung kann Intimität der richtige Ort sein, soweit sie als geschützter Ort existiert. Gelingt es, den intimen Raum zur Differenzierung, zur Veränderung von Bedeutungen zu nutzen, so wird Intimität sogar gestärkt (Andolfi et al. 1986; Andolfi 1999; Schnarch 1998). Der intime Raum ist so gesehen auch ein Möglichkeitsraum, ein Spielraum, um Undenkbares zu denken und Unsagbares auszusprechen. Analog zu dem oben dargestellten Spielraum akzeptiert das Paar im intimen Raum bestimmte Regeln, z. B. dass von dem, was innerhalb der Intimität geschieht, nichts nach außen dringt, dass man sich nicht »wirklich« wehtut, dass jeder frei ist, in die Intimität einzutreten oder nicht.

Um die Beziehungen und deren emotionale Tragweite innerhalb der Beziehungsdreiecke besser verstehen und einordnen zu können und um zusätzliche Interventionsmöglichkeiten zu finden, bezieht der Drei-Generationen-Ansatz, Mony Elkaim folgend, die Resonanz des Therapeuten mit ein (Elkaim 1999). Der Therapeut, der sich zeitweise darauf einlässt, in der Paartherapie unterschiedliche Rollen innerhalb der Beziehungsdreiecke einzunehmen, wie sie ihm vom Paar angeboten werden, erlebt innerlich, wie sich diese Rollen anfühlen, und ihm stehen somit, neben den zusätzlichen Informationen über die Familie und deren Beziehungen, auch weitere Interventionsmöglichkeiten zur Verfügung. In solchen Momenten kann er die Familie von dem Gefühl in Kenntnis setzen und sie bitten, ihm beim Umgang damit zu helfen, da die Familienmitglieder selbst die Spezialisten für die Situationen sind. Hiermit wird die Familie in ihrer Kompetenz herausgefordert und die Bedeutungen, die sie mit der entsprechenden Situation verbindet, werden aufgeweicht. In Paarsettings kommt es z. B. oftmals vor, dass der Therapeut sich überflüssig bzw. aus dem Konflikt ausgeschlossen fühlt oder nur als Zuschauer gebraucht wird. Solche Situationen herzustellen, ist eine Kernkompetenz des Paares. Wenn ich dem Paar dieses Gefühl der Nutzlosigkeit rückmelde – oder in anderen Fällen das des willkommenen Zuschauers, der den Konflikt erst möglich macht –, wird ein neues Beziehungs- und Bedeutungselement in die Reflexionsprozesse über den Konflikt eingeführt. Durch diese Verwendung der Resonanz kann es sogar bei stark narzisstisch geprägten Konfliktdynamiken, bei denen der andere vor allem als Erweiterung des eigenen Selbst begriffen wird, dem Therapeuten gelingen, den Gedanken, »der andere ist womöglich tatsächlich anders als ich«, auf unbedrohliche Weise einzuführen.

5 Therapie als Spiel

Spielen ist für sich schon therapeutisch. Winnicott erinnerte an diesen Sachverhalt, als er 1971 seine Vorstellung von Psychotherapie mit Kindern darlegte (Winnicott 1973). Wer psychotherapeutisch mit Kindern gearbeitet hat, weiß, dass nicht alle Kinder spielen können. Nicht alle sind in der Lage, in der frühen Kindheit die Voraussetzungen dafür zu entwickeln, spielerisch zu entdecken. Ebenso können für ein Kind auch nur einzelne Bereiche seines Erlebens für den Ausdruck im Spiel unzugänglich sein, während es andere gut ausdrücken kann. Winnicott sieht dann die Aufgabe des Therapeuten darin, das Kind dahin zu begleiten, die Fähigkeit des Spiels zu erwerben bzw. dem Kind in der Therapie auch die Bereiche für das Spiel zu erschließen, die es noch nicht auszudrücken vermag. Im gleichen Zusammenhang erinnert Winnicott daran, dass alles, was er zum Thema Spiel beobachtet und was für das Kinderspiel von Bedeutung ist, im Wesentlichen auch für die Erwachsenen gilt.

An dieser Stelle möchte ich die von Huizinga und Winnicott beschriebenen Eigenschaften von Spiel nochmals in Erinnerung rufen: Als-ob-Handeln, Spielregeln, Vergnügen, in Beziehung sein, kreative Möglichkeiten der Bedeutungsentwicklung und vor allem: Spiel ist ein sicherer Ort und insofern von der »Realität« abgegrenzt, jedoch gefüllt mit Elementen der Realität.

Es scheint, dass wir Menschen beim Erwachsenwerden das Spiel zur Seite legen. Im Alter zwischen 11 und 15 Jahren grenzen sich Jugendliche vom Spiel ab. Sie finden es kindisch. Die Jugendlichen sind überzeugt, dass nun das »echte Leben« beginnt. In der zweiten Hälfte der Pubertät nimmt die Abgrenzung gegenüber dem Kinderspiel wieder ab, da die Jugendlichen dann nicht mehr so stark mit ihrer Kindheit identifiziert sind. Gleichwohl wurde der im Spiel stattfindende geschützte Austausch von inneren Bedeutungen und äußeren Objekten unterbrochen und es ist, als müssten Jugendliche und Erwachsene diesen wieder neu lernen. Der Eintritt ins Spiel muss neu eingeübt und bestätigt werden, mithilfe der Beziehungen zu den Gleichaltrigen. In meiner therapeutischen Praxis beobachte ich, dass sich diesbezüglich diejenigen Jugendlichen am leichtesten tun, denen Beziehungen nicht in den Schoß fallen und die sich um

Beziehungen aktiv bemühen müssen, ohne sich vor dieser Anstrengung zurückzuziehen.

Jugendliche, die sich wenig um Beziehungen bemühen, tun sich deutlich schwerer damit, Beziehungen so zu gestalten, dass das Spiel der Bedeutungen seinen Platz hat. Einerseits sind dies die »Schönen und Reichen«, die umworben werden und die nicht aktiv sein mussten, um in Beziehung zu sein. Andererseits sind dies diejenigen Jugendlichen, denen es nicht gelingt, aus einer passiven Haltung und einer Erwartung des Verstanden- und Wertgeschätztwerdens zu einer aktiven Haltung überzugehen, die versucht, das Gegenüber zu verstehen und wertzuschätzen. Für sie wird es im Erwachsenenalter schwer, aufs Spielfeld der Bedeutungen zu gehen. So gesehen sind die Pubertät und das junge Erwachsenenalter eine echte zweite Chance, zu lernen, wie Begegnungen gelebt werden können, damit durch sie innere Entwicklung möglich bleibt.

Die Spiele, die den Erwachsenen kulturell zur Verfügung stehen, sind vor allem auf das dem Spiel selbst innewohnende Ziel des Vergnügens ausgerichtet: Regelspiele und Sport als Wettbewerbsspiele, Schauspiel als Vergnügen an der Inszenierung von nicht Realem. Im Schauspiel, vor allem da, wo es nicht professionell geschieht, wird ein Entwicklungsraum bewahrt. Insgesamt ist aber in den kulturell angebotenen Spielen für Erwachsene der Aspekt des Möglichkeitsraums eher gering. Versunkenes Experimentieren mit Bedeutungen und Symbolen gehört nicht in den öffentlichen Raum der Erwachsenen. Trotzdem bleiben Erwachsene vom Spiel angezogen, nicht nur wegen des Vergnügens, sondern auch wegen der Möglichkeit, etwas zu wagen und mit Bedeutungen zu spielen.

Wie ich in den vorangegangenen Kapiteln zu zeigen versucht habe, ist das Äquivalent des Spiels der Kinder bei den Erwachsenen das Spiel der Bedeutungen. Bei Erwachsenen werden die Bausteine durch Wörter, Metaphern und bedeutungsvolles Handeln ersetzt. Wittgenstein rückt schon 1958 das Sprachspiel in die Nähe der Therapie, indem er es dem Spiel, das der Traum mit den Bedeutungen betreibt, zur Seite stellt (Wittgenstein 1968).

Psychotherapie wurde nach Winnicott immer wieder von einzelnen Therapeuten in der Nähe des Spiels verortet. Für das therapeutische Spiel mit Kindern gibt es eine eigene Berufsgruppe und entsprechend einschlägige Literatur. Therapie mit Erwachsenen wird dagegen, auch von Winnicott, eher beiläufig mit dem Spiel in Zusammenhang gebracht.

Wo solche Nebeneinanderstellungen von Spiel und Psychotherapie stattfinden, fußen sie auf der Beobachtung, dass Psychotherapie den gleichen entwicklungsfördernden Charakter hat wie das Spiel. Spiel ist therapeutisch und Therapie kann Spiel sein. Dies gilt sowohl für Kinder als auch für Erwachsene. Bei Erwachsenen grenzt sich das Spiel »Psychotherapie« von den anderen Erwachsenenspielen insofern ab, als es ein stärkeres Gewicht auf den Möglichkeits-, den Entwicklungsraum legt. Bei Kindern wie bei Erwachsenen geht es um den Entwicklung und Veränderung fördernden Kern des Spiels, das Nach-außen-Bringen innerer Bedeutungen, die Modellierung der Bedeutungen im spielerischen Handeln oder im spielerischen Dialog und die Möglichkeit, die sich ergebenden veränderten Bedeutungen wieder in sich aufzunehmen. Das Wagnis des Spiels besteht darin, dass man sich seiner selbst und der eigenen »begrenzten Fähigkeiten« gewahr wird, dass lieb gewonnene Überzeugungen ihren »objektiven« Charakter verlieren und unangenehme Emotionen wie Trauer, Scham und Zorn innerhalb des Spiels stärker werden dürfen, als im »echten Leben« erwünscht.

Systemische Therapie als Spiel

Wie in allen therapeutischen Ansätzen wird auch bei systemischen Autoren der Begriff des Spiels vor allem für die Therapie mit Kindern in Zusammenhang gebracht. Eine Übertragung in die Therapie mit Erwachsenen findet selten statt.

Ansatzweise nähert Retzlaff den Spielbegriff in seinem Lehrbuch zur Therapie mit Kindern und Jugendlichen an die Erwachsenenpsychotherapie an, indem er an Stellen, an denen er sich mit dem Spiel beschäftigt, einzelne Parallelen zur Erwachsenentherapie zieht. Er findet vor allem Parallelen zum Als-ob-Modus, der sowohl das Spiel als auch die Erwachsenentherapie auszeichnet (vgl. Retzlaff 2008). Gerade in der Paartherapie ist es jedoch nicht so leicht, in den Als-ob-Modus zu kommen. Das Paar macht in der Regel ernst mit seinen realen Kommunikationsmustern und dem Beziehen von Positionen. Es lässt das »reale Leben« kaum draußen vor der Tür.

Eine weitere Annäherung geschieht durch den Begriff des Dramas, der Szene, man könnte sagen: des Schauspiels. Diese Begriffe werden in der systemischen Literatur vor allem im Sinne einer Metapher verwendet. Gerne wird dabei die Rolle des Therapeuten mit der des Regisseurs in einem Drama verglichen (vgl. Cigoli 2003; Keith a. Whitaker 1981 u. a.). Die Metapher des Dramas, der Szene, des Schauspiels hat eine öffnende Seite. Sie impliziert, dass auch andere Spiele möglich wären. Zusätzlich nimmt sie der Situation die Schwere. Die Metapher ist auch geeignet für den Therapeuten selbst, um seiner eigenen Rolle eine Beschreibung zu geben, an der er sich orientieren kann. Trotzdem bin ich mit ihr nicht ganz glücklich. Folgt man dieser Metapher, so bestünde das Drama darin, dass die Familie oder das Paar im sich immer gleich wiederholenden Spiel feststeckt. Durch das Hinzukommen eines Regisseurs – so legt die Metapher nahe – könnte dieser mit erzieherischen und die Rollen manipulierenden Maßnahmen das Spiel verändern. Das Ziel der Paartherapie ist aus meiner Sicht aber weniger, dass ein Außenstehender das immer gleiche Spiel durch ein anderes, für die aktuelle Krise möglicherweise funktionaleres ersetzt, denn so bleibt das Paar für Entwicklungsprozesse von der dritten Person abhängig. Vielmehr sollte die Paartherapie aus meiner Sicht auch präventiv dazu beizutragen, dass das Paar in späteren Krisen nicht wieder den Therapeuten aufsuchen muss. Das Ziel wäre also, dass dem Paar das, was in der Therapie geschieht, in späteren Momenten auch ohne den Therapeuten gelingt. Das Paar bräuchte, wenn man der Metapher des Dramas folgt, keinen Regisseur, sondern den Impresario, der dem Paar die Bühne zur Verfügung stellt und im geeigneten Moment sagt: »Ihr spielt ja gar nicht, denkt euch andere Rollen und eine andere Handlung aus, dann kann es etwas werden!«

Mitten hinein in das Spiel der Bedeutungen geht Steve de Shazer, wenn er, wie in Abschnitt 3.1 zitiert, Worte als Güterzüge bezeichnet, die Waggons voll Bedeutungen, Erfahrungen und Emotionen hinter sich herziehen. Für die damit verbundenen Wort- und Bedeutungsspiele schafft er konsequent eine leichte, spielerische Atmosphäre. Hiermit ist er nicht allein. Auch Frank Farrelly, Siegfried Mrochen sowie Carl Whitaker und Sergio Maria Maresca sind Meister darin, alles wie ein Spiel aussehen zu lassen. Nicht jeder Therapeut hat die genialen Fähigkeiten wie die großen Meister, aber in der Regel tun wir Therapeuten meist zu wenig dafür, um in der Therapie eine spielerische Atmosphäre aufkommen zu lassen. Auch ist diese nicht immer angemessen. Für viele ist eine solche Atmosphäre, die eine Einladung darstellt, aufs Spielfeld zu gehen, nicht annehmbar. Zuvor müssen meist bestimmte Gefühle oder reale Ereignisse eine Würdigung erfahren, wozu eine andere Atmosphäre vorzuziehen ist.

Bei aller Bewunderung für die Fähigkeit de Shazers, spielerisch einzelne Steine in den Bedeutungskonstrukten der Klienten auszutauschen, um dadurch besser funktionierende Konstrukte zur Verfügung zu stellen, muss ich anmerken, dass er dabei selbst der Spieler ist. Er ist Schauspieler und Regisseur zugleich. Die Paare sind weniger Mitspieler als eher Zuschauer, die ihm das Material zur Verfügung stellen, das von ihm transformiert und den Paaren wieder überreicht wird.

Keith und Whitaker bezeichnen in dem Artikel von 1981 ihre Form der Therapie mit Anwesenheit der Kinder als Spieltherapie (Keith a. Whitaker 1981). Sie geben der Anwesenheit der Kinder Bedeutung, indem sie ihnen Spielsachen zur Verfügung stellen, ihr Verhalten als Kommunikation in der Situation interpretieren, dies wiederum in die Kommunikation mit den Erwachsenen einfließen lassen und indem sie als Therapeuten sich mal an die Kinder, mal an die Erwachsenen wenden und auch in ihrer Kommunikation entsprechend umschalten. Auf diese Weise erreichen sie schneller und leichter, dass unbewusste und emotionale Inhalte in der Therapie zum Ausdruck kommen. Whitaker und Keith nehmen dabei wichtige Elemente des Spiels mit auf. Zunächst sind es die irritierenden und unkonventionellen Interventionen aus der assoziativen Welt der rechten Gehirnhälfte, mit denen sie dafür sorgen, dass die Situation aus der realen Welt entrückt. Die Situation verliert an Schwere. Wichtig bei Keith und Whitaker ist zudem, dass sie Mitspieler, Regisseure und auch Veranstalter sind, welche die Familie einmal wegschicken bzw. Distanz zu ihr nehmen, ein anderes Mal hingegen mitspielen und genauso etwas riskieren wie die Familie. Sie wissen nicht immer, wie ihre Interventionen ausgehen. Sie begeben sich selbst in das Spiel der Bedeutungen mit hinein.

Ein weiteres wichtiges Element, welches Keith und Whitakers Ansatz mit der Realität des Spiels verbindet, ist ihre Erfahrungsorientierung. Sie sind der Meinung, in der Therapie müsse man vor allem Erfahrungen machen und die Dinge weniger rational verstehen. Nach ihrer Vorstellung, die mit ihrem konkreten Vorgehen übereinstimmt, soll in der Therapie in einem Als-ob-Kontext diese Möglichkeit geschaffen werden.

Heute wird im deutschsprachigen Raum der Begriff Spieltherapie vor allem für eine Form von Therapie verwendet, bei der nur Kinder im Raum sind. Keith und Whitaker stellen demgegenüber in ihrem Artikel vor allem ein familientherapeutisches Vorgehen dar, in das sie punktuell spielerische Elemente einbauen. Trotzdem formulieren sie klar: Therapie ist Spiel. Konzeptuell bleiben sie dabei stark ans Spiel von Kindern gebunden. Ihr vorgestellter Ansatz geht von der Anwesenheit spielender Kinder aus. In ihrem therapeutischen Vorgehen spielen Therapeuten und Kinder. Wie die erwachsenen Klienten zum Spielen gebracht werden, bleibt offen. Aus der Beschreibung ihres Verfahrens kann man schließen, dass die Erwachsenen das Spiel der Bedeutungen zwischen den Therapiesitzungen lernen. Es bleibt ihnen nichts anderes übrig. Trotzdem oder vielleicht gerade deshalb gelingt es den Familien dabei recht gut, Bedeutungen zu verändern. Im Unterschied zu de Shazer konzentrieren sich Keith und Whitaker darauf, irritierend zu intervenieren, während sie die Konstruktion neuer Bedeutungen der Familie selbst überlassen.

Whitakers Schüler Andolfi geht einen Schritt weiter. Er stellt in Beispielen dar, wie auch Erwachsenentherapie als Spiel konzipiert werden kann (Andolfi, Angelo u. de Nichilo 1997). In der Reflexion darüber unterstreicht er zunächst die Natur des Spiels als etwas, das innerhalb klarer Regeln und Grenzen stattfindet, in dessen Rahmen es aber zu einer Vermischung zwischen Realem und Fantasie bzw. kreativen Ausgestaltungen kommt. Die Gefühle und das Beziehungsverhalten sind real, haben aber nicht die gleiche Bedeutung wie im »echten Leben«. Im Spiel ist es möglich, die Bedeutungen von Worten, Objekten und Handlungen in unterschiedliche Kontexte zu stellen oder sogar aus jedem Kontext herauszulösen.

Im Spiel wird die Entscheidung darüber, ob etwas im echten Leben richtig oder falsch, real oder unrealistisch, gut oder böse ist, ausgespart und alles Denkbare als Möglichkeit nebeneinandergestellt. Im Spiel muss nicht entschieden werden, ob »der Nervöse« als eine zornige, eine angespannte oder eine ängstliche Person interpretiert wird oder ob ein Löwe machtvoll und beschützend oder bedrohlich und grausam ist. Auf diese Weise kann mit Wörtern und Metaphern innerhalb des therapeutischen Gesprächs auf die gleiche Weise gespielt werden, wie Kinder es mit Bauklötzen tun. Die Innenwelt wird nach außen projiziert und die nun stattfindenden Veränderungen können in der Folge wieder verinnerlicht werden.

Nimmt man das Spiel als Modell für Erwachsenentherapie, sieht sich der Therapeut vor die Frage gestellt, wie es denn mit seinen eigenen Spielfähigkeiten aussieht. Keith und Whitaker sagen deutlich, dass ein Therapeut, der mit seiner rechten Gehirnhälfte wenig vertraut ist, keine assoziativen metaphorischen Interventionen benutzen sollte

(Keith a. Whitaker 1981). Aus meiner Erfahrung ist es aber sinnvoller, statt eine allgemeine Fähigkeit zum Spiel zugrunde zu legen, eher davon auszugehen, dass es dem einen leichter und dem anderen schwerer fällt und dass es Bereiche gibt, in denen man sich eher aufs Spielfeld wagt, und andere, in denen man noch nicht so weit ist. Dies gilt sowohl für die Klienten als auch für die Therapeuten. Meine Erfahrung ist zudem, dass sich die Bereiche ausweiten lassen. Andolfi, Angelo und de Nichilo verdeutlichen dies an einer Therapeutin in Ausbildung, die in der Situation war, gemeinsam mit der Familie zeichnen zu müssen. Dieser Schritt gelang ihr zunächst nicht. Hinter ihrem Zögern steht das peinliche Gefühl, dass nun offensichtlich wird, dass sie selbst nicht zeichnen (oder nicht das Richtige zeichnen) kann. Die Therapeutin hätte zu einer anderen Form des Spiels sicher einen leichteren Zugang gehabt. Ebenso wie für erwachsene Klienten ist für Therapeuten das Betreten des Spielfeldes eine Art Entblößung. Das damit verbundene Schamgefühl ist je nach Spiel unterschiedlich stark. Aber es ist von der Sorte, dass es an Intensität nachlässt, wenn man das Spiel öfters bzw. länger spielt (Andolfi, Angelo u. de Nichilo 1997, S. 77 ff.).

Will man mit erwachsenen Klienten ins Spielen kommen, so muss auch der Therapeut aufs Spielfeld. Dies mag ein Grund dafür sein, warum Andolfi feststellt, dass heute in der Familientherapie viel zu wenig gespielt wird. Geht der Therapeut mit aufs Spielfeld, so heißt dies auch für ihn, spielerisch zu handeln, womit er die Kontrolle über das Spiel ein Stück weit aus der Hand gibt. Es ist durchaus möglich, dass der Therapeut sich dann unverhofft in einer Verteidigungsposition wiederfindet. Diese Situationen sind für die Therapie wertvoll. Gelingt es ihm, statt die Verteidigungsposition zu akzeptieren, die Familie /das Paar als Spezialisten für eine solche Situation zu aktivieren, so stellt das Paar dem therapeutischen Raum – dem Spielraum – weitere implizite Bedeutungen zur Verfügung. Dadurch werden diese veränderbar.

Die Herausforderungen für den Therapeuten sind also nicht unerheblich. Er muss sich mit seiner eigenen Fähigkeit zum Spiel konfrontieren, ins Spiel hinein- und hinausgehen und sollte dabei nicht das Spiel abbrechen bzw. er muss das Spiel schützen. Der Therapeut kann aber wählen, an welchen Stellen der Therapie und bezogen auf welche Bedeutungsinhalte er sich dazu in der Lage fühlt und wann nicht.

Zusammengefasst ist festzustellen, dass es diverse Versuche in der systemischen Therapie gibt, die Arbeit mit Erwachsenen auch spielerisch zu gestalten. Dabei werden im Spiel Bedeutungen verdichtet und Perspektivwechsel möglich. Ebenso kann man im Spiel leichter zu Metaphern kommen. Metaphern wirken intensiver und werden länger erinnert als Interpretationen auf rationaler Ebene. Therapeutische Interventionen sind im Spiel wesentlich effektiver, weil die Klienten frei bleiben, ihnen Bedeutung zu geben oder nicht. Dies unterläuft nicht den Widerstand des Klienten, sondern dieser kann sich offen damit auseinandersetzen, ob er den veränderten Bedeutungen Zugang gewähren möchte oder nicht. Ebenso bestimmt der Klient selbst den Moment, in dem er spielerischen Bedeutungen Einlass ins reale Leben geben möchte.

Für Erwachsene ist Spiel nicht nur ein Möglichkeitsraum, sondern vor allem auch ein Wagnisraum. Wagnis bringt Vergnügen mit sich und man kann sein Selbst ausdrücken. Im Spiel ist das Wagnis ein spielerisches Wagnis.

Eine für mein Vorgehen interessante Frage haben sich bereits die Vertreter des Drei-Generationen-Ansatzes in den 80er-Jahren gestellt. Wann ist das Ende der Therapie erreicht?

Schon damals machten die Kollegen die Erfahrung, dass sich Familien, wenn sie einmal den Ausgang aus dem vorher nicht veränderbaren Bedeutungsnetz gefunden hatten, kaum mehr für weitere Treffen interessierten, auch wenn noch sehr viel Neues zu gestalten gewesen wäre. Die Familie war nun in der Lage, auch ohne Therapeuten die notwendigen Prozesse in die Wege zu leiten. Dies unterstreicht die Fähigkeit der Familien zur Selbstheilung. In einer groß angelegten Untersuchung von 2001 (Andolfi, Angelo e D'Atena 2001) berichten Familien, wie die Therapie Prozesse in Gang zu setzen vermochte, die zum Teil noch lange Zeit nach Abschluss der Therapie andauerten. Was die Zeiten der Veränderung angeht, so wünschen wir Therapeuten sie uns gern möglichst kurz. Dies würde schnell das empfundene Leiden lindern und uns das Gefühl geben, wirksam gewesen zu sein. Die Zeiten der Veränderung von Familiensystemen können aber nicht verabreicht werden. Insofern ist die Beendigung der Therapie, wenn der Heilungsprozess begonnen hat, die klügste Entscheidung der Familie (vgl. Boscolo e Bertrando 1993). Andolfi, Angelo und D'Atena (2001) bringen das wie folgt auf den Punkt: »Die Therapie ist zu Ende, wenn sie beginnt« (S. 19).

Bei Paartherapien ist eine ganze Ökologie von Systemen aufgefordert, an einem Veränderungsprozess teilzunehmen. Entsprechend können die Zeiten der Veränderung länger sein als Veränderungen bei Individuen. In meiner eigenen Arbeit mache ich die gleichen Beobachtungen wie die Gruppe um Andolfi. Die Therapie ist zu Ende, obgleich noch viele Fragen offen sind. Ich habe das Glück, in einem ländlichen, eher kleinräumigen Umfeld zu arbeiten, sodass die Chance groß ist, durch zufällige Begegnungen eine Rückmeldung über weitere Ereignisse zu bekommen. Auf diese Weise konnte ich über die Jahre einige Daten zum Verlauf abgeschlossener Therapien sammeln. Ich kann sagen, dass gerade dann, wenn es in den Jahren danach keine weiteren Anfragen gab, die Paare meistens ins Spiel gefunden und einen Weg entdeckt hatten, um immer wieder neue Entwicklungsherausforderungen anzunehmen.

6 Paarsein heißt spielen lernen

Der Spielraum des Paares ist ein geschützter Raum, er ist Teil des intimen Raums des Paares. Im Spielraum des Paares findet das Spiel der Bedeutungen statt, in Worten oder in bedeutungsvollen Gesten und Handlungen. Den meisten Paaren, die gemeinsam einen Therapeuten aufsuchen, ist dieser Raum abhandengekommen. In einigen Fällen existiert noch der Teil der Intimität, der durch Momente der Sexualität gefüllt werden kann, in anderen nicht. Diese Paare, die das Spiel der Bedeutungen nicht mehr spielen oder nie gespielt haben, haben die Möglichkeit verloren, gemeinsam auf neue Herausforderungen zu reagieren, und ihnen fehlt der Ort, an dem die gemeinsame Geschichte konstruiert wird. Das Paar ist gefangen im immer gleichen Spiel. Oftmals funktionieren sie in der eingenommenen Rollenverteilung, spannungsträchtige Themen werden nicht angesprochen, Wünsche noch viel weniger. Die aufgestauten Themen und zurückgehaltenen Emotionen stauen sich zu einem immer größeren Berg. Hin und wieder wird er im Alltag erkennbar, aber da alles so unlösbar zu sein scheint, versuchen es beide weiter mit Stillschweigen. In anderen Fällen entsteht eine sich immer ähnelnde Dynamik des Konflikts, weil beide Partner sich nicht wahrgenommen und herabgesetzt fühlen. Aus Erschöpfung wird der Konflikt immer wieder beiseitegeschoben, andere Möglichkeiten zum Umgang damit hat das Paar nicht. Sowohl Ursprungsfamilie als auch Kinder bekommen eine Rolle innerhalb eines Systems, welches in Unbeweglichkeit verharrt.

In Stresssituationen greifen Menschen auf vertraute Beziehungsmuster zurück und legen dem Verhalten des anderen reflexartig eine bestimmte Bedeutung bei. Bei Konflikten beherrschten häufig das Schweigen oder die Erhitzung diese Dynamik, oft auch beides. Erhitzung wie Schweigen können gleichermaßen als entwertend erlebt werden. Die Gesprächsinhalte enden immer in den gleichen Argumenten bzw. Vorwürfen und auf der Verhaltens- und Beziehungsebene scheint die Dynamik einem Ritus zu entsprechen; es ergeben sich Varianten des immer gleichen Verlaufs. Diese rituellen Wiederholungen ermöglichen, dass durch sie die Emotion innerhalb einer Kette von Entwerten und Entwertet-Werden bearbeitet wird. Sie garantieren den Fortbestand der immer gleichen Muster. Gewinnen diese Situationen in der Paarbeziehung die Oberhand und gibt es zu wenig oder gar keine warme, glückliche Begegnung zwischen den Partnern, dann fragt sich irgendwann zumindest einer der Partner: Wie geht es mit der Beziehung weiter? Verstehen wir uns noch?

Der Verlust des Spielraums ist ein schleichender, zunächst unmerklicher Prozess. An die Stelle der gemeinsamen Geschichte treten Einsamkeit und Orientierungslosigkeit, mit Fragmenten von Erzählungen, die den gemeinsamen Faden nicht finden, oder es bilden sich zwei konkurrierende Geschichten, die immer wieder gegenseitig erzählt bzw. vorgehalten werden, mit dem Ziel, die eigene Geschichte noch stärker und glaubwürdiger werden zu lassen. In Situationen konkurrierender Geschichten werden diese immer beeindruckender und hermetischer gegenüber jeder anderen Sichtweise abgeschottet.

Der Spielraum ist Teil des intimen Raums

Der intime Raum, der in der Phase des Verliebtseins auf der Basis körperlicher Spiele entsteht und in dem viel nonverbaler Ausdruck zur Unterstreichung von Zuneigung, Bewunderung und Begehren beheimatet ist, durchläuft in der Entwicklung der Paarbeziehung einen Transformationsprozess. Um den intimen Raum zu erhalten und zusätzlich als Paar die Funktion des Verbindungsglieds zwischen zwei Bedeutungssystemen wahrnehmen zu können, muss innerhalb dieses intimen Raums die Entwicklung gemeinsamer Bedeutungen und die Konstruktion einer gemeinsamen Geschichte möglich werden. Jedes menschliche System – unser Gehirn, Familien, Bürokratien – beschäftigt sich vor allem mit sich selbst. Ebenso benötigen Paare, die aus der Dyade des Verliebtseins in die Ökologie der Systeme aufbrechen, diese Beschäftigung mit sich selbst, um, wie es unser Gehirn im Traum macht, Neues zu integrieren. Gelingt es dem Paar nicht, diesen gemeinsamen Spielraum herzustellen, bleiben die Bedeutungswelten beider Partner an ihre jeweilige Biografie und die Kultur der Ursprungsfamilie gebunden. Sie bleiben getrennt voneinander. Dem Paar gelingt es eventuell, den Familienalltag durch eine klare Rollenverteilung zu organisieren, ein gemeinsames Selbst entwickeln sie nicht. Dadurch entschwindet das Gefühl der Nähe, Sicherheit geht verloren und das eigene Selbst und die eigenen Wünsche verkümmern bzw. ihre Entwicklung ist blockiert. Bei vielen Paaren bleibt ein Rest von Wohlwollen und Zuneigung, sodass bei großen Herausforderungen, wie Tod oder schwerer Krankheit, beim Aus-dem-Haus-Gehen der Kinder, bei Außenbeziehungen usw., neue Chancen entstehen, einen gemeinsamen Spielraum wiederaufblühen zu lassen. Andere Paare zerbrechen daran.

Der Zugang zum Spielfeld

Die Schaffung dieses erweiterten intimen Raums, dieses Spielraums des Paares, und der Zugang zu ihm werden möglich und erleichtert, indem zunächst auch äußerlich genügend Raum zur Verfügung gestellt wird und die Herkunftsfamilien nicht zu präsent im Leben des Paares sind. Sie müssen den Spielraum des Paares tolerieren und das Paar muss effektiv genügend Zeit für die Beschäftigung mit sich selbst haben.

Ein zweites erleichterndes Element ist es, wenn es dem Paar gelingt, auf körperlicher und emotionaler Ebene eine gute Verständigung zu erreichen und der intime Raum auf diese Weise eine Grundstabilität hat.

Es ist sehr erleichternd, wenn beide Partner, oder zumindest einer von beiden, die Lust aufs Spielen mitbringen. Das bedeutet, gerne einmal das reale Leben beiseitezulegen und neugierig zu sein, was »nutzlos« erscheinende Spiele mit sich bringen können. Diese Fähigkeit zum Spiel ist zwar im Menschen angelegt, bei manchen Erwachsenen ist sie jedoch teilweise oder ganz blockiert. Für viele ist es nicht leicht, sich einem Austausch zielloser vagabundierender Gedanken hinzugeben, die um ein Thema kreisen. Unser Gehirn macht dies ununterbrochen; wie dies in einer Paarbeziehung gehen kann, dafür gibt es indes keine kulturellen Modelle.

Die wichtigste Erleichterung für den Zugang aufs Spielfeld kommt aus der Paarbeziehung selbst. Das Gefühl, wertgeschätzt zu werden, das Gefühl, dass ein Interesse an einem besteht, und das Gefühl, grundsätzlich akzeptiert zu sein, erleichtern das Betreten des Spielfeldes. Auf diese Weise kann sich umgekehrt das Paar gemeinsam den Zugang verbauen.

Ein wesentliches Hindernis für den Zugang zum Spielfeld besteht darin, dass dem Spiel der Bedeutungen in der Regel eine Spannung vorausgeht. Sie entsteht dadurch, dass aufgrund einer Situation oder eines Ereignisses ein Missverständnis, eine Kränkung, eine Verletzung geschieht, für die man zwar meist Worte findet, die aber nur eine innere »Rechtfertigung« darstellen. Wir meinen vielleicht zu wissen, worum es geht, produzieren häufig aber nur reflexartige Erklärungen, mit denen wir im Nachhinein das Entstehen der Spannung zu begründen versuchen. Meistens sind es Erklärungen, die das »falsche« Verhalten des anderen und manchmal auch das eigene für die Spannung verantwortlich machen. Durch diese konstruierten Begründungen, an denen wir gerne festhalten, entstehen neue Gefühle von Kränkung, Aggression, Angst, Ohnmacht, Scham und Schuld.

Trotz dieser Gefühle aufs Spielfeld zu gehen, ist oft nicht leicht. Diese Gefühle geben uns einerseits die Energie, etwas zu wagen, andererseits fördern sie auch die Tendenz, uns zu verschließen und zu verteidigen. In einer solchen Situation offen zu bleiben und die eigenen Bedeutungen und die des anderen nebeneinanderzulegen, neugierig zuzuhören und aufs Spielfeld zu gehen, gelingt umso besser, je öfter man dies schon gemacht hat. Wenn sich hinterher beide darüber wundern, was eigentlich der Grund für die Spannung war, ist dies der richtige Moment, genau dieser Frage nachzugehen: – Was ist mit mir, dass das Verhalten des anderen, seine Worte in mir diese innere Reaktion ausgelöst haben? Was hat der andere wirklich gemeint, was war ihm wichtig, was drückte er damit aus?

Die oft starken Gefühle, die eine solche unverstandene Begegnung zweier Bedeutungswelten mit sich bringt, führt dazu, dass viele Menschen offen ausgedrückte spannungsgeladene Situationen und in der Folge Konflikte als solche ablehnen. Durch diesen vermeidenden oder gar verleugnenden Umgang mit Konflikten[16] erspart man sich zwar zum Teil die damit verbundenen starken negativen Emotionen, verzichtet aber auch auf die Energie und die Motivation, die Unterschiede zwischen der eigenen Bedeutungswelt und der des Partners kennenlernen zu wollen und so lange zu drehen, zu differenzieren

16 Die Spannung auszuhalten, die eine offene Austragung von Konflikten mit sich bringt, wird von den meisten Menschen als anstrengend empfunden. Um sie zu vermeiden, gehen viele Menschen Konflikten aus dem Weg oder leugnen es überhaupt, Konflikte zu haben. In der Folge wird der Konflikt nicht bearbeitet, was ihn aber nicht aus der Welt schafft, sondern er begleitet das Paar im Hintergrund. Meist ist ein Konflikt das Ergebnis eines nicht vorhersehbaren Aufeinanderprallens von Emotionen wie Angst oder Scham oder das Ergebnis einer nachvollziehbaren beziehungsweise nicht nachvollziehbaren Entwertung. Oder er entsteht durch die zu lange Nichtbeachtung der eigenen Wünsche oder der Wünsche des anderen. Dabei stellt das Sich-klar-Machen der eigenen Wünsche für uns Menschen eine der schwierigsten inneren Aufgaben dar, die meist nur im Dialog gelingt. Konflikte, die auf klaren Interessensunterschieden beruhen, sind in Paarbeziehungen kaum vorhanden.

und zu transformieren, bis daraus eine gemeinsame Geschichte und eine differenziertere eigene Geschichte wird. Anstatt aufs Spielfeld zu gehen und zu beginnen, gemeinsam »im Nebel zu stochern«, um Anhaltspunkte dafür zu finden, was genau geschehen ist, dass die negativen Gefühle auftauchen konnten, bleiben beide stumm konstruierten Erklärungen verhaftet. Man verzichtet auf die Entwicklung eines gemeinsamen Selbst und vielleicht noch dramatischer auch auf die Entwicklung des eigenen Selbst.

Paare, denen der Gang aufs Spielfeld gelingt, müssen nach meiner Erfahrung diese Spannungsmomente und Konflikte mehr oder weniger intensiv durchlaufen. Aufs Spielfeld gehen sie, weil sie trotz der Spannung und der Gefahr des sich Verschließens die Erfahrung gemacht haben, dass sie auf dem Spielfeld weniger riskieren, als wenn sie nicht aufs Spielfeld gehen. Auf dem Spielfeld riskiert jeder einen aufs Spiel begrenzten Gesichtsverlust[17], was auch starke negative Gefühle mit sich bringen kann. Jeder kann aber für sich entscheiden, wann er bereit ist, sich diesem Risiko auszusetzen. Nicht aufs Spielfeld zu gehen oder erst gar nicht die Begegnung mit dem anderen und mit sich selbst zuzulassen, bringt mittelfristig jedoch die Beziehung als Ganzes in Gefahr.

Auf dem Spielfeld riskiert man nicht, dem anderen gegenüber im »Unrecht« zu sein – höchstens sich selbst untreu zu sein. Das Spiel der Bedeutungen, als Teil des intimen Raums des Paares, ist nicht zu verwechseln mit einem Kampf, dessen Ziel es ist zu klären, wer recht hat. Dieser Kampf findet außerhalb des intimen Raums statt und er ist kein Spiel. Er bringt nur Verlierer hervor, da es zwischen den Bedeutungswelten zweier Systeme, die nebeneinander bestehen, kein besser oder schlechter und kein richtig oder falsch geben kann. Wer sich auf einen solchen Kampf einlässt, bringt das gemeinsame Bemühen, die Konstruktion einer gemeinsamen Geschichte zum Scheitern, ohne für die Verwirklichung des eigenen Selbst etwas getan zu haben.

Ein weiteres erleichterndes Element, um aufs Spielfeld zu gehen, ist die Bereitschaft zu vagabundierendem, nicht zielgerichtetem Handeln und Denken und damit verbunden die Bereitschaft zum Gespräch um des Gespräches willen. Nicht jeder muss deshalb Freude an Klatsch und Tratsch haben, aber die Bereitschaft, den Dialog einfach laufen zu

17 Ein Teil der Konstruktion des eigenen Selbst könnte infrage gestellt sein. Dies kann beschämend und beängstigend wirken, aber es bekäme auch die Chance, sich zu erneuern: Mein Selbst könnte sich noch näher an mich selbst annähern.

lassen, assoziativ Inhalte zu kombinieren, ohne sich dabei auf sachbezogene Ziele auszurichten, erleichtert die Erweiterung des intimen Raums. Auch dieser Aspekt wird stark vom Paar selbst beeinflusst. Es mag sein, dass manch einer in seiner Kindheit die Erfahrung gemacht hat, dass Reden nichts bringt, dass sowieso niemand zuhört oder jede eigene vitale Äußerung nur entwertet wird. Nach einigen Jahren der Paarbeziehung könnte sich dies aber geändert haben: Der andere hört zu und betrachtet das Gesagte als wertvoll. Sollte dies nicht so sein, so haben beide gemeinsam dazu beigetragen, dass die aus der Ursprungsfamilie mitgebrachten Muster beibehalten wurden. Die einen geben ihr »Recht auf Ausdruck« auf und sorgen damit für Einsamkeit für beide, die anderen leiden darunter, nie ein Gegenüber zu haben, und tun gleichzeitig alles dafür, dass es unmöglich bleibt.

Jede Spannung, jedes verstörende Erleben und jedes kritische Lebensereignis bietet Gelegenheit, um aufs Spielfeld zu gehen. Je offener der Weg aufs Spielfeld gehalten wird, d. h., je öfter man gemeinsam im intimen Raum mit Bedeutungen spielt, umso leichter lässt dieser Weg sich beschreiten.

Immer wenn sich eine Situation ergibt, auf die beide Partner unterschiedlich reagieren, und wenn die Reaktion des einen Partners einen versteckten Widerstand beim anderen hervorruft, könnte Neues entdeckt werden. Immer wenn das Paar etwas gemeinsam erlebt, kann es danach darüber reden, was es jeweils erlebt hat. Nach einem Abend mit Freunden kann man darüber reden, wie man die anderen, die Situation erlebt hat, was man gefühlt und gedacht hat, was einem an den anderen sympathisch ist und mit welchen Eigenschaften man nicht so zurechtkommt. Im Laufe der Zeit gibt es viele Situationen, in denen die Unterschiede in den Bedeutungswelten uns tief berühren. Beispielsweise ergeben sich bei der Beziehung zu Kindergarten und Schule viele Fragen. Wer nimmt bei Schwierigkeiten den Kontakt zur Kindergärtnerin auf, was denken die anderen von mir als Mutter, von mir als Vater, wenn ich hingehe? Was denke ich über mich selbst und meine Geschlechterrolle? Welche Rolle gestehe ich der Kindergärtnerin zu, wie sieht diese ihre Rolle? Wie ist die Beziehung zum Kindergarten zu gestalten? Auf all diese Fragen, die sich Paare selten bewusst stellen, haben die Partner unterschiedliche Antworten, die sich in ihrem Handeln und ihren Reaktionen auf das Verhalten des anderen äußern. Die Bedeutungen, die in der eigenen Herkunftsfamilie hierfür bereitstanden, und das sich daraus ergebende eigene Selbst werden sichtbar. Sie drücken sich zunächst in negativen Gefühlen aus, wenn irgendwie die Dinge nicht so laufen, wie wir es für richtig halten, bzw. wir uns sogar gekränkt fühlen, weil der andere nicht so handelt, wie es »selbstverständlich« wäre.

Je geübter ein Paar ist beim Betreten des Spielfeldes, umso leichter fällt es ihm, sich genügend intime Momente zu verschaffen, in denen es das Spielfeld betritt. Die Partner beginnen die Bedeutungen ihres Handelns und ihrer Worte auszudrücken und sie dem gemeinsamen Spiel zur Verfügung zu stellen. Z. B.: »Wie kam ich selbst zu der Erwartung, dass der Partner sich aus dem Gespräch mit der Kindergärtnerin hätte heraushalten sollen?« und umgekehrt: »Warum war es ihm wichtig, dabei zu sein?«. Bei jeder »Partie« auf dem Spielfeld wird einerseits immer nur ein Teil ans Licht gebracht, andererseits entstehen neue Gedanken und Einfälle, die bedeutungsvoll, noch nicht bedeutungsvoll oder einfach amüsant sind. Es gibt die Möglichkeit, Erinnerungen, Metaphern oder einfach Absurdes zu assoziieren.

Der Übergang aufs Spielfeld ist für jedes Paar unterschiedlich. In manchen Momenten kann sich das Spielfeld in der realen Welt einlagern, Momente potenzieller Verletzung können überlagert werden von neugieriger Überraschung.

Im inneren Erleben wird der Unterschied zwischen Spielfeld und realem Leben dadurch erkennbar, dass wir im echten Leben dazu tendieren, unser Selbst oder das Paar (den anderen) zu schützen, indem wir gerne recht haben, uns zurückziehen, riskante Sichtweisen nicht auszusprechen wagen usw. Auf dem Spielfeld dagegen schützen wir das Spiel. Es stellt sich eine Neugier darauf ein, was nun geschieht, wie der andere reagiert. Man möchte den Moment nicht beenden, auch nicht indem einem der andere recht gibt oder er sich überzeugen lässt, sondern das Spiel selbst soll weitergehen. Die Neugier auf zu entdeckende Bedeutungen und unvorhergesehene Reaktionen hat Vorrang.

Die Konstruktion des Spielfeldes

Die meisten Paare halten in der Regel den Zugang zum Spielfeld durch spielerischen intimen Dialog frei. Gleichzeitig konstruieren sie sich ihr Spielfeld, indem sie lernen, es zu schützen, und sich gemeinsame Regeln geben.

Die Regeln des Spielfeldes sind ungeschrieben und ergeben sich aus der gemeinsamen Erfahrung, dass beide das Spiel schützen.

Zunächst entwickelt das Paar Einleitungsriten, die dem Spiel vorausgehen und deren Sinn es ist, die Möglichkeit zum Spiel zu eröffnen. Die einen trinken gemeinsam einen Kaffee, die anderen gehen essen, die Dritten schalten den Fernseher aus, die Vierten legen sich ins Bett, die Fünften machen einen Spaziergang usw. Auf diese Weise wird die emotionale Bereitschaft, aufs Spielfeld zu gehen, kommuniziert und geschaffen. Die Rituale markieren den Moment, in dem jeder durch sein Handeln ausdrücken kann: »Ja gerne« oder: »Im Moment nicht«. Die Rituale gestatten es beiden Partnern, die Freiheit des Spiels zu erhalten, die Freiheit, aufs Spielfeld zu gehen oder nicht. Missverständnisse, die zu »erzwungenen« Spielen führen könnten, werden so weitestgehend vermieden.

Im Laufe der Jahre entwickelt jedes Paar eigene Verhaltensregeln und Signale, um zu vermeiden, dass das Spiel in eine Rechthaberei oder in die Frage, was richtig und was falsch sei, abgleitet. Andere Verhaltensweisen dienen der Vermeidung von das Spiel sprengenden Kränkungen und der Beachtung eines bestimmten Timings. Dieser Schutz des Spielfelds steht in einer dialektischen Beziehung zum Schutz des Paares. Während im realen Leben das Paar und das Selbst geschützt werden, kann auf dem Spielfeld mehr riskiert werden. Das Paar muss nicht geschützt werden, denn dafür sorgen die Spielregeln. Durch sie entsteht ein Raum, in dem etwas gewagt werden kann und potenziell für die Beziehung bedrohliche, aber für die Entwicklung notwendige Emotionen und Wünsche ihren Platz finden.

Der Schutz des Spielraums kann zu stark oder zu schwach sein. Entstehen kritische Situationen mit Angehörigen, muss der Spielraum oftmals noch stärker geschützt werden. In Situationen, in denen lange zurückgehaltene Wünsche kommuniziert bzw. verstanden werden wollen, kann es wichtig werden, evtl. mehr potenzielle Kränkung zu riskieren, als es bisher aufgrund der Spielregeln möglich war. Die Fantasie, dass bestimmte Wünsche die Beziehung bedrohen könnten, muss manchmal ausgehalten werden. Die Regeln, die das Spiel schützen, müssen also immer wieder verändert werden. Vor allem ist das Gleichgewicht zwischen Rücksichtnahme und Authentizität immer wieder neu einzustellen. Zum Beispiel ist es in den ersten Jahren oft kränkend zu sagen: »Du bist wie deine Mutter«[18], nach vielen Jahren

18 Für die Verfechter der Ich-Botschaften möchte ich an dieser Stelle anmerken, dass meiner Erfahrung nach solche Bemerkungen beim anderen genau den gleichen kränkenden Effekt haben, wie wenn man sagt: »Ich empfinde dich wie deine Mutter.«

kann dies manchmal gesagt werden und es kann auch darüber gelacht werden. Oder einem Partner rutscht irgendwann selbst heraus: »Ich bin wie meine Mutter.«

Ein anderes Beispiel ist die Beziehung zu den Eltern. In den ersten Jahren ist es oft kränkend, wenn man negative Bewertungen über die Eltern des Partners aufs Spielfeld bringt. Später können dies notwendige Themen werden, da die Beziehungsmodelle der Herkunftsfamilien ins gemeinsame Leben hineinwirken. Ist das Vertrauen groß genug, sprengen die starken Emotionen die daraus entstehen, nicht mehr das Spiel, sie können ausgehalten werden und beide können beginnen zu verstehen, was hinter dem Unbehagen stecken kann.

Zum Schutz des Spieles wird nicht nur auf die Intensität der Gefühle des anderen geachtet, sondern auch auf die eigenen Gefühle. Die Formulierung eigener Wünsche ist oft mit großen Scham- und Schuldgefühlen behaftet, nicht nur im sexuellen Bereich. Auch dies ändert sich mit steigendem Vertrauen in die Stabilität des Spielfeldes. Im intimen Spielraum kann es nach Jahren leichter sein, schambehaftete Wünsche ins Spiel zu bringen.

Die Entwicklungsprozesse im Laufe einer Paargeschichte sorgen dafür, dass sich die Regeln auf dem Spielfeld zum Schutz des Spieles selbst verändern. Je mehr Vertrauen ein Paar entwickelt und Freude am Spiel der Bedeutungen hat, je öfter und je länger es dieses schon spielt, umso leichter fallen ihm diese Transformationsprozesse, bei denen beide nicht wissen, wohin sie führen. Aber die Partner haben sich gegenseitig gezeigt, dass der andere das Spiel genauso schützen möchte wie man selbst.

Die Themen des Spiels der Bedeutungen, die das Paar mit aufs Spielfeld bringt, sind potenziell unbegrenzt. Meist beginnen die Paare damit, über Eindrücke des Tages, Empfindungen in bestimmten Situationen, Gefühle und Ideen zu Beziehungen zu sprechen. Sie erzählen sich, was ihnen gut gefallen hat, was weniger; sie fragen den anderen, wenn ihnen etwas komisch vorkam, und wollen wissen, wie es der andere wahrgenommen hat. Die Partner erzählen sich gegenseitig, was sie beeindruckt und was ihnen zu denken gegeben hat usw. Dieser Austausch über die unterschiedliche Wahrnehmung von Situationen ist von größter Wichtigkeit, denn sie bereitet das Paar auf diejenigen Themen vor, bei denen es nicht so leicht ist, unbefangen zu bleiben, bei denen sehr schnell Ängste und Kränkungen aktiviert werden können. Die kritischsten Themen sind Erziehung, Geld und Ursprungsfamilie, dicht gefolgt von Wünschen und Begehren, kritischen Lebensereignissen[19] und Männer- und Frauenbildern. Hinzu kommt das Thema Beziehung, die unterschiedlichen Muster, die den Partnern von den Ursprungsfamilien bereitgestellt wurden, und die ihnen jeweils zugeschriebene Bedeutung. Wie schon erwähnt, gelingt es den meisten Paaren durch einen intensiven Dialog über innere Empfindungen in der Phase des Verliebtseins, sich einen Spielraum zu schaffen, an dem sie, auch nachdem die Unterschiede deutlich zu werden beginnen, weiterbauen können. Einigen gelingt das aber nicht, sie versäumen es oder sie trauen dem Wagnisraum nicht zu, auch fürs System riskante Themen durchspielen zu können. In solchen Situationen kann der Paartherapeut, der mit dem Paar sowohl den intimen Raum, den Spielraum, erweitert als auch das Beziehungsdreieck, das System, präsent hält, eine Hilfe sein.

Die Paartherapie: Konstruktion des Spielfeldes und Erleichterung des Zugangs

In vielen Fällen, in denen Paare in die Beratung kommen, sind diese Transformationsprozesse des Spielfeldes nicht gelungen. Sie erinnern sich an die Spiele am Anfang der Paarbeziehung. Deren Wichtigkeit war ihnen zunächst nicht so bewusst und sie sind irgendwie »verloren« gegangen. Eine Anpassung an neue Herausforderungen hat nicht stattgefunden.

In der Paartherapie ist der Therapeut bei der Aufgabe, das Spiel zu schützen, behilflich. Er achtet darauf, wie viel Offenheit aushaltbar ist, ohne dass das Therapiesetting/Spielfeld des Paares gesprengt wird. Nach meiner Erfahrung gibt es viele Themen, die vom Paar umgangen werden, von denen es oftmals besser ist, sie sofort anzusprechen.

---

19 Die im Fachjargon als »kritische Lebensereignisse« bezeichneten Vorgänge sind unterteilbar in absehbare Ereignisse wie: Schuleintritt der Kinder, Auszug der Kinder aus der Familienwohnung, Krankheit und Tod der Eltern, Ruhestand usw. und unvorhersehbare kritische Lebensereignisse wie: Arbeitsplatzverlust, schwere Krankheit eines Partners oder eines Kindes usw. Heutzutage kommt hinzu, dass in vielen Paarbeziehungen einer der beiden Partner aufgrund eines drängenden Wunsches nach vielen Jahren etwas am gemeinsamen Projekt ändern möchte. Dies war beim Entstehen der Partnerschaft so nicht vereinbart oder war von einem der Partner nie genügend ernst genommen worden (z. B. Wohnsitz ändern, Arbeit ändern, neuer Lebensstil usw.). Dies kann in vielen Beziehungen bewältigt werden, da der eine Partner dem anderen folgt bzw. im Wunsch des anderen eine Möglichkeit zu Entwicklung zu sehen beginnt. Andere Beziehungen gehen an dieser Stelle auseinander. Dies geschieht vor allem dann, wenn sich in den Jahren davor einseitig sehr viel innere Wut aufgestaut hat. Man hatte sich selbst, innerhalb der bestehenden Dynamik, nicht in der Lage gefühlt, die eigenen Wünsche auf befriedigende Weise auszudrücken.

Ich erinnere mich an ein Paar, bei dem ein Partner nach einem Unfall seit zwei Jahren im Rollstuhl saß. Das Paar kam mit ausgefeilten Rationalisierungen des Konfliktes, die natürlich als Ursache immer den anderen sahen. Durch die kulturell vorgegebenen Spielregeln des taktvollen Umgangs, mit denen beide sich selbst und den anderen schützten, entstanden konkurrierende Geschichten. Es war kein Spiel mehr, sondern ein Kampf um die richtige Geschichte.

Beim zweiten Treffen sagte ich, dass ich glaubte, alles, was sie ansprächen, trete in den Hintergrund gegenüber der für sie heute wichtigen Frage: »Kann ich mir eine Paarbeziehung vorstellen mit einem Partner, der jetzt ›behindert‹ ist?« »Kann ich mir als ›Behinderter‹ eine Paarbeziehung mit dem anderen vorstellen, dessen Verhaltensweisen unter den Voraussetzungen meiner Abhängigkeit für mich nicht mehr angenehm sind?« »Als ich mich mit dem anderen zusammengetan habe, hatten wir eine bestimmte gemeinsame Perspektive. Diese Perspektive hat sich komplett geändert, das Sexualleben hat sich geändert, der Alltag hat sich geändert, die jeweilige Autonomie hat sich geändert – will ich diese neue Perspektive mit dieser Person?« Eine solche, vor allem vonseiten des nicht behinderten Partners egoistisch wirkende, mit Scham besetzte Sicht auf die Realität musste ich sofort aufs Spielfeld legen, sonst wären die beiden in ihren Scheingefechten hängen geblieben. Diese dramatische, schambesetzte und schmerzhafte Realität wollte angeschaut werden, damit das Paar seine gemeinsame Geschichte weiter konstruieren konnte. Egal, ob dabei die gemeinsame Geschichte dann fortgeschrieben oder zum Abschluss gebracht werden würde.

In anderen Fällen brauchen die Themen viel Zeit. Ist das Spielfeld einmal verdorrt, können nicht sofort potenziell kränkende Themen ins Spiel gebracht werden. Das Vertrauen auf die Sicherheit im Spiel muss erst wiederhergestellt werden, bevor sich die Regeln des Taktes und der Offenheit modifizieren lassen.

Zunächst ist es für das Paar jedoch wichtig, dass beide vom Therapeuten den Eindruck gewinnen: »Er ist kompetent, er interessiert sich für mich und sieht mich und unsere Situation.«

Um den Partnern das Gefühl zu geben, wahr- und ernst genommen zu werden, ist es aus meiner Erfahrung oftmals zu wenig, wenn ich als Therapeut keine Position im Konflikt beziehe. Erst wenn ich jedem Einzelnen zeige, dass ich Gefühle und Wünsche hinter den Geschichten verstehe, obwohl er sie selbst nicht im Fokus hatte, fühlen sich die Partner gesehen. Dabei spreche ich diese Wünsche und Gefühle direkt an, womit sich ein erstes Vertrauen herstellt.

Das Zweite, was beide (meistens) möchten, ist, das immer gleiche Spiel, die Konfliktdynamik, unterbrechen. Beide haben die sich ständig wiederholende Dynamik satt und erleben es als positiv, wenn der Therapeut die Führung übernimmt und in der Therapie eine andere Form des Dialogs stattfindet.

Als Drittes möchte das Paar, dass beim ersten oder spätestens beim zweiten Treffen etwas ausreichend Interessantes geschieht, sodass beide das Gefühl haben: »Ja, das habe ich so noch nie gedacht, es spricht mich aber an, hier gibt es vielleicht Hilfe.«

Der Therapeut darf oder sollte also auch überraschen. Dies gibt die Gelegenheit, schon in der ersten oder spätestens in der zweiten Stunde eine spielerische Sequenz einzuflechten. Damit zeigt der Therapeut sowohl, dass er in der Lage und willens ist, die Kommunikation zu steuern, als auch, dass er ausreichend interessante Dialogmöglichkeiten zur Verfügung hat. Dies kann ein Zeichenspiel sein, ein Als-ob-Handeln, es kann etwas aufgestellt werden, ein Ratespiel, metaphorische Objekte oder ein Spiel mit Bedeutungen können eingesetzt werden. Das Spiel sollte eine inhaltliche Nähe zum Thema haben, damit das Paar die Verbindung zum Problem sieht. Es darf in Teilen aber auch davon wegführen. Das Ziel dabei ist, dass das Spiel als grundsätzlich zum therapeutischen Kontext gehörende Aktivität eingeführt wird. Angesichts der Beobachtung »der Anfang bestimmt die Regeln« ist es nie zu früh, Spiel in die Therapie einzuführen.

In meiner Erfahrung hat die frühe Einführung von Spiel, Humor oder Irritierendem immer eine positive Auswirkung auf den weiteren Verlauf einer Paartherapie. In Fällen, in denen mir dies nicht gelungen ist, wurde es in der Folge deutlich schwieriger, sich vom »Erwachsenengespräch« zu entfernen. Dies ist umso notwendiger bei Personen, die gerne auf der Ebene des Erwachsenengesprächs bleiben würden, denn gerade bei ihnen bleiben Interventionen auf dieser Ebene meist wirkungslos. Im vom Therapeuten geschützten Spiel hat die Person die Möglichkeit, die eigene Abwehr etwas zu lockern.

Nicht jedem und nicht immer gelingt Humor, nicht immer gelingen irritierende Interventionen, Spiel geht so gut wie immer (vgl. El Hachimi u. Stephan 2012). Personen, die keinen Zugang zum Spiel haben, dürfen dabei nicht überfordert werden. Zunächst geht es nur darum, ein Zeichen zu setzen, damit das Paar sich darauf einstellt, dass es in der Therapie nicht nur ernsthafte Erörterungen im Beisein eines Dritten zu erwarten hat.

Das Einzelgespräch: Spiel im Spiel

In manchen Fällen gelingt eine rasche Herstellung der therapeutischen Beziehung nur, wenn ich die Partner jeweils einmal einzeln sehe. Auf diese Weise kann jeder der Partner seine Bedeutungswelt in der Therapie ausbreiten, ohne dass sie in direkter Konkurrenz zur Bedeutungswelt des anderen steht. Die Geschichten verändern sich durch die Kontextveränderungen. Hinzu kommt, dass sich der einzelne Partner in diesem Moment vom Therapeuten stärker gesehen fühlt. Es entsteht eine Art Brücke zur Intimität mit dem eigenen Partner, der Wunsch nach Intimität kann gespürt und ausgedrückt werden. Das Einzelgespräch innerhalb einer Dreierbeziehung schafft für den einzelnen Partner oft eine neue, überraschende Situation. Er kann plötzlich unterscheiden zwischen dem eigenen Wunsch (ich wünsche mir, dass es sich gut anfühlt) und dessen üblicher Rationalisierung (der andere müsste anders sein). Das Einzelgespräch ist also eine Möglichkeit, die Partner wieder zum Beziehungsdreieck hinzuführen und in ihnen eine Ahnung davon aufscheinen zu lassen, was sie sich wünschen, einen intimen Raum.

In den meisten Einzelgesprächen drücken Partner auch Dinge aus, von denen sie noch nicht wissen, ob und wann sie sie dem anderen gegenüber ansprechen möchten. Hierbei kann ich als Therapeut die Themen für die Einzelnen so vorbereiten, dass sie die Spielregeln des Taktes und der Vermeidung der Kränkung nicht überschreiten und damit das Spiel nicht sofort beenden. Mit dem Therapeuten wird also Spielen gespielt. Der Therapeut ist ein Als-ob-Partner, um sich anschließend auf das Spielfeld mit dem echten Partner zu wagen. Z. B. sagte mir ein Ehemann (dessen Situation ich in einem der folgenden Kapitel darstellen werde) im Einzelgespräch, dass seine Frau oft stark aus dem Mund rieche und er unter anderem auch deshalb kein Verlangen nach ihr habe. Ich konnte nachfühlen, wie schwer es ihm fiel, dies zu formulieren. Schon als er es mir sagte, hatte er das Gefühl, viel gewagt zu haben. Wir überlegten gemeinsam, wie er es zu einem Thema mit seiner Frau machen könnte. Am wichtigsten war dabei, es auf keinen Fall als eine Forderung für die reale Welt zu formulieren, es also auf dem Spielfeld der Bedeutungen zu versuchen. Auch hier erfordert die Einführung des Körpers, seiner Formen, Gerüche und sonstigen Beschaffenheit ein großes Taktgefühl. Es geht dabei um den Kern des eigenen Selbst, den eigenen Körper. In einem der darauf folgenden Treffen gelang es dem Paar, folgende Fragen mitzubringen: Will ich dem anderen gefallen oder weigere ich mich, mit meinem Äußeren teilweise auf ihn zuzugehen? Kränkt der Wunsch des anderen mein Selbst? Pflege ich mich für ihn, richte mich her? Warum fällt es uns beiden so schwer, für den anderen das eigene Aussehen und den eigenen Körper zu pflegen? Welche Bedeutung haben dem unsere Herkunftsfamilien beigelegt?

Den Ehemann hatte es einiges gekostet, mir gegenüber den »starken Atem« seiner Frau zu erwähnen. Er hatte damit das Spiel als Wagnisraum und als Möglichkeitsraum akzeptiert. Trotzdem fragte er mich implizit, ob er dieses Spiel wagen könnte, ob ich als Therapeut in der Lage wäre, die Rahmenbedingungen des Spiels so zu steuern, dass sich beide geschützt fühlten? Auch wenn auf dem Spielfeld eine spielerische Atmosphäre herrscht und man sich anstrengt mitzuspielen, verschwinden Scham, Schuld und Angst nicht einfach. Sie verringern sich nur schrittweise. Auch das Risiko, dass die Beziehung darüber zu Bruch gehen kann, ist nicht komplett ausgeschaltet. Aber auf dem Spielfeld kann potenziell bedrohlichen Emotionen und Wünschen ein Teil ihres Gewichts genommen werden. Der Ehemann konnte mehr wagen, als er im »echten Leben« gewagt hätte.

Der Spielraum des Paares ist eine Frage des Anliegens

Die Dynamik der konkurrierenden Geschichten des Paares ist für den Therapeuten oft eine große Herausforderung. Beide Geschichten haben als wesentlichen Inhalt, dass alles gut wäre, wenn der jeweils andere anders wäre. Oftmals sind die Geschichten so machtvoll und verführerisch oder auf der anderen Seite dem eigenen Denken des Therapeuten so fremd, dass auch dieser sich immer wieder schwertut, nicht in die Falle zu gehen und zu meinen, einer von beiden sollte anders sein.

Vor allem im Fall von narzisstischen Problematiken, wie frühen Störungen, Zwang und Depression, kommt uns Therapeuten oftmals die Idee, dass die Problematik einer Einzelperson so gravierend ist, dass sie zunächst »therapiert« werden müsste, bevor man an der Paarbeziehung zu arbeiten beginnt. In meiner Erfahrung konnte ich feststellen, dass es in bestimmten Situationen nicht gelingt, das Paar wieder aufs Spielfeld zu bekommen. Sie bleiben gefangen in ihrem »ernsten Konflikt«. Gehe ich die Paare der letzten 20 Jahre meiner therapeutischen Tätigkeit durch, so kann ich nicht feststellen, dass zwanghafte, depressive oder Borderline-Störungen, Traumata oder selbst Sucht ein eindeutiges Kriterium für ein Misslingen der Wiederaufnahme der gemeinsamen Geschichte sind. In allen Fällen gab es Paare, die in der Lage waren, aufs Spielfeld zu gehen, und die beginnen konnten, ihre gemeinsame Geschichte weiter zu konstruieren, während es anderen Paaren nicht gelang. Die Situationen des endgültigen Scheiterns einer Paarbeziehung sind nach meiner Erfahrung meist eher von einer der folgenden Beobachtungen begleitet: Einer der Partner hat sich innerlich so weit wegbewegt, dass er im Grunde gar keinen intimen Raum mehr möchte und das System, dem er sich zugehörig fühlt, inzwischen ein anderes ist.[20] Oder in dem Moment, in dem einer der Partner ein neues Lebenskapitel aufschlagen möchte mit der Veränderung grundsätzlicher Muster, Werte und Regeln, ist zu beobachten, dass der andere Partner diese Veränderung nicht mitmachen möchte oder kann. Dies geschieht aufgrund neuer Lebensaufgaben, der eigenen Entwicklung oder einer Veränderung des Kontextes. In meiner Arbeit konnte ich keine spezifischen Störungen ausmachen, bei deren Auftreten die Wiederaufnahme der gemeinsamen Konstruktion der Paargeschichte grundsätzlich ausgeschlossen war. Selbst bei Suchtkranken gelang es einzelnen Paaren, wieder gemeinsam aufs Spielfeld zu gehen und die Sucht in der Folge zurückzudrängen.

Eine andere Situation, in der Therapeuten sich fragen, ob eine Einzeltherapie nicht angemessen wäre, ist die ungenügende Ablösung eines der Partner vom Herkunftssystem. Abgesehen davon, dass es je nach Kultur sehr unterschiedliche Vorstellungen darüber gibt, wie stark eine Person abgelöst sein soll oder muss, um eine Paarbeziehung leben zu können, können auch wenig abgelöste Personen mit dem Partner ein Spielfeld konstruieren, welches für beide zumindest eine Zeit lang ausreicht. Zugegebenermaßen kommt es dann oft vor, dass früher oder später einer der Partner bestimmte Bedürfnisse oder

---

20 Diese Zugehörigkeit zu anderen Systemen und deren Bedeutungskonstruktionen kann sich auf vielfältige Weise abspielen. Bei Männer sind dies oft andere Frauen, bei Frauen sind dies oft Gruppen von Menschen oder Bekanntschaften, deren Bedeutungsgebungen mit der Paargeschichte als solcher in großer Konkurrenz stehen oder sie abwerten. Die Bewegung aus der Paarbeziehung und den dazugehörenden Systemen hinaus in andere Systeme hinein dauert meist mehrere Jahre.

Wünsche in die Beziehung einbringen möchte, die für den anderen in der Bedeutungswelt, die er mit Paarbeziehung verbindet, nicht vorgesehen sind bzw. eine stärkere Ablösung notwendig machen würden. In diesen Situationen ergeben sich aus Drei-Generationen-Treffen oft neue Entwicklungsmöglichkeiten.

Zusammenfassung

So sehr die Konstruktion des Spielraumes des Paares von erleichternden und erschwerenden Faktoren abhängt, so gibt es doch kaum grundsätzliche Kriterien, die diese Konstruktion ausschließen, außer dem Anliegen selbst. Ist das Anliegen eines der Partner oder beider Partner, einen gemeinsamen Spielraum zu erhalten oder wiederherzustellen, zu gering, dann wird es nicht gelingen. Hinzuzufügen ist aber, dass dies meist nicht von Anfang an ersichtlich ist. Viele Paare durchleben lange Phasen der Trennungsambivalenz, um sich dann doch füreinander zu entscheiden. Dabei steht jedes Paar im Laufe seiner Entwicklung immer wieder vor der Herausforderung, sich selbst neu zu konstruieren, veränderte Bedürfnisse aufzunehmen und die gemeinsame Geschichte mit neuen Kapiteln zu versehen. Der Spielraum muss hierzu immer wieder umgebaut und der Weg aufs Spielfeld der Beziehungen aktiv freigehalten werden. Paarbeziehung und vor allem der erweiterte Raum der Intimität, der Spielraum, bedarf kontinuierlicher Pflege. Den meisten Paaren gelingt dies ohne professionelle Hilfe. Einige der dabei auftauchenden großen Schwierigkeiten und Hürden werden im zweiten Teil des Buches anhand von Fallgeschichten dargelegt.

Teil II: Hürden in der Paarbeziehung – einige Fallgeschichten

7 Von der Pflicht zu den Wünschen

Die Kinder gehen aus dem Haus

In der ersten Falldarstellung werde ich ein Thema aufgreifen, welches irgendwann die meisten Paare betrifft. Wenn Paare Kinder haben, kommt meist der Punkt, an dem diese aus dem Haus gehen bzw. die Eltern die Funktion des Sprungbrettes in die Welt wahrnehmen. In diesem Moment sind die Erziehungsaufgaben getan und die Aufgabe der Eltern besteht darin, eine Kontinuität der Beziehungen und eine Heimat zu geben und in Situationen, die die Kinder effektiv überfordern, noch ein wenig unter die Arme zu greifen. Das bedeutet nicht, dass die Eltern deshalb weniger Sorgen hätten oder die Kinder sie weniger Geld kosten würden, sondern es bedeutet, dass die Eltern für sich mehr Zeit haben. Die Frage, was mit der zusätzlichen Zeit anzufangen ist, rückt in den Vordergrund. Wollen wir sie gemeinsam verbringen und wollen wir sie in 10 Jahren auch noch gemeinsam verbringen? Und wenn ja, wie? Die Erfahrung zeigt, dass diese Frage schon 5 Jahre vor dem hypothetischen Auszug des letzten Kindes in den Köpfen der Eltern präsent ist. Dies ist ein Moment der Veränderung. Ein »Paarprojekt« geht zu Ende und das Paar fragt sich, wie die gemeinsame Geschichte wohl weitergeht. Es entsteht plötzlich ein Stück Freiraum, in dem sich jeder noch einmal fragen darf, was er sich sonst noch vom Leben wünscht. Mit diesem Freiraum kann auf verschiedene Weise umgegangen werden. Man kann versuchen, ihn zu ignorieren, und alles dafür tun, damit er nicht entsteht, man kann für sich selbst ein Projekt gestalten, in dem der Partner nicht vorkommt, man kann aber auch gemeinsame Projekte ins Auge fassen. An dieser Stelle wird es unvermeidlich, dass man von lieb gewonnenen Überzeugungen (Bedeutungen) und Gewohnheiten Abstand nimmt. Dies berührt zutiefst die Frage der eigenen Identität, z. B.: Was bin ich für ein Mann, was macht ein Mann? Was bin ich für eine Frau, was macht eine Frau? Wie gehe ich damit um, wählen zu können, Pflichten zu vernachlässigen? Liebe ich meinen Partner noch? Diese und viele weitere Fragen tun sich auf.

Herbert und Iris

Herbert (48) und Iris (47) kommen gemeinsam. Herbert hat den Termin ausgemacht. Sie sind verheiratet und haben zwei Töchter von 18 und 20 Jahren. Vor einem halben Jahr hat Iris Herbert aus dem gemeinsamen Haus »rausgeschmissen«, weil sie auf »diese Weise« nicht mehr weitermachen wollte. Herbert lebt seitdem in einer Hütte auf seinem Lagerplatz. Beim ersten Treffen erzählen beide von ihrer Situation. Iris arbeitet seit zwei Jahren Vollzeit (zuvor halbtags) als Sekretärin in einem Betrieb. Der Konflikt zwischen ihnen ist entstanden, weil Herbert praktisch ausschließlich gearbeitet hat und Iris seit einigen Jahren den Wunsch formuliert, dass sie diese Art von Leben nicht mehr möchte. Sie hat derzeit eine Außenbeziehung, von der sie aber sagt, dass ihr Geliebter auch verheiratet sei und sie sich mit ihm keine Zukunft vorstellen könne. Auch Herbert hatte in den letzten Monaten eine »Affäre«, von der er aber sagt, dass sie zu Ende sei. In der ganzen Zeit haben sie den Kontakt zueinander aufrechterhalten, »schon allein wegen der Kinder«. Iris erzählt vom Leben mit Herbert, der immer abwesend war. Er war entweder bei der Arbeit oder mit Freunden unterwegs. Mehrmals hatte sie in den letzten Jahren versucht, ihm ihren Wunsch, ein weniger anstrengendes Leben zu führen, mitzuteilen, und sie haben dabei sehr heftig gestritten. Er hat ihr dann immer wieder Versprechungen gemacht, die aber wenige Wochen später schon wieder vergessen waren. Irgendwann hatte sie die Nase voll und hat sich gegenüber anderen Männern geöffnet. Vor allem aber war sie es leid, dass die Versprechungen dann doch nicht eingehalten wurden. Als von ihm wieder einmal die versprochenen gemeinsamen Stunden am Wochenende nicht eingehalten wurden, schickte sie ihn weg.

Sie unterstreicht noch, dass sie eigentlich nur mitgekommen sei, weil er den Termin gemacht habe. Sie wolle sich trennen, denn sie glaube nicht mehr, dass er sich ändern könne.

Er erzählt, dass er eine kleine Firma gehabt habe, mit der er genug Geld verdiente, um sich das große Haus, das sie gemeinsam gebaut hatten, leisten zu können, und dass es inzwischen schuldenfrei sei. Vor ein paar Jahren sei der Markt schlechter geworden, so habe er die Firma verkauft. Er begann, als Reiseleiter zu arbeiten. Dies sei immer ein Kindheitstraum von ihm gewesen, aber er habe es sich weniger anstrengend vorgestellt, als es sich dann herausgestellt habe. Nach der Selbstständigkeit, bei der er immer 14 Stunden am Tag gearbeitet hatte, waren die Zeiten als Reiseleiter auch nicht besser. Vor allem war er immer am Wochenende weg. Nach zwei Jahren hörte er wieder damit auf und ist jetzt Kranführer für eine große Baufirma. Da er nur für die schwierigsten Aufgaben eingesetzt wird, macht er die Arbeit sehr gerne. Bei der Arbeit wird er auch samstags eingesetzt und hat in der Regel einen Zwölfstundentag. Nach seinem Empfinden hat er damit viel Freizeit. Er ist froh, nicht mehr so viel Verantwortung zu tragen. Beim Verkauf der eigenen Firma hatte er einen Teil des Betriebsgeländes nicht mitverkauft. In der darauf stehenden Hütte für Geräte, mit einer kleinen Teeküche, hat er sich im Moment eine vorübergehende Bleibe eingerichtet. Er habe sich um das Treffen bemüht, weil er seine Frau immer noch liebe und alles dafür tun möchte, sie zurückzugewinnen. Er wisse, dass er viel falsch gemacht habe, und ihm sei klar geworden, dass auch er in Zukunft ein anderes Leben möchte.

Beim ersten Treffen drücken beide sehr klar ihre unterschiedlichen Ziele aus. Er möchte sie zurück, sie möchte sich trennen. Es fällt auf, dass sie dabei relativ ruhig bleiben. Sie sagen sich zwar gegenseitig einige Punkte, die sie vom anderen nicht richtig fanden. Doch mit ihrer Kritik »rennt sie bei ihm meist offene Türen ein«. Er gibt zu, dass sein Verhalten so war, wie sie es sagt, er sei sich jedoch sicher, dass es anders wird. Manchmal fügt er auch hinzu, dass man ihm nicht die ganze Verantwortung für die jetzige Situation geben kann. Er zählt einzelne konkrete Situationen auf, wo er dem Konflikt nicht ausgewichen ist und sie sich in der Folge auch nicht korrekt verhalten hat. Bei ihm merke ich, dass es neu für ihn ist, ihr zu sagen, wie er ihr Verhalten erlebt. Er hat dies vor den Treffen nie getan. Er ist dabei sehr vorsichtig und verallgemeinert nicht. Für ihn ist dies sicher kein leichter Schritt, denn er möchte einerseits seine Frau zurück, andererseits hat er sich selbst davon überzeugt, dass auch er, wenn ihn etwas stört oder er einen Wunsch hat, dies sagen muss. Iris ist merklich überrascht darüber, dass auch er ihr Dinge vorhält, sie akzeptiert es aber tapfer.

So klar Iris ihr Ziel, sich zu trennen, benennt, haftet dem das ganze Treffen über etwas Widersprüchliches an. Die Tatsache, dass sie kommt, dass sie zum Dialog bereit ist, dass ihre Form der Kommunikation wenig abwertend ist und sie sich weder mit formalem Schick noch mit Nachlässigkeit in eine abwehrende Rolle begibt, sondern auch in der Kleidung eine authentische offene Haltung einnimmt – all dies widerspricht ihrer klaren Aussage über ihr Trennungsziel. In mir bleibt der Eindruck, dass sie sich vielleicht noch eine kleine Tür offenhält.

Beim zweiten Treffen zeigt sich wieder das gleiche Bild. Die Inhalte des Gesprächs sind mehr oder weniger die des ersten Treffens, mit einigen Vertiefungen. Auch ist zu bemerken, dass sich beide für dieses Treffen freinehmen müssen und er nicht in Arbeitskleidung kommt. Während dieses Treffens gelingt es mir ohne Weiteres, eine humoristische Ebene mit Wortspielen herzustellen. Erst als ich versuche, eine Bestätigung für meinen Eindruck beim ersten Treffen zu finden, dass bei ihr vielleicht noch eine Tür offen ist, geht sie in die »reale Ebene« und unterstreicht ihr Ziel, sich endgültig zu trennen, umso mehr.

Um über die in mir bestehenden Zweifel mehr Klarheit zu bekommen, beschließe ich, mit beiden ein Einzelgespräch zu führen. In der Regel benütze ich solche Einzeltreffen auch dafür, den Schmerz und die Enttäuschung, möglicherweise vorhandene Wut, Angst und Scham zu würdigen. Außerdem gelingt es in solchen Treffen oft, für ein oder zwei Themen eine Art Generalprobe zu machen, bevor das Stück im Paartreffen tatsächlich gespielt wird. D. h., die Einzelnen erzählen oft Meinungen, Haltungen, Entscheidungen oder Ereignisse, die dem anderen bisher so nicht in dieser nackten, klaren, direkten Form mitgeteilt wurden. Sie machen sozusagen eine »Probeveröffentlichung« im Vorzimmer der Paarbeziehung. Und sie fragen mich implizit, ob es bzw. wie sinnvoll es ist, dies einzubringen: Kann dies Teil des Spiels sein oder sprengt es den Rahmen, wenn sie diese Inhalte einbringen? In anderen Momenten sind diese noch nie gesagten Sichtweisen mit starken Gefühlen der Scham, der Furcht oder des Zorns verbunden. Dazu kann ich in den Einzelgesprächen Bedeutungsangebote machen, die diese Gefühle dämpfen und damit für die Person so erträglich machen, dass sie das Thema auch im Paargespräch einbringen kann.

Im Einzeltreffen mit Iris erzählt sie aus ihrer Geschichte. Als drittes Kind unter vier Geschwistern hatte sie eine Oma, bei der sie sich wohlfühlte. Bei ihr hatte sie das Gefühl, umsorgt zu sein. Ihre Eltern haben immer viel gearbeitet und waren wenig da. Sie ging in die Schule und fing danach gleich eine kaufmännische Ausbildung an, damit sie selbstständig werden konnte. Anfang 20 lernte sie ihren Mann kennen, nachdem sie zuvor einige Liebschaften gehabt hatte. Die ersten drei Jahre hatten sie zusammen genossen. Dann, als die Kinder kamen und sie ihr Haus bauten, wurde alles anders. Die ganze Energie floss in die Familie, das Haus, die Kinder. Trotzdem habe sie ihren Mann bis vor ein paar Jahren immer geliebt. Sie sagt, dass sie immer noch Gefühle für ihn habe. Sie sei jedoch an dem Punkt, dass sie das Risiko, wieder mit leeren Versprechen abgespeist zu werden, nicht mehr eingehen wolle. Sie kann es sich angesichts des Alters ihrer Töchter auch leisten, »normal«, also 8 Stunden am Tag zu arbeiten (was sie nicht als viel oder als anstrengend empfindet), das Wochenende zu genießen und wie »normale Leute« Ferien zu machen. Sie wohnen in einem Dorf in der Nähe einer mittelgroßen Stadt, wo sich die Freizeit sowohl in der Natur als auch mit den Kulturangeboten der Stadt verbringen lässt. Beide möchte sie in Zukunft nutzen und dabei nicht auf ihren Mann warten. Sie sagt, der Wunsch nach Trennung habe mit ihrem aktuellen Freund nichts zu tun, da die Beziehung mit ihm sowieso keine Zukunft habe.

Herbert erzählt im Einzeltreffen in etwa die gleiche Paargeschichte. Aufgewachsen war er in einer Bauernfamilie. Er war der Älteste und hat sich nach dem Realschulabschluss, bis er 23 war, sehr viel um die Landwirtschaft gekümmert, ohne dafür ein regelmäßiges Gehalt bekommen zu haben. Mit 20 fing er nach der Lehre an, sein eigenes Unternehmen aufzubauen. Zu dieser Zeit war er noch sehr viel zu Hause. Es entstand eine Konkurrenz zwischen ihm und seinem zwei Jahre jüngeren Bruder darum, wer die Landwirtschaft übernehmen würde. Sein Bruder wollte sie übernehmen und wollte deshalb nicht, dass Herbert weiter mithalf. Dieser hatte, weil er älter und erfahrener war, immer mehr zu sagen. Nach wenigen Jahren übergab der Vater die Landwirtschaft dem Bruder, »da Herbert ja schon sein eigenes Unternehmen hat«. Herbert zog sich zurück, hielt aber den Kontakt. Nach anfänglicher Kränkung habe er sich damit abgefunden und von da an seine Gedanken und seine Energie in die neue Familie investiert. Bei diesem Treffen betont er öfters, dass er alles falsch gemacht habe, und unterstreicht, dass auch er sich wünsche, mehr Freizeit zu haben und sie mit seiner Frau zu verbringen. In diesem Gespräch erläutert er seine Schwierigkeiten, mit seinem Chef zu sprechen. Er möchte weniger Überstunden machen, ist aber zum einen ein tatkräftiger Mensch und zum anderen tut es ihm leid, seinen Chef hängen zu lassen, um weniger Überstunden zu machen. Er erzählt von seiner starken Tendenz, sich mit der Firma zu identifizieren, bei der er arbeitet. Er sagt auch, dass er sich sehr wohl bewusst sei, dass eine Weiterführung der Beziehung mit seiner Frau nur möglich sein werde, wenn er diese Schwierigkeiten überwinde.

Obwohl Iris es auch im Einzelgespräch bestreitet, verstärkt sich mein Eindruck, dass sie die Türe noch nicht ganz zugemacht hat. Sie will aber zuerst Garantien haben, dass eine gute Chance dafür besteht, dass es tatsächlich nicht weitergeht wie bisher. Das von ihr formulierte Ziel der Paargespräche ist die Aufrechterhaltung des Dialogs mit ihm, nicht aber die Wiederherstellung der Beziehung.

Im Einzelgespräch mit Herbert erscheint dieser als eine Person, der sein »Mannsein« und Erstgeborenersein mit einem Gefühl von Ehre verbindet. Für ihn hat »Mannsein« auch etwas mit Kraft und Mut zu tun. Er hilft in der Landwirtschaft, er überlässt sie dem Bruder, fordert keinen Lohn, baut sich sein Unternehmen auf, hat Schwierigkeiten, den Chef »hängen zu lassen«. Es scheint mir, dass Iris dieses Bild von Männlichkeit gefällt, dessen Anziehung aber widersteht, da sie auch die Kehrseite kennt.

Im dritten Paartreffen gelingt es kaum, die in den Einzeltreffen aufgekommenen Themen in die Paarbegegnung zu übertragen. Iris nimmt fast mehr Abstand von Herbert als davor, so als müsste sie mir beweisen, dass es nichts zu sagen hat, wenn er ihr noch gefällt. Dies überzeugt mich, dass Iris eine Rolle in einem Drama spielt, von dem sie nicht weiß, wie es endet. Sie ist aber sicher, dass sie in diesem Spiel alles geben und das Drama durchhalten muss. Am Ende des dritten Paartreffens machen beide eine bedeutsame symbolische Handlung, eine starke Handlung. Herbert erzählt von seinen Schwierigkeiten, sich bei der Arbeit abzugrenzen. Er erzählt, dass er dabei ist, es zu versuchen, und auch schon ein Stück weit vorangekommen ist. Er gibt Iris damit recht und versucht, die konkrete Anstrengung auszudrücken, um ihr zu zeigen, dass er es ernst meint mit der Veränderung. Vielleicht auch, dass er von nun an vor allem ihr gegenüber großzügig sein möchte, und nicht nur bei der Arbeit. In jedem Fall öffnet sich Herbert Iris mit seinen inneren Geschichten und den Bedeutungen, die für ihn die Dinge innerlich haben. Als er dies tut, wird erkennbar, dass er dies nie zuvor getan hat. Dies überrascht mich, denn im Einzelgespräch hatte ich nicht den Eindruck, dass es ihm schwerfalle, mir in etwa die gleichen Gedanken zu erzählen. Iris grenzt sich als Reaktion darauf noch einmal stark von Herberts Wunsch, die Beziehung weiterzuführen, ab und hält am Ziel der Trennung fest. Kurz vor der Beendigung des Treffens, nachdem wir schon einen neuen Termin ausgemacht hatten, sagt sie noch, dass sie die Großzügigkeit, Kraft und Ausdauer, die er bei allem, was er mache, einsetze, immer attraktiv an ihm fand.

Mit diesen beiden starken Handlungen wärmen sie sich nicht nur gegenseitig das Herz, sondern Herbert zeigt, dass er den intimen Raum durch den Spielraum des intimen Dialogs erweitern möchte. Sie gibt eine irritierende und ihre bisherige klare Position »verflüssigende« Botschaft. Als das Setting schon zu Ende ist, wir uns also außerhalb der Spielregeln befinden, verkündet sie etwas, was sie vom Spielfeld in die Realität überträgt, dass sie nämlich von Herbert weiter angezogen ist. Im Spiel hatte sie im Ton der »Echtheit« das Gegenteil behauptet. Allein das Erlebnis, dass der intime spielerische Dialog gelingen kann, dass das Spiel gelingen kann, hatte in ihr einen emotionalen Widerhall ausgelöst, der von ihr an dieser Stelle in die Realität übertragen wurde. Mit diesen beiden starken Handlungen schaffen sich beide ihr Spielfeld.

In dieser Episode zeigt sich, wie beim Spiel der Bedeutungen diese sich nicht nur in Worten, sondern auch in Handlungen ausdrücken. Die bürgerliche Mittelschicht ist sprachlich gebildet und versucht sich in Worten verständlich zu machen. In Beziehungsfragen gelingt dies oft genug leider nicht. Bedeutsame symbolische Handlungen können Worte unterstreichen oder ersetzen. Bedeutsame symbolische Handlungen, die Veränderungen in Beziehungen markieren, Zweifel ausräumen oder Zweifel setzen, die insgesamt in der Lage sind, in der gemeinsamen Geschichte eine Wegmarke zu bilden, möchte ich in diesem Buch »*starke Handlungen*« nennen.

Im Fall von Herbert gab es seine Worte, die Handlung bestand aber darin, dass er das erste Mal gegenüber Iris über seine inneren Zweifel und Schwierigkeiten gesprochen hatte. Was Iris beeindruckte, war nicht, dass er darüber sprach, wie auch er alles anders machen wolle, sondern dass er ihr eine neue Form des Dialogs anbot. Iris starke Handlung bestand in der Wahl des Kontextes. Hätte sie innerhalb des Settings gesagt, dass sie Herbert immer attraktiv fand, so wäre es Teil ihres Trennungsziels geblieben. Indem sie es nach der Beendigung des Treffens sagte, machte sie nicht nur Herbert gegenüber ein Angebot für eine Kontinuität, sondern setzte auch die Paargespräche in einen neuen Rahmen, sie gab dem Spiel einen neuen Titel.

Im folgenden Treffen wird weiter die gemeinsame Paargeschichte und ihr Leben innerhalb ihrer jeweiligen Herkunftsfamilien zum Thema. Das Gespräch hat zunächst die Atmosphäre großer Ernsthaftigkeit, aber es gelingt beiden, den Raum zu nutzen und sich auf das Feld der Vorwürfe vorzuwagen. Sie formulieren es vorsichtig, beide wollen das gerade erst aufgebaute Spielfeld nicht gleich wieder zerstören. Mit ein wenig Hilfestellung gelingt es ihnen, auch die nun auftauchenden Emotionen auszudrücken und die Vorwürfe in eine Form zu fassen, die das Spiel nicht sprengt. Sie können sagen, dass ihnen das, was der andere sagt, wehtut, sie auch zornig macht, aber sie bleiben neugierig auf das, was als Nächstes kommt. Es entsteht ein für Neues offener intimer Dialog, von dem keiner weiß, wo er hinführt. Vor allem ihm fällt es schwer, über seine Wünsche bzw. über das, was ihn verletzt hat, zu reden. Neben seiner grundsätzlichen Hemmung kommt für ihn noch hinzu, dass diese Themen in ihm die Angst mobilisieren, wenn er sich nicht perfekt zeige, könnte er sie endgültig verlieren. Da sie ihm in den vorangegangenen Treffen recht deutlich gezeigt hat, dass sie seine »Schokoladenseite« nicht interessiert, gelingt es ihm immer besser, ihr diejenigen Wünsche und Verletzungen zu zeigen, die er bisher versteckt gehalten hat.

Hin und wieder blitzt zwischen freundlicher Ernsthaftigkeit ein wenig Humor auf. Beim Hinausgehen sagt Herbert, dass er sich zu einem Tanzkurs angemeldet habe, und fragt sie, ob sie mitkommen wolle. Sie sagt, sie würde es sich überlegen.

Bis zu diesem Moment haben sich Herbert und Iris zwischen den alle 3 bis 4 Wochen stattfindenden Treffen nicht gesehen. Es ist, als hätten sie das Spielfeld geschützt, sie wollten das, was dort geschieht, nicht bedrohen durch leichtfertige Handlungen in Alltagssituationen. Nur für die notwendigsten Absprachen in Bezug auf die Kinder hatten sie sich telefonisch gehört.

Auch wenn in diesem Treffen keine »spielerische Atmosphäre« herrschte, hatte es doch alle Elemente des Spiels. Die Herausforderungen im Hier und Jetzt des Paargesprächs waren wichtiger als alle anderen Aspekte ihres Lebens, ja ihr Alltag war ausgeschaltet, sie waren vertieft. Die dabei auftauchenden Emotionen konnten als Teil des Spiels wahrgenommen werden. Nichts von dem, was auftauchte, war einem Zweck untergeordnet, wenn nicht dem des Spiels selbst. Herbert hatte sein Werben beiseitegelegt und Iris ihren Entschluss, sich auf keinen Fall mehr auf ein Umdenken einzulassen. Es ging darum, sich zu öffnen und Gefühle auszudrücken, diese neue Form des Dialogs auszuprobieren. Das war das Spiel, nicht mehr und nicht weniger. Ob danach dann in der Realität damit etwas anzufangen war, spielte in diesem Moment keine Rolle. Eine spielerische Atmosphäre ist also nicht unbedingt von Spaß, Freude, Leichtigkeit geprägt, sondern vor allem von Intensität (Huizinga 1956), von dem Engagement für die spielinterne Aufgabe und davon, dass die Wirklichkeit und deren Ziele, die es außerhalb des Spielplatzes gibt, nicht aufs Spielfeld kommen.

Als Herbert Iris fragte, ob sie mit tanzen gehe, war der Zauber des Spiels vorbei. Wirklichkeit brach herein und Iris, noch benommen, musste erst einmal Zeit gewinnen.

Nach diesem Treffen gab es nur noch zwei weitere Treffen, zwischen denen 3 bis 4 Wochen Abstand lagen. Sie erzählen, dass sie gemeinsam den Tanzkurs machen, und sie sagt, dass die Mauer, die sie ihm gegenüber aufrechterhalten hat, bröckelt. Als wir uns das letzte Mal sehen, leben sie noch getrennt und wollen dies zunächst auch so beibehalten.

Insgesamt gab es für die Paartherapie 7 Treffen, die sich über 5 Monate erstreckten. Ein halbes Jahr später erfuhr ich, dass Herbert wieder zu Hause eingezogen ist und sie sehr viel gemeinsam machen.

Herbert und Iris ist es gelungen, sich aufs Spielfeld der Bedeutungen zu begeben. Dank der gemeinsam verbrachten Zeit und der grundsätzlichen gegenseitigen Wertschätzung schaffen sie es sehr schnell, ein Spielfeld zu konstruieren. Die Erweiterung des intimen Raums um den spielerischen Raum der Bedeutungen, in dem die Ziele losgelöst sind von denen des realen Lebens, gelingt in wenigen Monaten und mit nur wenig äußerer Hilfe. Auch wenn ich Humor und Sprachspiele angeboten hatte, um einen Raum bereitzustellen, in dem nicht über reale Ziele gesprochen werden muss, sind sie mit »Ernst« und Hingebung bei der Sache. Im Moment der Erweiterung beginnt ein konflikthaft-lustvolles Spielen, Ringen und Wagen von zufälligen oder lange gehegten Gedanken und Empfindungen, die innerlich Bedeutung erlangt haben. Humor ist dabei hilfreich, weil er angstfreie Augenblicke und Momente des Durchatmens schenkt.

Als Iris und Herbert zu mir kamen, waren sie noch nicht im Strudel der gegenseitigen Abwertung. Sie mussten nicht um jeden Preis recht haben und ihre Geschichte verteidigen, eine Wertschätzung und Bewunderung hatte sich erhalten.

Iris hatte im Einzeltreffen gesagt, dass sie Herbert als Mann sehr attraktiv finde. Dies unterstreicht die Wichtigkeit der Sexualität. Sie ist nicht alles, aber sie ist in der Lage, einer Paarbeziehung Farbe und etwas Lustvolles zu geben; vor allem stabilisiert sie den intimen Raum, der um das Spielfeld erweitert werden kann. Iris hätte auf die Sexualität verzichtet, weil sie nicht auf den Spielraum verzichten wollte; weil sie nicht auf ein gemeinsames Erleben und die Konstruktion einer gemeinsamen Geschichte verzichten wollte. Gleichzeitig stellte die Sexualität in ihrem Fall doch eine innere Bindung her bzw. war hilfreich, um ihren Wunsch nach einem reicheren, farbigeren Leben aufrechtzuerhalten.

Den Spielraum wieder öffnen

Fast alle Paare mit Kindern in der westlichen Welt kommen an den Punkt von Herbert und Iris. Sie bekommen ein zweites Leben nach den Pflichten (dem Projekt Kinder) »geschenkt«.

Herbert und Iris haben nach heutigen Maßstäben relativ jung Kinder bekommen. Sie konnten noch mindestens 30 bis 40 Jahre gemeinsamen Lebens erwarten. Dies war zu den Zeiten von Jesus ein ganzes Leben: Will ich ein zweites ganzes Leben mit dem gleichen Partner verbringen? Diese Frage war für Herbert und Iris zunächst offen, aber letztlich nicht so schwer zu beantworten. Schwieriger zu beantworten war die Frage: Was mache ich mit den Pflichten und Überzeugungen, die für mein bisheriges Leben bedeutungsvoll waren? Will ich aus ihnen raus, komme ich aus ihnen raus, wenn ja, wie? Wie soll das zweite Leben aussehen? Für Herbert entwickelte sich eine Antwort dergestalt, dass er weiter der Mann bleiben konnte, der er war, aber zugleich im Dialog mit Iris blieb, was ihm erlaubte, in seinem Bild als Mann nicht länger einem Stereotyp zu folgen, sondern von Situation zu Situation besprechen und entscheiden zu können, was nun das Wichtigste war. Herbert hatte sich auf den Weg gemacht, sein Selbstbild so zu verändern, dass er seine Lebenskraft nicht nur für Pflichten, sondern auch für Beziehungen und aufregendes Neues einsetzen durfte. Möglicherweise muss Herbert in Zukunft die Enttäuschung des ein oder anderen Freundes oder Arbeitgebers aushalten, wenn er ihnen gegenüber weniger großzügig ist. Vermutlich wird dies jedoch, wenn er dadurch den Dialog mit Iris gewinnt, dazu führen, dass er sich weniger einsam fühlt als zuvor. Iris, die ihr Frausein gerne als die sorgende Mutter interpretiert hat, dies nun aber verändern möchte, ist überrascht, dass sich seine Antworten verändern. Sie hat zwar die Initiative ergriffen, ernst zu machen mit einem Entwicklungsschritt, konnte aber nicht vorhersehen, was dies mit sich bringen würde.

Der Weg hinaus aus den Pflichten ist oft ein schwieriger Weg, vor allem wenn darauf nicht nur meine Identität als Mann, sondern auch als Mensch aufbaut: Woher bekomme ich Wertschätzung, wenn nicht über Pflichten? Warum kommen die anderen nicht ihrer Verantwortung nach und tun nicht ihre Pflicht? Warum bin ich der Einzige, der immer seine Pflicht tut?

Eine zu starke Verknüpfung des eigenen Selbst mit den Pflichten lässt sich nur in längeren Prozessen modifizieren. Für die Entwicklung des Selbst gibt es in dieser Hinsicht keinen besseren Weg als eine Paarbeziehung, in welcher der intime Raum um das Spielfeld der Bedeutungen erweitert ist.

Iris und Herbert brauchten den Ruck der Trennung und die kurze Wegstrecke zusammen mit dem Paartherapeuten, um sich ihr Spielfeld konstruieren zu können. Wie wir noch sehen werden, ist es oftmals der Therapeut, der dazu beitragen muss, dass sich die Spannung erhöht (vgl. Minuchin 1977; Selvini Palazzoli et al. 1977; Andolfi 2006). Im Fall von Iris und Herbert übernahm Iris diese Aufgabe, indem sie Herbert die Koffer vor die Tür stellte. Es bedarf immer des Konfliktes, damit wir nicht nur Bekanntes wiederholen, sondern eine echte Begegnung mit der Entdeckung unbekannter Bedeutungen stattfinden kann.

Wie auch im Fall von Iris und Herbert ist oft das Gespräch über die Ursprungsfamilien ein gelingender Einstieg ins Spiel der Bedeutungen. Es entsteht ein Dialog über andere und doch über einen selbst. Die Einzelnen können sich noch ein wenig verstecken hinter der eigenen Zugehörigkeit. Jeder hat die Möglichkeit, im Schatten zu bleiben zwischen den Eigenarten der anderen Familienmitglieder, den Regeln und Mythen der Familie und dem, was das alles mit einem selbst zu tun hat. Man kann von dieser geschützten Position aus Verschiedenes ausprobieren, es gelingt ein Als-ob-Handeln. Mal distanziert man sich, mal steckt man mittendrin.

Bei Paaren allerdings, bei denen das Gespräch über die Ursprungsfamilie bereits Teil des immer gleichen Spiels ist, muss auch der Dialog auf der Metaebene unterbrochen und neu gerahmt werden (vgl. hierzu: Andolfi 2006; Minuchin 1997). Die verschiedenen Spielmomente in der Therapie bekommen hierbei die Funktion eines Anästhetikums (Keith a. Whitaker 1981), um die reflexartigen Kommunikationsmuster und die konkurrierenden Geschichten eine Zeit lang beiseitelegen zu können.

Einmal beim Gespräch über ihre Ursprungsfamilien angekommen, gelang es Iris und Herbert sehr schnell, für sich selbst zu erfahren, wie viel Lust und Kraft in diesem Spiel steckt. In der Folge fiel ihnen der Eintritt ins Spielfeld ihrer eigenen, an Wünsche und Ängste gebundenen Bedeutungskonstruktionen, in ihre eigenen Geschichten, nicht schwer. Sie bekamen wieder Lust, an der gemeinsamen Geschichte weiterzuschreiben.

Oft besteht die schwierigste Arbeit des Paartherapeuten darin, das Paar aufs Spielfeld zu begleiten. Nicht alle Paare schaffen den Weg aufs »große Spielfeld«, wo die Geschichten des eigenen Lebens umgeschrieben und mit der Geschichte des Partners verflochten werden. Viele begnügen sich damit, in Einzelbereichen des Lebens spielerisch mit Bedeutungen umgehen zu lernen. Das ist möglich, wenn genügend andere stabilisierende Faktoren vorhanden sind. Diese können in der gegenseitigen Erfüllung individueller Grundbedürfnisse oder in Interessen liegen, sie können ökonomischer Art sein, es können Wertehaltungen sein, Freundschaften, Regeln und Riten, Sexualität usw.

8 Geschlechterbilder und Begehren

Über unser Menschsein hinaus ist unsere Geschlechtsidentität, neben Hautfarbe und Alter, die in der Regel am tiefsten verwurzelte und am intensivsten gefühlte Zugehörigkeit, die uns prägt – mehr noch als etwa die Zugehörigkeit zu unserer Familie, Sprachgruppe oder Religion. Gleichwohl ist damit noch nicht festgelegt, an welchem Verhalten, an welchem Aussehen oder an welchen Aufgaben und Funktionen man Mannsein und Frausein erkennt. Jede Kultur, jede Familie interpretiert männliche und weibliche Rollen anders und gibt dem Mannsein und dem Frausein unterschiedliche Bedeutungen. Dies beginnt damit, dass manche Eltern überzeugt sind, dass Buben anfälliger sind und mehr Pflege benötigen, andere denken dies von den Mädchen. In einigen Familien bekommen männliche Jugendliche mehr auf den Teller, da sie sich sowieso noch einmal nachschöpfen, in anderen wird dies vermieden, damit die familieninternen Gerechtigkeitsvorstellungen nicht herausgefordert werden. In manchen Familien ist man geneigt, Buben eher dem härteren Leben auszusetzen, sie bekommen z. B. Schläge oder werden im Hinblick auf riskanterer oder körperlicher Tätigkeiten orientiert, während Mädchen im Hinblick auf Kreativität oder Verwaltungstätigkeit ausgerichtet werden. Diese Unterschiede setzen sich in Vorstellungen darüber fort, wie eine Liebhaberin oder ein Liebhaber zu sein hat, auf welche Weise sich die Geschlechter begegnen, was man vom anderen erwarten kann, was man bereit ist zu geben. Manche Frauen ziehen einen beschützenden Mann vor, andere eher einen Mann mit Risikoverhalten. Manche Männer ziehen eine Frau vor, die zuhört und den Männern gerne bestimmte Aufgaben überlässt, andere bevorzugen abenteuerlustige oder tatkräftige Frauen usw. Natürlich gibt es auch sehr unterschiedliche Vorstellungen darüber, wie eine Vaterrolle und eine Mutterrolle auszufüllen sind. Jeder von uns trägt Bilder und Bedeutungen für beide Geschlechter und deren Rollen mit sich. Diese decken viele Bereiche des Lebens ab und in den meisten Fällen sind wir uns dessen nicht bewusst. Vor allem sind wir uns nicht bewusst, dass unsere eigenen Bilder sich von denen der anderen unterscheiden.

Auch zwischen den Kulturen gibt es diesbezüglich große Unterschiede. Um nur einen zu erwähnen: Im christlichen Abendland

»gehören« die Kinder zur Mutter, in islamischen Ländern »gehören« die Kinder zum Vater.

Die Wichtigkeit der Geschlechtsidentität drückt sich auch darin aus, dass wir über das Begehren durch das andere Geschlecht eine enorme Wertschätzung erfahren. Begehren verweist mit seiner Orientierung an der Möglichkeit sexueller Vereinigung auf die biologische Funktion unseres Mann- bzw. Frauseins. Begehren beinhaltet immer auch den Reiz und das Risiko der Grenzüberschreitung. Dies führt dazu, dass jede Kultur auch Formen gefunden hat, um die dadurch möglichen Ängste, Verletzungen und Traumen, die tief gehende Folgen haben können, in Grenzen zu halten. Die diesbezüglich wichtigste Regel in der westlichen Welt ist die Monogamie. Diese Regel wird von den meisten geteilt. Dieser Regel liegt die Vorstellung zugrunde, dass durch sie die Chance eines gutes Einverständnisses zwischen beiden Geschlechtern besonders hoch ist. Damit werden dem Begehren Grenzen gesetzt, Verletzungen wird vorgebeugt. Begehren ermöglicht die Freude am Spiel der Körper als biologischer Teil von Intimität, während die Freude am Spiel der Bedeutungen als der kulturelle Teil von Intimität angesehen werden kann. Beide können von starken Emotionen begleitet sein.

Begehren ist in seiner Intensität unter anderem davon beeinflusst, wie sehr sich der Einzelne als Mann bzw. als Frau fühlt. Mehr noch: Je männlicher mein Gegenüber für mich ist, umso mehr kann ich mich als *Frau* fühlen und umgekehrt. Damit wird klar, dass das Begehren durchaus beeinflussbar ist. Indem mit den kulturellen Attributen von Mannsein bzw. Frausein experimentiert wird oder ein Verständnis dafür entsteht, worin die Mann-Frau-Bilder beim anderen bestehen, können Wertschätzung und Begehren wachsen.

Wie das Spiel beginnt

Holger und Ingrid

Eines Tages wendet sich Holger an mich. Holger ist 37 Jahre alt und hatte bis dahin zwei Beziehungen, die jeweils 2 bis 3 Jahre gehalten haben, ansonsten eher kurze Versuche eines Beziehungsaufbaus. Nun hat er seit einem Jahr eine Freundin, Ingrid (29), mit der er schon zusammengezogen ist. Zusätzlich war wenige Monate zuvor sein Vater gestorben. Holger ist eher wortkarg, aber freundlich und warm. Als Grund seines Kommens gibt er an, dass er mit seiner

Freundin häufig streitet und sie ihm vorgeschlagen hat, er solle einmal »in Therapie gehen«. Schnell wird klar, dass er kaum Vorstellungen davon hat, was Therapie sein kann oder was er sich von einer Therapie erhoffen könnte. Er ist aber sehr motiviert, alles dafür zu tun, dass die Beziehung weitergeht und eine langfristige Perspektive bekommt. Konkret heißt das für ihn, dass er sich wünscht, die Konflikte mit seiner Freundin mögen weniger werden. Darüber hinaus sieht er bei sich keinen Leidensdruck. Der Ausgangspunkt für die Konflikte liegt für ihn darin, dass seine Freundin sein Verhalten, welches er als normal empfindet, nicht akzeptiert. Sie findet sein Verhalten »nicht normal« und hätte gerne, dass er es ändert.

Im Gespräch stellt sich zudem heraus, dass seine Freundin regelmäßig zu einem Psychologen geht.

Letzteres lässt mich vermuten, dass Ingrid durch ihre Überlegung, ihn in Therapie zu schicken, ein Beziehungsgleichgewicht herzustellen sucht: Ich gehe in Therapie – du gehst in Therapie. Des Weiteren ist anzunehmen, dass sie ihre Individualtherapie als wertvoll wahrnimmt. Ich wage also nicht nur, die Hypothese aufzustellen, dass sie ihn ändern will, sondern dass sie auch eine gewisse Neugier besitzt.

Also frage ich ihn, ob er sich vorstellen kann, dass seine Freundin bereit wäre, einmal mitzukommen. Er kann es sich tatsächlich vorstellen bzw. denkt, dass Ingrid sogar interessiert wäre, beim nächsten Mal dabei zu sein.

Im Laufe der späteren Treffen zeigt sich, dass sowohl bei Holger als auch bei Ingrid individuelle Problematiken diagnostizierbar wären. In ihrer Situation hätten Diagnosen aber weder eine verändernde noch eine heilende Wirkung. Ganz davon abgesehen, dass sie trotz Ingrids Sympathie für die Psychotherapie nicht zu mir gekommen sind, um eine Diagnose zu erhalten, ließe sich meines Erachtens keine Verbesserung der Paarbeziehung erreichen, wenn man beiden ein »Etikett« anhängen oder ihnen gar eine Einzeltherapie verabreichen würde. Paartherapie dient in diesem Fall als ressourcenorientierter Zugang, bei dem sich keiner von beiden als Mensch mit Defekt erleben muss und sie frei und kompetent über die sie betreffenden Probleme entscheiden können. Paartherapie erleichtert beiden, sich und den anderen so zu akzeptieren, wie er ist. Hinzu kommt die Chance, dass Paarbeziehung selbst eine große Wirksamkeit auch für die individuelle Entwicklung hat.

Beim zweiten Treffen erscheinen Holger und Ingrid gemeinsam. Während dieses Treffens geschehen zwei wichtige Dinge. Nachdem

Ingrid sich in den ersten 10 Minuten als eine freundliche, weiche und offene Person präsentiert, zeigt sie, als wir beginnen darüber zu reden, was eine therapeutische Begleitung motivieren könnte, sofort ihren Zorn darüber, dass Holger, wenn er nach Hause kommt, immer erst einmal emotional aufgefangen werden möchte, mit all dem, was er tagsüber erlebt hat. Dazu hat sie keine Lust. Da wird sie dann sehr schlecht gelaunt. Er solle doch bitte »positiver« sein. Obwohl oder gerade weil ich »perplex« bin über diese »stachelig« erscheinende Haltung bei der ansonsten sehr weich, freundlich und offen wirkenden Ingrid, gebe ich ihr und diesem Thema sofort Gewicht und Raum. Hierzu hole ich mir von Holger seine Erlaubnis ein, da er in Verhalten und Worten immer wieder zu erkennen gibt, dass seiner Meinung nach Ingrid eher recht hat als er. Holger zeigt aber zu diesem Zeitpunkt auch schon seine leichte Kränkbarkeit, indem er mit beleidigtem Stolz und vorübergehender Verhärtung reagiert. Umso wichtiger ist es, immer von beiden gemeinsam entscheiden zu lassen, was zum Thema gemacht wird, und dies nicht einfach Ingrid zu überlassen.

In der zweiten Hälfte des Treffens übernehme ich die Rolle des Fachmanns, wobei ich entstandene Fragen aufgreife, das ein oder andere erkläre und zu vermitteln versuche, dass es sinnvoll und effizienter sein kann, das, was sie im Moment als schwierig erleben, nicht mit Individualberatung zu beantworten, sondern mit regelmäßigen Paargesprächen. Da ihre Beziehung noch relativ jung ist, können beide leicht von der Idee Abstand nehmen, dass der jeweils andere fehlerhaft sei, und sich auf ihre Beziehung konzentrieren.

Als Ingrid ihre Stacheln zeigte, hatte ich diese strikte Ablehnung, Holger aufzufangen, als unangemessen und übertrieben empfunden. Ich vermute, dass es dafür einen besonderen Hintergrund in Ingrids und Holgers Geschichte gibt. Ich gebe also Ingrid, ihren Emotionen und dem Thema Raum. Zum einen, um sie »ankommen zu lassen« und um mit ihr in Beziehung zu treten bzw. sie mein Interesse spüren zu lassen. Zum anderen aber auch, um erste Elemente zu sammeln für eine Geschichte, in deren Rahmen ihr Erleben und Verhalten verständlich wird. Auch aus Holgers Reaktionen lassen sich erste Hypothesen darüber entwickeln, vor welchem Bedeutungshintergrund diese erlebt werden. Seine Weichheit und Schüchternheit können auch zum Muster einer Opferrolle gehören, die einzunehmen ihm leichtfällt. Auf diese Weise lassen die Emotionen, Reaktionen und Bedeutungsgebungen schon einen ersten Einblick zu, welche Bedeutungsräume der Ursprungsfamilien hier aufeinandertreffen. Gleichzeitig ist die Beziehung der beiden aber noch so jung, dass die

Konstruktion einer gemeinsamen Geschichte noch nicht viel Gewicht hat. Der intime Raum ist wenig stabil.

In den Ursprungssystemen beider Partner scheinen Beziehungsmodalitäten, die auf Suchtproblematiken hindeuten, eine Rolle zu spielen. Wie im 6. Kapitel schon dargelegt, ist dies jedoch nicht der Fokus einer Paartherapie. Zum einen sind die beiden nicht deshalb gekommen, sondern um als Paar genügend Glück zu finden. Zum anderen müssen sie als Paar den Weg in die Intimität und auf den Spielplatz der Bedeutungen finden, der es ihnen ermöglicht, ihren jeweiligen Geschichten allmählich eine gemeinsame Geschichte hinzuzufügen.

In den folgenden drei Treffen besprechen wir jeweils aktuell vorgefallene Kommunikations- und Beziehungssituationen, womit zunächst das Vertrauen des Paares in den Dritten (den Therapeuten) und die therapeutische Situation gestärkt wird. Für Holger und Ingrid ist es dabei wichtig, dass das Gespräch in der Therapiestunde anders verläuft als ihr spontaner Dialog, der immer im Rechthaben und im Beleidigtsein endet. Als Therapeut schaffe ich mit Ingrid und Holger zunächst einen verlässlichen Rahmen und baue spielerische Elemente ein: Aufstellungen mit Holztieren und Als-ob-Situationen. Ich lasse jedem zeitlich und emotional genügend Raum und zeige mein Interesse für jeden von ihnen. Dies ist bei Holger und Ingrid nicht ganz einfach, da sie beide mit der offiziellen Voranname kommen, Ingrid habe eher recht als Holger. Trotzdem ist Holger leicht kränkbar, wenn er nicht genügend Beachtung findet. Dies zuzugeben fällt ihm aber schwer.

In dieser Phase der Paartherapie bin ich deutlich Mitspieler ihres Spiels, um später Stück für Stück die Spielleitung übernehmen zu können. Eine wertschätzende Kommunikation ist selbstverständlich. Wichtig ist bei Holger und Ingrid auch, dass ich mir hin und wieder selbst kommunikativ Raum nehme, um auszudrücken, dass ihre Schwierigkeiten berechtigt sind und es sich um Situationen handelt, in die viele Paare kommen. Gleichzeitig versuche ich dadurch auch, Holgers Wünschen und Emotionen einen zunächst theoretischen Raum zu verschaffen, ohne dadurch schon die gemeinsame offizielle Überzeugung infrage zu stellen.

Bei diesen Treffen bespreche ich mit Ingrid und Holger ihre gemeinsame Kommunikation und die gegenseitigen Erwartungen. Erst nach einigen Treffen habe ich das Gefühl, dass ein Vertrauen ins Setting entstanden ist, sodass ich sie ganz direkt frage, ob es sie interessiert, persönlicher zu werden. Ingrid bejaht dies und hat es damit entschieden. Trotzdem frage ich auch Holger, der erwartungsgemäß ebenfalls bejaht. Mir fällt auf, dass mir diese formale Korrektheit, die für mich sonst eher automatisch abläuft, in dieser Situation etwas schwerfällt.

Da ich in meiner Art zu arbeiten den Momenten der Klärung des Arbeitsbündnisses usw. keinen abgesteckten formalen Rahmen gebe und sie damit aus den ohnehin bestehenden Spielregeln nicht herausheben, laufe ich immer Gefahr, hierbei Formfehler zu begehen. Im Endeffekt passieren sie selten, und wenn es geschieht, haben die Formfehler einen wichtigen Aussagewert über die Situation des Paares. Im Fall von Holger und Ingrid hätte ich z. B. leicht versäumen können, auch ihn zu fragen, ob er wie Ingrid damit einverstanden ist, zur Diskussion der schwierigen Situationen auch auf eine tiefere Ebene zu gehen. Ich bin sicher, Holger hätte sich (mit Recht) in diesem Fall nicht beachtet gefühlt.

Wir Therapeuten sind besser geschult, das Spiel des Paares zu erkennen, als unsere eigene Rolle darin auch in den formalen Details und nicht nur durch Empathie zu pflegen. Sehr oft wurde mir von Klienten irgendwann gegen Ende der Therapie rückgemeldet, wie gut es ihnen getan habe und wie sehr sie es als Wertschätzung erfahren hätten, dass ich sie in den formalen Details korrekt behandelt habe. Meiner Erfahrung nach leiden gerade Personen, die sich verstecken und dadurch leicht übersehen werden, besonders unter derlei Kränkungen. So erscheint mir formale Korrektheit als eine große Hilfe, um Vertrauen zu schaffen. Gelegentlich verwende ich aber mangelnde Korrektheit, um die Spannung im Paar zu erhöhen und Begegnung zu provozieren. Bei Paartherapien halte ich die Regel, dass jeder in einem Treffen 50 % der Zeit in Anspruch nehmen darf, nur ein, wenn diesbezüglich eine große Kränkbarkeit besteht. Für mich ist meist zunächst wichtiger, den jeweiligen Aspekten, die die Personen einbringen, die benötigte Würdigung zu geben. Ich weise aber immer in der einen oder anderen Form (auch nonverbal) darauf hin, dass ich die Regel der gleichmäßigen Gewichtung nicht vergessen habe bzw. auf lange Sicht beide gleich viel Gewicht in den Paargesprächen haben. Dieser formale Rahmen, den ich anbiete und gleichzeitig mit dem Paar konstruiere, ist Teil des Spielfeldes des Paares, welches es oft erst aufzubauen gilt.

Geschlechterbilder

Schon in den ersten zwei von mir beschriebenen Treffen gab es zahlreiche Hinweise – die folgenden werden weitere liefern –, dass ein wichtiger Teil der Konflikte aus der Frage entsteht, wie ich mir einen Mann / eine Frau vorstelle: Was für ein Mann ist für Ingrid männlich, was für eine Frau macht Holger keine Angst?

In den ersten Treffen gab es hierfür einige Indizien: Holger wird geschickt; er weiß nicht, was er von sich erzählen soll; die scheinbare Demut Holgers gegenüber der Spielregel »Ingrid hat recht«; Ingrids Ablehnung, Holger aufzufangen.

In den folgenden Treffen bestätigt sich mein Verdacht, unter anderem, da immer wieder von Konflikten berichtet wird, bei denen es um das sexuelle Verlangen geht. Dabei steht weniger die Frage des Verlangens grundsätzlich im Mittelpunkt als vielmehr die Tatsache, dass Ingrid bei der Beschreibung der Situationen jedes Mal zu Holger sagte, ihr Verlangen verschwinde, wenn er sich so und so verhalte. In dieser Situation könnte das Paar mit der Frage der jeweiligen Bilder von Mann und Frau und den damit verbundenen Emotionen aufs Spielfeld gehen. Ob es hineingeht, ist offen.

Für Ingrid lauten einige Fragen, die hinter den Konflikten stehen:

Was für ein Bild habe ich von einem Mann, damit er mir guttut, ich ihn begehren kann und ich mich in der Spiegelung als eine wertvolle Frau fühlen kann?

Was für Männer habe ich bisher kennengelernt (allen voran mein Vater)?

Was verbinde ich mit meinem Vater, wie war meine Beziehung zu ihm?

Was für eine Frau wäre ich gerne?

Wie sehe ich Frauen?

Wie war meine Mutter? Was verbinde ich mit ihr?

Einige für Holger hinter den Konflikten stehende Fragen sind:

Was für ein Bild habe ich von einer Frau, sodass sie mir guttut, ich keine Angst vor ihr habe, mich nicht zurückgewiesen fühle und ich mich in der Spiegelung als ein wertvoller Mann fühlen kann?

Welche Frauen habe ich kennengelernt (allen voran meine Mutter)?

Was verbinde ich mit meiner Mutter, wie war meine Beziehung zu ihr?

Was für ein Mann wäre ich gerne?

Wie sehe ich Männer?

Wie war mein Vater? Was verbinde ich mit ihm?

Nachdem ich in den bisherigen Treffen im Wesentlichen Vertrauen in die Spielregeln geschaffen habe, beginnen wir uns gemeinsam mit den Ursprungsfamilien zu beschäftigen. Ich selbst hoffe, darin eine weitere Bestätigung und vor allem starke Elemente für meine bisher nur auf Indizien beruhende Annahme zu erhalten, dass in diesem Moment die größten Konfliktpunkte daher rühren, dass die mit der Bedeutung von Mannsein und Frausein in den Ursprungsfamilien verbundenen Bilder und Wünsche bei Holger und Ingrid nur wenig zueinander passen und sich daraus viele Spannungen ergeben.

Für das Paar bedeutet dies, in das Spiel der Bedeutungen hineinzugehen, indem sie vor dem anderen über tiefere, auch beängstigende oder mit Scham verbundene Dinge sprechen können, ohne dass dies zu weiterem Leiden führt, sondern im Gegenteil innerliche Entspannung eintritt. Es bedeutet auch, dass an den eigenen Geschichten, die sie bisher für die einzige Wahrheit hielten, das ein oder andere Fragezeichen angefügt werden kann, und sei es nur, dass eine humorvolle Bemerkung des Therapeuten, die sich quer zur eigenen Narration stellt, ausgehalten werden kann.

In einem einzigen Treffen sprechen wir (aus Gleichgewichtsgründen) anhand der Genogramme über beide Ursprungsfamilien.

Hier entsteht eine Art »Arbeitsatmosphäre«: Wir wollen wirklich weiterkommen.

In diesem Treffen gelingt es, bei beiden eine Offenheit dafür zu schaffen, über sich selbst zu reden, auch über beschämende und beängstigende Teile der eigenen Geschichte. Holger ist der Sohn eines Alkoholikers und einer überforderten Mutter. Die Beziehungen untereinander, auch mit den zwei älteren Brüdern, zeichnen sich durch Distanz aus. Holger begibt sich in die Rolle des armen und klagenden Individuums. Eine seiner wichtigen Klagen bezieht sich auf die Anerkennung als Mann, wobei er sich nie so gesehen fühlt, wie er gerne gesehen werden würde. Holger erzählt auch, dass er 8 Jahre lang regelmäßig an Automaten gespielt hat. Hiermit hat er vor 5 Jahren ohne fremde Hilfe aufgehört. Nun arbeitet er als Monteur für Haushaltsgeräte.

Ingrids Eltern haben sich getrennt, als sie 8 Jahre alt war. Sie hat eine ältere Schwester und einen jüngeren Bruder. Sie empfindet ihre Kindheit und Jugend als eine Zeit, in der sie immer größer sein musste, als sie war. Ihre Mutter stand wenig zur Verfügung, da sie arbeiten musste. Als die Kinder eine Zeit lang beim Vater waren, war dieser sehr streng. Gleichzeitig gelang es ihm durch die Erzeugung von Schuldgefühlen und Ablehnung der Verantwortung, Ingrid dazu zu bringen, ihn emotional aufzufangen und für ihn die Hausarbeit zu machen. Ingrids Vater war ebenfalls Sohn eines Alkoholikers. In diesem Gespräch wird deutlich, wie zornig Ingrid auf ihren Vater ist.

Am Ende dieses Treffens stellt Ingrid fest, dass Holger eigentlich eher wie ihr Vater sei und genau das Gegenteil von dem Mann, den sie suche. Holger stellt fest, dass Ingrid so gar nicht seiner hilflosen Mutter entspreche und ihm die fordernden Aspekte Ingrids zwar immer wieder ungerecht vorkämen, er sie aber als eine Herausforderung sehe. Sie wünscht sich von ihm etwas, was er gerne wäre, wenngleich er nicht so genau weiß, ob er es ihr geben kann oder nicht. Ein wenig bemuttert werden möchte er in jedem Fall auch.

Holger und Ingrid spielen bisher das Spiel:

Sie: Sei endlich Mann, ich mag dich nicht versorgen, solche Männer hatte ich schon genug.

Er: Ich armer Mensch, mir wird ungerecht mitgespielt, ich tue doch alles.

Die Arbeit an der eigenen Geschichte wird nur noch in einem Treffen aufgenommen; danach entsteht eine Pause durch Ferien. Nach 6 Wochen, als wir uns wiedersehen, ist Ingrid schwanger. Beide freuen sich auf das Kind.

Wir beginnen wieder mit Alltagsgeschichten. Als es erneut um einen Konflikt geht, bei dem das unterschiedliche Begehren eine Rolle spielt, bricht es aus Holger heraus, er tue doch alles, er sauge, spüle ab, mache das Bett usw. Worauf Ingrid spontan antwortet: »Mir wäre oft lieber, du würdest weniger im Haushalt tun, dann hätte ich eher das Gefühl, einen echten Mann zu haben.«

Nun sind wir nah dran am Thema des Begehrens, den Geschlechterbildern und den eigenen Bedürfnissen und Wünschen, die das Mann- und Frausein betreffen. Sie möchte keinen Arbeiter als Mann, sondern einen, der ihr ermöglicht, sich als Frau zu fühlen, und den sie begehren kann. Sie möchte einen Mann, mit dem eine »prickelnde« Anziehung entsteht.

Für ihn spielt das sexuelle Begehren seiner Frau eine wichtige Rolle in der Wertschätzung seiner Männlichkeit – was natürlich bedeutet, dass jede Ablehnung von ihr für ihn eine kleine oder gar eine große Entwertung darstellt. Dies auszudrücken, ist für ihn sehr schwer, und er nimmt mehrere Anläufe. Bei diesem Treffen entsteht das erste Mal eine Atmosphäre, in der es nicht mehr wie eine notwendige Arbeit erscheint, sondern sich Holger und Ingrid dem Gespräch widmen, weil es emotional aufregend und anregend ist. Sie verlassen die zielgerichtete Kommunikation und begeben sich auf Neuland.

Nach einigen weiteren Treffen glaube ich, mir erlauben zu können, eine Frage aufzuwerfen, die schon lange im Raum steht.

Hat Ingrids Ablehnung von Holgers Bedürftigkeit eigentlich immer etwas mit Holger zu tun oder nicht auch sehr viel mit der Geschichte mit ihrem Vater?

Holger versteht sofort, wie hier das Prinzip, dass Ingrid recht hat, also Ingrids Selbst, bedroht ist, und nimmt sie gleich in Schutz. Ingrid braucht diesen Schutz nicht und versucht, dem inneren Unterschied zwischen der Beziehung zu ihrem Vater und der zu Holger nachzugehen. Holger versucht, Ingrid ein zweites Mal in Schutz zu nehmen.

In den darauffolgenden Treffen gelingt es Ingrid und Holger, anhand dieser in der Therapie mit einem Dritten erlebten Situation in Dialog über ihre Erwartungen und Bedeutungen zu treten, wie sie sich selbst und den anderen als Mann bzw. Frau gerne hätten, was sie sich wünschen, wie sie ihr Selbst sehen. Holger kann erstmals für sich erkennen, dass er durchaus in Konkurrenz mit anderen Männern steht und dass er darin eine aktive Rolle hat, nicht nur die des Opfers. Er ist überrascht, dass Ingrid dies grundsätzlich als positiv empfindet, nur nicht, wenn er dabei die Rolle des Opfers einnimmt, sondern wenn er auch sich selbst dabei zeigt. Durch das Gespräch über diese Situation konnte er auch verstehen, dass Ingrid nicht so hilflos ist, wie er sich Frauen aufgrund der Hilflosigkeit seiner Mutter immer vorgestellt hat. Dies verwirrt Holger zunächst, hat dann für ihn aber auch etwas Entlastendes.

Für Ingrid wird noch das Thema der Kontrolle wichtig. Bisher war es für sie immer relevant, dass Klarheit herrscht und entschieden werden muss, wer recht hat und wer nicht. Auch sie empfindet es nach anfänglicher Verwirrung als eine Möglichkeit der Entlastung, einmal unklare Situationen stehen zu lassen und sie nicht sofort im einen oder anderen Sinn klären zu müssen. Ingrid beginnt zu erahnen, dass sie auch eine kraftvolle Frau sein könnte, die irgendwann vielleicht selbst entscheiden kann, ob sie reflexartig auf Erwartungen von Männern reagieren möchte, da sie ihr regelmäßig Schuldgefühle bereiten, oder ob es andere Wege gibt.

Holger und Ingrid konnten nach etwa 20 Treffen die Erfahrung machen, wie der geschützte Raum im immer intimer werdenden Dialog die eigenen Geschichten und Bedeutungen, die sie in ihrem Leben begleiten, spielerisch probehalber verändern kann. Sie konnten erfahren, wie in der dadurch entstehenden Intimität und in der Entdeckung neuer Bedeutungen eine Quelle von Glück liegt.

Die Treffen mit Holger und Ingrid wurden beendet, weil sie sich beide nun auf die Schwangerschaft Ingrids konzentrieren und sich die lange Fahrt zu mir nicht mehr zumuten wollten. Sie hatten den Spielplatz der Bedeutungen betreten. Sie haben eine Ahnung davon erhalten, was dort möglich ist, aber die Zeit war zu kurz, um dabei eine gemeinsame Geschichte zu konstruieren. Ihr großes Thema Mannsein, Frausein war hierzu noch zu wenig gelebt. Die Schwangerschaft als biologischer Prozess und die Entwicklung einer gemeinsamen Geschichte gehorchen zwei Zeithorizonten, die nicht genau übereinstimmen.

Holger und Ingrid hatten, als wir die Treffen beendeten, weniger oft Sex, aber er war für beide wesentlich befriedigender. Wenn es ihnen gelingt, ohne Hilfe des Therapeuten gemeinsam den geschützten Raum herzustellen, in dem das Spiel der Bedeutungen gerne gespielt wird, so vermögen sie gemeinsam ihre Geschichte zu konstruieren, obwohl sie sich im Moment der Beendigung der Paartherapie noch »auf hoher See« befanden.

9 Rechthaberei – konkurrierende Geschichten

In Paarbeziehungen treffen zwei Menschen aufeinander, die das gesamte Bedeutungsnetz ihrer Ursprungsfamilien in sich tragen. Sie wollen sich von den Herkunftsfamilien ablösen und ein neues eigenes »System« aufbauen. Die meisten sind dabei sehr überrascht darüber, wie unterschiedlich die Vorstellungen des Partners sein können. Für die Person, die sich von der Ursprungsfamilie löst, stellt sich die Frage, ob sie die Funktion des Partners innerhalb eines Paares in der Ökologie der Systeme übernehmen kann bzw. möchte oder ob sie jemanden sucht, der ihr eigenes »Selbst« im alten System bestätigt und stärkt. Letzteres ist sehr schwierig, da es letztlich eine Erweiterung des Selbst auf andere Personen wäre bzw. ein verschmolzenes Selbst entstünde. Auch wenn einer der Partner bereit ist, sich dem Bedeutungsnetz des anderen weitgehend hinzugeben, wird das Paar im Moment der Fortpflanzung unweigerlich ein Teil anderer Systeme. Beide Ursprungsfamilien sehen in den Nachkommen Teile ihres Systems. Auch andere Systeme, wie in Europa das Gesundheitssystem, das Schulsystem und andere gesellschaftliche Systeme, zwingen das Paar, mit ihnen in Kontakt zu treten. Damit treffen die Partner unweigerlich auf andere Bedeutungsnetze und Beziehungsmuster.

Oft möchte beispielsweise in Patchworkfamilien gerne der »eingeheiratete« Partner Elternaufgaben übernehmen. Spätestens im Zusammentreffen mit dem System Schule beginnen hier Schwierigkeiten. Oftmals macht man dann die Schule als gemeinsamen Feind aus. Dahinter steckt aber die Schwierigkeit anzuerkennen, dass in der Realität alle Systeme und Menschen außerhalb des eigenen Systems Beziehungen anders gestalten, als es in der eigenen Familie üblich ist. Die Ökologie der Systeme, die in einer Patchworkfamilie im Gleichgewicht gehalten werden muss, ist ungleich komplexer und erfordert noch viel mehr Spielraum für das Paar. Es muss damit umgehen, dass einer der Partner, etwa von der Schule, nicht als Ansprechpartner vorgesehen ist und auf diese Weise ein Expartner in der Paarbeziehung immer sehr präsent bleibt. Aufgrund des Zusammentreffens mit anderen Systemen ist eine Paarbeziehung, die spannungsreiche Situationen ausklammert, sehr schwer realisierbar bzw. wenig anpassungsfähig. Das Ökotop der Systeme nimmt darauf aber keine Rücksicht.

Die Bedürfnislage am Anfang einer Paarbeziehung ist sehr komplex; zusätzlich verändert sie sich im Laufe der Zeit. Um dem Menschen diese Schwierigkeit zu erleichtern, hat die Natur das Verliebtsein vorgesehen. In der Phase des Verliebtseins stehen die Gemeinsamkeiten im Vordergrund. Sexualität und Nähe zueinander haben ein großes Gewicht und es entwickelt sich das Gefühl, »gemeinsam besonders zu sein«. Dies ist wichtig, denn dieses Erleben bildet in der darauffolgenden Zeit für das Paar eine Grundlage des intimen Raums und ist der Anfang einer gemeinsamen Geschichte, eines gemeinsamen Selbst. In kritischen Situationen können verschüttet geglaubte Gefühle und positive Erinnerungen wieder belebt werden. Wenn das Verliebtsein nachlässt, hat das Paar zwei Möglichkeiten. Es kann die Herausforderung annehmen und einen Weg suchen, auf dem es gelingen kann, die bestehenden Unterschiede zwischen den Partnern durch Begegnung und Dialog zu akzeptieren und etwas Drittes, eine gemeinsame Geschichte, daraus zu machen. Oder das Paar kann die sichtbar werdenden Unterschiede als Grundlage für die Frage ansehen, wer von beiden richtig und wer falsch liegt. Oder beide Partner gehen davon aus, richtig zu liegen, und der andere müsse sich ändern.

Michael und Adelinde

Adelinde (44), eine attraktive Frau, kommt zu mir und erzählt aufgebracht, aber klar und glaubhaft, ihr Mann sei zweifellos verrückt. Er sei völlig gestresst und in einem Arbeitstunnel gefangen und habe keinen klaren Blick mehr dafür, was für ihn gut wäre. Hinzu komme, dass er sich seit seinem Arbeitsplatzverlust bzw. dem Anfang seiner Selbstständigkeit 5 Jahre zuvor wieder seiner Ursprungsfamilie angenähert habe, die ihn immer nur ausnütze und manipuliere. Sie selbst halte das nicht mehr aus. Er behandle sie schlecht. Er komme auch ungepflegt zum Frühstück, da er die ganze Nacht arbeite.

So wie sie die Situation darstellt, nehme ich dies zwar als Ausdruck eines Konfliktes, glaube aber zunächst tatsächlich, dass ihr Mann einem enormen Druck seitens der Arbeit unterliegt, aus dem er sich selbstständig kaum befreien kann. Ich schlage ihr trotzdem zunächst vor, auf ein Paartreffen hinzusteuern, wobei es für mich vorerst wichtig ist, auch Michael einmal gesehen zu haben.

Beim zweiten Treffen sehe ich ihren Mann Michael (45), der sich als lebendiges, angenehmes Gegenüber darstellt. Er erzählt von seinem Leben, davon, wie er seinen Arbeitsplatz verloren hat und welche

Kränkungen er dabei aushalten musste. Er berichtet, wie er sich daraufhin vor 5 Jahren selbstständig gemacht hat und sie in der Folge zweimal umgezogen sind. Zunächst zogen sie aus finanziellen Gründen aufs Land in die Nähe seiner Ursprungsfamilie und dann, da es seine Frau dort nicht ausgehalten hatte, wieder zurück ins Zentrum einer mittleren Stadt mit regem Kulturleben. Seine Definition des Problems lautet, seine Frau sei eine ewig nörgelnde Person, die mit seiner Selbstständigkeit in der IT-Branche nicht zufrieden sei. Er gab problemlos zu, dass er nachts häufig arbeiten müsse und eine 70- bis 80-Stunden-Woche habe. Allerdings hoffe er, dass dies in absehbarer Zeit vorbei sei. Grundsätzlich mache ihm seine Arbeit jedoch Spaß. So hatte er auch keine Lust, eine leitende Anstellung zu übernehmen, wie sie ihm angeboten worden war und wie es sich seine Frau von ihm gewünscht hätte. Ansonsten, sagte er, gehe es ihm recht gut, er gebe aber zu, dass er wegen der ewigen Vorwürfe seiner Frau und ihrer Tendenz, immer recht haben zu wollen, sich ihr gegenüber schon recht verschlossen habe.

Beim darauf folgenden gemeinsamen Treffen geht es hoch her. Sie ist ihm gegenüber tatsächlich enorm vorwurfsvoll. Sie hält ihm vor, dass er nur arbeite, aber das sei nicht das Schlimmste. Das Schlimmste sei, dass er für seine Ursprungsfamilie immer Zeit habe, für sie aber nie. Er telefoniere fünfmal am Tag mit seinem Zwillingsbruder, auch wenn sie gerade am Essen seien.

Er sagt bei diesem Treffen, dass er mit seiner Ursprungsfamilie lange nicht so oft Kontakt habe, wie sie behaupte, und dass er sich tatsächlich aufgrund ihrer Vorwürfe in sich zurückgezogen habe. Um sich ihr gegenüber wieder zu öffnen, müsse seine Frau erst einmal von ihrem Rechthaben etwas Abstand nehmen.

In dieser ersten gemeinsamen Sitzung war nicht daran zu denken, einen gemeinsamen Auftrag zu bekommen. Ich konnte zunächst nur Emotionen und Interpretationen entgegennehmen und durch die formale Steuerung des Geschehens und geeignete Nachfragen und wertschätzende Bemerkungen damit beginnen, einen ersten Rahmen festzulegen. In der Regel verzichte ich auf formale Kommunikationsregeln, da es mir meist gelingt, durch meine Präsenz im Raum die Dynamik zwischen den Partnern zu durchbrechen. Diese Angewohnheit wurde in der Folge zu einer echten Herausforderung.

Die zweite gemeinsame Sitzung verlief mehr oder weniger gleich, Adelinde war sehr anklagend, Michael blieb meist ruhig und sagte, dass sie die Dinge völlig übertreibe; er würde seinen Bruder nicht fünfmal am Tag hören, nicht einmal fünfmal die Woche usw. In einer

Situation geriet dann auch Michael aus der Fassung, stand auf und sagte, das habe doch alles keinen Sinn und er würde jetzt gehen. Er blieb dann doch, vermutlich, um sich mir gegenüber nicht als derjenige darzustellen, der sich dem Dialog verweigert. Eine kurze Beruhigung von wenigen Minuten trat ein, dann ging es weiter wie zuvor.

In den folgenden Treffen versuchte ich, die Atmosphäre zu verändern, indem ich die Situation öffnete und auf andere Themen überging, vor allem auf ihre ersten guten Jahre. Beide Partner vergaßen aber nie, dass sie ja eigentlich hier waren, um die Dominanz im Interpretationsraum endgültig für sich zu entscheiden.

Bei Adelinde und Michael schlug ich erst beim fünften gemeinsamen Treffen spielerische Elemente vor. Wir verbrachten zwei Treffen mit Zeichnungen und Als-ob-Spielen. Sie konnten sich beide sehr gut auf die Spiele einlassen, die Atmosphäre wurde entspannt und heiter. Wenn die Spiele zu nah an ihre Realität gingen, verließen sie das Spiel und fielen sofort in ihre immer gleiche Dynamik zurück. So achtete ich darauf, die Spiele zunächst nur punktuell mit ihrer Paarsituation in Berührung zu bringen. In gegenseitigem Einverständnis ließ ich mir in zwei Treffen, zu denen sie jeweils allein kamen, die Geschichte ihrer Ursprungsfamilie erzählen.

Adelindes Familie

Adelinde ist die zweite Tochter eines Kleinunternehmers (Handwerk mit Handel). Sie hat eine ältere und eine jüngere Schwester und einen jüngeren Bruder. Ihr Vater hatte das Unternehmen schon von ihrem Großonkel übernommen. Es war aus einem sehr kleinen Handwerk hervorgegangen und der Großonkel hatte durch die Eröffnung eines kleinen Handels, eines Fachgeschäfts, versucht, sich vom Arbeiterstatus zum Bürgerstatus emporzuarbeiten. Auf diesem Weg war er nur ein kleines Stück weit gekommen. Ihr Vater hatte dann außerhalb der Stadt im nächsten Dorf ein großes Einfamilienhaus gebaut. Er war aber selbst ein fleißiger Mensch und hatte nicht so hochfliegende Träume wie der Großonkel. Er pendelte täglich zwischen Stadt und Dorf und war jeden Tag 14 Stunden aus dem Haus. Ihre Mutter, deren Eltern Ferienzimmer vermieteten, stammte aus dem gleichen Dorf. Diese Zimmervermietung übernahm die Mutter dann. Dies bedeutete, dass ihre Mutter, auch wenn sie viel zu Hause war, immer zu tun hatte und ständig für die Gäste verfügbar war. In dieser Situation waren die Kinder im Wesentlichen sich selbst überlassen. Die Mutter war präsent genug, um klare Regeln zu vermitteln, für Wärme war aber wenig Zeit und noch weniger, um auf das einzelne Kind einzugehen. So hatten die Geschwister einerseits innerhalb der klaren Regeln viel Freiraum, andererseits wenig Zuwendung. Adelinde und ihre ältere Schwester machten Abitur, ihre jüngere Schwester und ihr Bruder nicht. Auf die Universität ging sie nicht, das war nie ihr Wunsch gewesen.

Adelinde heiratete mit 22 ihren ersten Mann, von dem sie einen Sohn und eine Tochter bekam. Die Trennung von ihrem Mann muss ich mir zwei Mal erzählen lassen und bin trotzdem nicht in der Lage, innerlich nachzuempfinden, wie es zur Trennung kam. Adelinde sagt, er sei langweilig und nicht geeignet gewesen, deshalb hätten sie immer weniger miteinander zu tun gehabt und sich schließlich getrennt. Als die Kinder klein waren, begann sie, Kinderkleider zu entwerfen, zu nähen und zu verkaufen. Dies gelang ihr ganz gut, sie hörte damit aber im Zuge der Trennung von ihrem ersten Mann wieder auf. Die Kinder waren in dem Moment 6 und 9 Jahre alt. Nach der Trennung traf sie Michael wieder, der in der Oberschule in ihrer Klasse gewesen war. Schon damals hatte es eine Anziehung gegeben zwischen ihnen. Sie fingen eine Beziehung miteinander an und heirateten auf Betreiben Adelindes, kurz bevor Michael seine gute Arbeit verlor. Michael mag die Kinder sehr und sie mögen ihn wohl auch. Es gibt keine Konflikte zwischen Michael und den Kindern, er ist für sie ein väterlicher Freund. Adelinde hätte gerne, dass er stärker die Rolle des Vaters einnimmt, was er aber unangemessen findet. Adelinde arbeitet heute als Verwaltungsangestellte in einer öffentlichen Organisation, deren Zuständigkeitsbereich Kunst und Kultur umfasst.

Michaels Familie

Michael ist das Dritte von vier Geschwistern. Er hat eine ältere Schwester, einen »älteren« Zwillingsbruder und einen jüngeren Bruder. Seine Eltern hatten aus einem kleinen Obsthandel von der vorhergehenden Generation einen großen Obsthandel gemacht. Michael hatte im Alter von 30 Jahren die Geschäftsführung vom Vater übernommen. Er hatte dann aber erkennen müssen, dass aufgrund von steuerrechtlichen Rahmenbedingungen für diese Form des Handels kein Platz mehr war, und schloss den Betrieb. Aus den dazugehörenden Immobilien war es ihm gelungen, einige Wohnungen zu finanzieren, sodass für jedes der 4 Geschwister in der Zeit des Ruhestandes eine Zusatzeinnahme entsteht. Diese Wohnungen verwaltet er im Namen der Familie. Die Auflösung des Betriebs war für alle nicht einfach zu verdauen, aber die ganze Familie hatte zugestimmt. Wenig später nahm Michael einen hohen und prestigeträchtigen Posten in der politischen Verwaltung ein, den er dann aufgrund von ihm nicht zu beeinflussender Umstände fünf Jahre später wieder verlor. Sein Zwillingsbruder ist Geschäftsführer eines gut gehenden Unternehmens.

Michael hatte, bevor er Adelinde traf, zwar einige längere Beziehungen, kam damit aber nie so weit, dass er hätte heiraten oder Kinder kriegen wollen. Wenn er davon redet, klingt alles sehr bedeutungslos, ich versuche mehrmals, es gut zu verstehen. Es klingt ähnlich undeutlich wie Adelindes Trennung von ihrem ersten Mann.

Nach den Einzeltreffen beginnen wir wieder gemeinsam zu arbeiten. In den folgenden Treffen gelingt es mir kaum, die Familiengeschichten ins gemeinsame Gespräch einfließen zu lassen, dies ist noch ein zu stark aufgeladenes Thema. In spielerischen Momenten taut die Atmosphäre auf. Immer wieder geht das Gespräch in die konkurrierenden Paargeschichten über.

Daraufhin beschließe ich, einen Schnitt zu machen, und sage Adelinde in einem Einzeltreffen, dass Michael sich nicht ändern wird und dass alles, was wir hier tun, nur unter dieser Voraussetzung stattfindet. Hierauf sagt sie, dass es dann keinen Sinn hat, weiter zu kommen. Das gleiche Gespräch führe ich mit Michael, der sagt, er würde trotzdem gerne weiter Gespräche führen, unabhängig davon, ob Adelinde mitkommt. Nach etwa sechs Gesprächen mit Michael ruft Adelinde an und möchte auch wieder kommen. Zunächst sehe ich sie allein. In den folgenden Treffen gelingt es, über die Bedeutung dessen, was hinter den Situationen steht, zu sprechen.

Ein Familientreffen an Ostern, bei dem es unter Einmischung anderer Familienangehöriger öffentlich zum großen Streit zwischen beiden gekommen war, kann in den folgenden Wochen eingehend besprochen werden. Beide schaffen es – wenngleich mit Schwierigkeiten –, darüber zu reden, was das dort Vorgefallene für sie selbst bedeutet. Beide sehen auch, dass sie in der Dynamik des Konflikts andere Möglichkeiten gehabt hätten. Dies nimmt das Zwingende, das beide innerhalb der Konflikte erleben.

Im Sommer verbringen sie gemeinsam zwei Wochen Urlaub. Adelindes Kinder sind nicht die ganze Zeit dabei, sondern nur einige Tage. Der Urlaub glückt recht gut. Weder Arbeit noch Ursprungsfamilien sind zugegen, sodass es, wie in unseren Spielsequenzen, keinen Anlass für einen Konflikt gibt.

Nach dem Sommer bin ich gespannt, wie es weitergeht. Michael kommt zum vereinbarten Treffen, Adelinde kommt nicht, meldet sich aber 4 Wochen später, um wieder einen Termin zu bekommen. Ich erlebe, wie für beide die Treffen mit mir die Brücke darstellen zu dem, was sie sich wünschen. Mal mehr, mal weniger gelingt es ihnen innerhalb der Treffen, ihre hermetischen Geschichten für neue Elemente zu öffnen.

Im Oktober geschieht es, dass Michael entnervt Adelinde körperlich angeht. Nicht schmerzhaft oder bedrohlich, aber doch entschieden. Dies verstört Michael sehr. Obwohl er daran festhält, dass ein wichtiger Grund für dieses Ereignis Adelindes Provokationen sind, beginnt er trotzdem zu erkennen, wie dünn sein Nervenkostüm inzwischen geworden ist und dass es mit der vielen Arbeit so nicht weitergehen kann. Für Adelinde ist es gar nicht so schlimm, sie empfindet nach wie vor seine mangelnde Aufmerksamkeit ihr gegenüber als das, was sie am meisten ärgert bzw. verletzt.

Nach der Verunsicherung durch dieses Ereignis lassen sich beide auf eine neue Ebene ein. In kurzen Momenten erreiche ich, dass sie sich weder den konkurrierenden Geschichten noch unbedrohlichen Themen widmen, sondern mit mir in das Spiel der Bedeutungen eintreten. Beide entdecken für sich als das größte Problem, dass sie sich jeweils einsam und allein fühlen. Michael, der dies in mehreren Treffen zum Thema macht, gelingt es zwar nicht, sich aus diesem Gefühl heraus zu entschuldigen, aber immerhin bringt er Adelinde einen Strauß Blumen, als ein Zeichen dafür, dass er sie mag.

In der Weihnachtszeit sehen Adelinde und Michael mehrmals auf dem Sofa sitzend aneinandergelehnt gemeinsam fern. Es gelingen ihnen auch die ersten intimen Gespräche und es gibt Momente befriedigender Sexualität. Als Michael dann Ende Januar tatsächlich seinen Arbeitsrhythmus deutlich reduziert, glauben beide, es könne nun ohne fremde Hilfe gelingen.

Sowohl Michael als auch Adelinde bringen eine Menge narzisstischer Problematiken in die Beziehung mit ein. Eine karge Kindheit mit klaren Regeln bewegt Adelinde zu einer starken Identifizierung mit den Prinzipien ihrer Ursprungsfamilie. Aktiv wurde ihr kaum Wertschätzung entgegengebracht, sodass sie sich diese selbst suchen musste und sie ihr Selbst auf dieser Basis aufgebaut hat. Letztlich sind somit die Vorstellungen über ihr Selbst noch enger als in anderen Situationen mit der Wertschätzung ihrer Person verknüpft. Gleichzeitig kennt sie emotionale Kargheit ebenso wie das Durchhalten.

Michael, als zweitgeborener Zwilling, der vorgeschickt wird, um die Geschäfte der Familie zusammenzuhalten, hat immer noch Schwierigkeiten, sich von der Ursprungsfamilie zu lösen. Kränkungen, die er in seiner Ursprungsfamilie erlitten hat, lastet er Adelinde an. Mit seinem Zwillingsbruder, der sich viel mehr von der Ursprungsfamilie abgelöst hat, ist Michael sehr verbunden. Vor dem Sommer sagte Michael noch, dass im Grunde nur sein Zwillingsbruder ihm das Gefühl geben kann, nicht allein zu sein. Nach dem Sommer und nach der Situation körperlicher Konfliktregelung entsteht in Michael eine Ahnung davon, dass nur die Nähe von Adelinde wirklich helfen kann, die Einsamkeit zu verringern. Michael versuchte all die Zeit, noch etwas von der Ursprungsfamilie zu bekommen, was er vermutlich nie bekommen wird. Sowohl bei Adelinde als auch bei Michael übersetzen sich die narzisstischen Bedürfnisse in depressive und zwanghafte Komponenten.

Trotz des heftigen Aufeinanderstoßens konkurrierender Geschichten ist beiden die Paarbeziehung sehr wichtig. Ich hatte nie den Eindruck, dass diese nach 4 Jahren Konflikt so bedeutungslos enden würde wie die vorangegangenen Paarbeziehungen von beiden. Sicherlich spielt dabei auch der Aspekt des sozialen Status eine Rolle. Beide gewinnen Status im Paar. Viel wichtiger, denke ich, ist aber, dass für beide die »schönen ersten 3 Jahre« die am wenigsten einsamen in ihrem Leben waren. Im Grunde sind sie innerhalb ihrer Ursprungsfamilien einsam. Vermutlich tendieren sie deshalb dazu, den Zusammenhalt der Ursprungsfamilien so sehr in den Vordergrund zu stellen.

In der Therapie konnten beide die Erfahrung machen, dass es spielerische Bereiche gibt, in denen man das »echte Leben« nicht hineinlassen muss, und dass im Spiel der Bedeutungen Öffnung und neue Sichtweisen entstehen, die eventuell einen Ausweg aus festgefahrenen Situationen darstellen können. Erst im Zweiergespräch mit dem Therapeuten konnten sie erahnen, was ein intimer Raum für sie bedeuten kann. Die Neukonstruktion des intimen Raumes ist für beide eine lange und anstrengende Herausforderung, schon deshalb, weil sie ihn aus der Ursprungsfamilie kaum kennen. Ebenso konnten beide in den Einzeltreffen ihr Selbst so weit stabilisieren, dass sie vorsichtig ihre konkurrierenden Geschichten weniger hermetisch gestalten mussten bzw. sich für neue Elemente öffnen konnten. In ihrem Urlaub war es ihnen gelungen, ohne die Hilfe des Therapeuten spielerischer zu werden. Danach gab es Öffnungen in ihren Geschichten und es kam zu zwei starken Handlungen, der körperlichen Konfliktbewältigung und dem Blumengeschenk.

An dieser Falldarstellung erkennt man, dass, auch wenn stark chronifizierte narzisstische Bedürfnisse von beiden Seiten den Paarkonflikt mitbestimmen, dieser dennoch als Paarproblematik behandelt werden kann. Dazu braucht man als Therapeut und als Paar sehr viel Geduld. Wie im Fall von Adelinde und Michael können dabei längere Sequenzen von Einzelgesprächen – die allerdings Einzeltherapie sind – nützlich sein. Erstens, weil es oft tatsächlich sehr schwer ist, sie daran zu hindern, im Paarsetting sofort in ihr immer gleiches Spiel zurückzukehren; zweitens, um in ihnen in einem geschützten Rahmen ihr Bedürfnis nach einem intimen Raum wieder entstehen zu lassen; drittens, um die Dynamik des Aufeinandertreffens von hermetisch abgeriegelten, konkurrierenden Geschichten zu durchbrechen und zunächst mit dem Therapeuten neue Geschichten zu konstruieren, die nicht in Abgrenzung, sondern im Dialog entstehen. Im Einzelsetting ist dies natürlich nur das Spiel eines Spiels, welches später vom Paar selbst gespielt wird bzw. ins Paarsetting übertragen wird.

Bei Adelinde wie auch bei Michael ist die Fähigkeit zur Triade zwar da, aber nur sehr schwach ausgeprägt. Daher kann ich in den Einzelgesprächen nie zu viel über den jeweils Abwesenden sagen, da ich nicht darauf vertrauen kann, dass sie das Gesagte angemessen im Beziehungsdreieck kontextualisieren. Jederzeit kann die Logik der Dyade durchbrechen: Der Therapeut ist Teil meiner Allianz gegen den anderen oder umgekehrt des anderen gegen mich.

Auch wenn für mich der Auftrag klar war, so konnten sie ihn nicht gemeinsam benennen. Zunächst hofften sie auf eine Annäherung mithilfe eines Dritten, die vor allem dadurch zustande käme, dass jeweils der andere sich ändert. Als ich dieses Ziel klar ablehnte und als unrealistisch bezeichnete, suchten sie das Einzelgespräch mit dem Therapeuten, weil die Brücke, die ich damit darstellte, für sie wertvoller war als eine Rückkehr in die Einsamkeit der Ursprungsfamilien.

Exkurs: Konfliktstile

Bei der Bewertung angespannter Beziehungssituationen wird oft auf die Kommunikationsstile oder in diesem Fall die Konfliktstile geschaut. Adelinde war in diesem Fall sicher diejenige, die deutlich ihre Aggression zeigte bzw. ihre Wünsche und vor allem ihre Interpretation der Situation darin verpackte, während Michael sich nur in Ausnahmefällen zur Nervosität hinreißen ließ und in diesen Fällen eher dazu neigte, weggehen zu wollen. Michaels Wünsche selbst bezogen sich vor allem auf den Konfliktstil.

Als Psychotherapeuten müssen wir in Situationen, in denen ein Klient oder beide ihre Aggression offen zeigen, auch an uns selbst denken. Was halten wir aus, welchen Situationen wollen wir uns aussetzen, wie lange sind wir dabei hilfreich? Auch Psychotherapeuten gehen oft in die Falle, Konfliktstile moralisch zu bewerten, so wie es in der Zivilgesellschaft üblich ist. Wird Aggression offen gezeigt, wird dies oft negativ bewertet, da es Spannung erzeugt, vielen als bedrohlich erscheint und im Fall der Steigerung tatsächlich auch ein zerstörerisches Potenzial birgt. Auch als Psychotherapeut wird man durch einen offen aggressiven Konfliktstil in innere Spannung versetzt, die nicht von allen im gleichen Maße ausgehalten wird. Dabei besteht die Neigung, zu vergessen, dass diese Art des Umgangs mit Aggression nicht nur eine potenziell zerstörerische Seite hat, sondern dahinter auch das Anliegen steht, in Beziehung bleiben zu wollen.

Die Gegenreaktion – das Sichabwenden, Sichzurückziehen, Aus-der-Beziehung-Hinausgehen – wird von uns Menschen als genauso kränkend und als ebenso bedrohlich erlebt wie offene Aggression. Auch dieser Konfliktstil wird als potenziell zerstörerisch erlebt, da am Ende die Beziehung nicht nur unterbrochen, sondern komplett beendet werden kann. Innerhalb des therapeutischen Settings selbst ist die zweite Variante des Umgangs mit Konflikten, das Aus-der-Beziehung-Gehen, schon vorgesehen. Insofern ist das darin liegende Bedrohungspotenzial (z. B. zukünftiger Einsamkeit) für den Therapeuten nicht so spürbar. Für den Klienten kann sich dies aber ganz anders darstellen.

Auf welchen Stil wir wie reagieren, hat generell vor allem mit unserer eigenen Biografie zu tun. Die Emotionen früher Erfahrungen haben sich tief in uns eingebrannt. Die Steuerung der Emotionen innerhalb der Ursprungsfamilie und die dortige Bewertung emotionaler Reaktionen hat Spuren hinterlassen. Die Angst vor offener Aggression oder die Angst vor dem Verlassenwerden und der Einsamkeit sind meist tief verwurzelt.

Im Konflikt haben beide Reaktionen ihren Wert. Beide sind notwendig, damit aus Kränkung Begegnung wird. Die Aggression stellt die Energie zur Verfügung, damit überhaupt innerhalb der Beziehung danach gesucht wird, das Unverstandene ans Licht zu bringen. Das Sichzurückziehen erweitert die inneren Reflexionsräume. Zusammen ergibt sich eine Bewegung des Hinein- und Hinausgehens; im Idealfall eine zirkuläre Bewegung, die sowohl die inneren Räume als auch die Räume in der Beziehung erweitert. Werden daraus Spielräume, so entwickeln sich darin bisher ungedachte Lösungen (Lösungen zweiter Ordnung). Es entsteht echte Begegnung, bei der Unverstandenes (noch nicht Integriertes) ans Licht gebracht wird und die eigene Geschichte, die wir uns über uns selbst erzählen, modifiziert wird. Findet keine Erweiterung der Räume statt, so gelingt es dem Paar nur schwer, den Kreislauf des immer Gleichen zu durchbrechen. Ich würde in diesem Fall sagen, es ist eine ständige Pendelbewegung.

Meiner Erfahrung nach ist am Konfliktstil nicht erkennbar, ob es Einzelnen oder dem Paar leicht- oder schwerfällt, ins Spiel der Bedeutungen einzutreten.

In unserem Beispiel haben Adelinde und Michael unterschiedliche Konfliktstile, beide haben jedoch ähnliche Schwierigkeiten, das Spielfeld der Bedeutungen zu betreten. Beide tun sich schwer, sich für eine Neuerzählung ihrer eigenen Geschichte zu öffnen, obwohl sie deren Wert erahnen. Sowohl offen aggressive als auch aggressionsvermeidende Personen können der Notwendigkeit unterliegen, sehr starr an den Bildern ihres Selbst festzuhalten.

Auf welche Weise der Therapeut die Konfliktstile steuern möchte bzw. zu steuern vermag, hängt sehr vom einzelnen Therapeuten ab. Vermutlich wird es für den Therapeuten in kaum einer anderen Situation so deutlich wie bei der Handhabung der Konfliktstile, dass das therapeutische Paarsetting nicht eine Begegnung von zwei, sondern von drei Ursprungsfamilien ist. Der Therapeut ist mit seinem Bedeutungssystem und seiner emotionalen Ausstattung im therapeutischen System präsent. Damit aus dem therapeutischen System ein Ort der Begegnung, ein Spielraum wird, muss auch der Therapeut seine eigenen Spiele kennen. Jeder Paartherapeut muss zunächst seinen eigenen Umgang mit den unterschiedlichen Konfliktstilen finden. Gleich, ob man zu expliziten Kommunikationsregeln greift oder die Kommunikation situationsspezifisch steuert, die Herausforderung liegt für den Therapeuten immer darin, die kommunikative Dynamik des Paares zu unterbrechen, wertschätzend und wohlwollend zu bleiben und das eigene innere Interesse daran, den Klienten sehen und würdigen zu wollen – und auch zu können –, aufrechtzuerhalten.

10 Würdigung der Kränkung

In Paarbeziehungen kommt es zu vielen Kränkungen. Die meisten Kränkungen sind demjenigen, dessen Handeln den anderen kränkt, nicht bewusst. Kulturen entwickeln Höflichkeitsregeln und Manieren, um die Möglichkeiten der Kränkung zu reduzieren. Aber auch diese wirken nur bedingt: Die Verhaltensregeln beim Einkauf oder im Restaurant sind in Berlin anders als im Bayerischen Wald und diese wiederum komplett anders als in Neapel oder Pretoria. Überall gibt es Gelegenheiten zur Kränkung. In Paarbeziehungen, in denen wir uns sehr viel näher sind, in denen wir uns wünschen, so sein zu dürfen, wie wir sind, in denen wir uns zu Hause fühlen und entspannen möchten, sind die Umgangsregeln wesentlich weniger definiert. Sicher, wer sagt schon absichtlich Gemeinheiten. Trotzdem kritisieren wir und sind genervt von dem, was der andere sagt oder tut bzw. nicht tut. Welches Handeln wird erwartet, welches wirkt kränkend? In Beziehungen fügen wir uns täglich Kränkungen zu, die sich daraus ergeben, dass der andere hinter dem, was wir sagen, nicht genau das vermutet, was wir meinen. Die Interpretation des Handelns und der Worte des anderen folgt den Regeln, Mythen und Werten der eigenen Herkunftsfamilie und ergibt sich aus der eigenen Biografie. Kränkung entsteht dann, wenn es uns nicht gelingt, das Handeln oder Kommunizieren des anderen anders zu interpretieren denn als Angriff oder Entwertung. Wobei unterstrichen werden muss, dass das Gefühl der Kränkung längst da ist, ehe wir eine Interpretation parat halten. Zuerst wird etwas in unserem Unbewussten angestoßen und die Hormone werden entsprechend ausgeschüttet, dann erst erreicht das Signal das Bewusstsein. Das, was in unserem Unbewussten das Kränkungsgefühl angestoßen hat, ist nur bedingt verbunden mit dem, was das Bewusstsein daraus konstruiert.

Die Außenbeziehung

Ein heute in der westlichen Welt weithin als legitim angesehener Kränkungsgrund ist die Außenbeziehung. Paare, die in dieser Situation um Hilfe bitten, haben oft eine sehr ähnliche Interpretation des Vorgefallenen. Derjenige, der die Außenbeziehung eingegangen ist, fühlt sich schuldig und der andere ist gekränkt. Weniger häufig, aber doch in einer beachtlichen Zahl von Fällen, kommen Paare mit einer anderen Interpretation. Der »Betrogene« fühlt sich schuldig, weil er nicht in der Lage war, zuvor genügend auf die Bedürfnisse des anderen einzugehen, während der »Handelnde« das Gefühl hat, nur das getan zu haben, wozu er getrieben worden war. Manchmal besteht auch eine Konkurrenz um die Interpretation, wer die Hauptverantwortung an der Situation trägt. Jenseits dieser Interpretationen, auf die sich ein Paar anfänglich festlegt und die ich als Therapeut zunächst respektiere, ist die emotionale Realität deutlich komplexer und in sich widersprüchlich.

Paare, bei denen es zur Außenbeziehung kommt, handeln nicht innerhalb ihrer Funktion, die Ökologie der Systeme ins Gleichgewicht zu bringen. Vielmehr sind Außenbeziehungen eine Folge davon, dass Paare in zwei verschiedenen Bedeutungssystemen weiterleben und ihnen die Aufrechterhaltung des intimen Raums misslungen ist. Dadurch ergibt sich eine Dynamik, innerhalb derer sich die einzelnen Beziehungen mehr oder weniger befriedigend bzw. eher unbefriedigend gestalten und den oft unbewussten Erwartungen nicht entsprechen. Die Außenbeziehung ist ein Versuch, eine als unbefriedigend erlebte Dynamik in ein zufriedenstellenderes Gleichgewicht zu bringen. Insofern ist es nicht das Individuum, sondern das Paar, welches sich die Außenbeziehung sucht.

In dem Moment, in dem das Paar zum Therapeuten kommt, interessieren es solche Hintergründe meist wenig. Dem stehen zunächst und vor allem die starken Gefühle der Kränkung im Weg. Die gekränkte Person fühlt sich um ihre Rolle im System betrogen, sie fühlt sich entwertet und aus dem System herausgeschleudert, sodass sie sich die Frage stellt, ob sie die Beziehung überhaupt noch interessiert. Sie möchte in dieser Situation gerne, dass der Schmerz und die Wut abnehmen. Oft möchte die gekränkte Person, dass der andere auch leidet; dass er sich schuldig fühlt, ist nicht genug. Weiterhin sucht sie Erklärungen und möchte klare Zeichen der Reue, Opfer und symbolische Handlungen, durch die der andere zeigt, dass er es mit dem Neuanfang ernst meint und der Betrug nicht weitergeht. Dies wiederum ist für die Person, die die Außenbeziehung hat(te), für den Handelnden, zumeist nicht leicht, denn oft ist sie emotional hin- und hergerissen und muss innerlich einen Weg der Klärung gehen.

Die gekränkte Person erwartet in jedem Fall zunächst eine Würdigung der Kränkung. Dies bedeutet vor allem, dass der Schmerz und die Wut gesehen und vom anderen mitgetragen werden sollen.

Greta und Heinz

Zum Ende des Sommers kommt Greta (51) und bittet mich, ihr zu helfen, damit ihr Schmerz schnell vergeht. Sie versuche seit 6 Monaten alles in ihrer Macht Stehende, aber ihre Kränkung gehe einfach nicht weg. Sie hatte im Februar desselben Jahres entdeckt, dass ihr Mann Heinz (56) eine seit 3 Jahren bestehende Außenbeziehung mit einer Frau aus dem gleichen Dorf hatte – die er nach der Aufdeckung sofort beendete. Er hatte in den folgenden Monaten noch weiter Kontakt mit der Exgeliebten, Grüße zum Geburtstag und andere Höflichkeiten. Heinz fiel es schwer, der Exgeliebten seine Entscheidung, dass die Beziehung beendet sei, mit der geeigneten Deutlichkeit mitzuteilen, sodass seine Exgeliebte weiter hoffte, er werde sich ihr doch erneut zuwenden. Dies setzte Greta natürlich zusätzlich zu, da sie zum einen nicht wusste, ob sie Heinz trauen konnte, und zum anderen nicht das Gefühl hatte, er habe sich wirklich für sie entschieden. Gleichzeitig nahm sie wahr, dass er seit Februar so nett und zuvorkommend zu ihr war wie nie zuvor in 25 Jahren.

Sie erzählt, Heinz sage immer zu ihr, sie solle endlich mit dem Thema der Geliebten aufhören, das sei doch nun schon ewig her. Auch wenn es ihm leidtue, dass sie so leide, verstehe er ihre Wutanfälle nicht, es sei ihm unverständlich, warum sie ihn bzw. beide damit so belaste. Greta fragt sich, ob ihr Mann recht habe, dass sie eigentlich nicht mehr gekränkt sein sollte, oder was mit ihr los sei.

Zunächst beruhige ich Greta in Bezug auf ihre Selbstzweifel, indem ich ihr sage, dass nach meiner Erfahrung die Kränkung in der Regel etwa 2 Jahre andauert, bis sie zu einer nur noch sporadischen Erinnerung wird. Insofern habe sie nach einem halben Jahr noch genügend Zeit für ihre Wutausbrüche, bis sie sich als »unnormal« betrachten könne.

Greta kommt weitere 3 Mal allein. Bei einem der Treffen zeigt sie ihre Wut deutlich, in Worten, Tonfall und Bewegungen. Sie zeigt, wie der Gedanke, dass sie ihren Mann sexuell mit »dieser Frau« hat teilen müssen, sie mit Ekel erfüllt. Sie fasst sich dabei in zornigen Bewegungen zwischen die Beine, auch um zu zeigen, dass der Zorn so groß ist, dass sie alle Hemmungen fallen lässt, um ihn auszudrücken. Sie erzählt, dass ihr Mann von diesen Ausbrüchen nichts wissen möchte, und sie berichtet von den täglichen Situationen, in denen sie an die Außenbeziehung erinnert wird.

Greta und Heinz haben drei volljährige Kinder. Heinz hat zwei kleine Unternehmen. Er ist Winzer mit einigen Hektar Weinberg und hat zusätzlich eine kleine Gärtnerei. Greta war Pflegehelferin, bevor sie die Kinder bekam. Die Familie konnte von den Einnahmen aus Heinz' Betrieben gut leben. Trotzdem machten sie keine unnötigen Ausgaben, da Heinz immer Geld für die Kinder beiseitelegte. So konnte Heinz den Kindern genügend Startkapital mitgeben, damit sie sich schon in jungen Jahren ein Haus/eine Wohnung kaufen konnten. Jetzt sind alle aus dem Haus und es gibt schon zwei Enkel. Greta erzählt auch, dass sie es eigentlich so schön haben könnten. Sie müssen nun nicht mehr sparen, sie selbst muss sich nicht mehr um die Kinder kümmern (obwohl inzwischen Gretas Mutter ein Pflegefall ist, was sie aber nicht täglich beansprucht) und sie haben endlich die Abende gemeinsam für sich.

Greta erzählt in den drei Treffen, dass sie sich tatsächlich 20 Jahre lang wenig um ihren Mann gekümmert habe. Immer wenn er mit ihr reden wollte, kam eins der Kinder dazwischen, das unbedingt etwas erzählen musste. Als Mutter hatte sie in diesen Situationen immer den Kindern den Vorrang gegeben. Abends hatte sie sich nicht mit ihm zusammengesetzt und geredet, und über Sexualität sprach man schon gar nicht. Sexuelle Kontakte gab es regelmäßig, aber immer auf die gleiche Weise. Jetzt im Nachhinein wisse sie, dass ihm das nicht genügt habe. Sie habe nach dem Aufkommen der Außenbeziehung viel darüber gelesen und gelernt. Inzwischen sei ihre Sexualität viel interessanter und vielfältiger. (Dies sagt sie sichtlich mit Stolz und vermittelt mir den Eindruck, dass auch sie die vielfältigere Sexualität reizvoll findet.) Sie dürfe sich eigentlich jetzt nicht mehr beklagen, wenn da nicht immer wieder der Schmerz wäre.

In den Treffen mit Greta besteht meine Intervention zunächst nur darin, ihren Gefühlszustand und ihre Gedanken dazu zu würdigen und ihr das Gefühl zu geben, dass sie berechtigt ist, die Dinge so zu sehen. Gleichzeitig rede ich nicht schlecht über ihren Mann, verweise darauf, dass ihm gegebenenfalls bestimmte Handlungen schwerfallen, z. B. sehr direkt zu sein. Er versuche immer auf taktvolle Art, der Exgeliebten zu verstehen zu geben, dass die Beziehung zu Ende ist. Die Gründe dafür lägen sicher in seiner Biografie und in anderen Situationen sei seine große Freundlichkeit auch eine lobenswerte Eigenschaft.

Wir planen ein Treffen zu dritt. Heinz ist sofort einverstanden.

In der gleichen Zeit ereignet sich eine Situation, bei der durch die Vermittlung einer weiteren Person die Exgeliebte versucht, Heinz zu kontaktieren. Greta entdeckt dies und geht zur »Vermittlerin«, um ihr in hartem, aber sachlichem Ton die Situation zu erklären. Sie solle sofort jeden Versuch unterlassen, Heinz zu kontaktieren.

Das Treffen zu dritt verläuft so, dass Greta noch einmal vor Heinz, mit mir als Zeugen, ihre ganze Kränkung zeigt. Ich helfe in dieser Situation Heinz, Gretas Wut auszuhalten. Er ist selbst sehr aggressionsgehemmt und weiß nicht, wie er mit Gretas Wut umgehen soll. Es belastet ihn sehr. Es tut ihm leid, der Anlass für diese intensiven Gefühle zu sein, die ihn so überfordern, dass er sich nur wünscht, sie mögen endlich aufhören. Sich ihrem Schmerz zu nähern, würde für ihn bedeuten, sich auch seinem eigenen Schmerz nähern zu müssen. Er hatte einen gewalttätigen, alkoholkranken Vater und eine sehr karge Kindheit. Er selbst trinkt ebenfalls täglich. Er grenzt sich deutlich von seinem Vater ab, indem er immer nur in Mengen trinkt, die sein Sozialverhalten nicht verändern. Trotzdem sind es Mengen, die früher oder später vom Körper ihren Preis fordern werden.

Ich erkläre Heinz, dass die Erinnerungen und die Wut in der Regel zwei Jahre anhalten. Er sagt, wenn ich ihm dies vor all den Ereignissen gesagt hätte, hätte er mir nicht geglaubt. Heute glaubt er es zwar, doch lässt er es nur ohnmächtig und leidend über sich ergehen.

In diesem Treffen bestätigt sich, was zuvor meine Hypothese war. Greta wird von Heinz wahrscheinlich nie die Würdigung ihres Schmerzes bekommen können, die sie sich wünscht. Sie bekommt von ihm Entschuldigungen in unterschiedlichen Formen, sehr viel Aufmerksamkeit und Freundlichkeit. Heinz wird es kaum schaffen, seine allgemeine Höflichkeit aufzugeben, auch nicht gegenüber der Exgeliebten.

Meine Aufgabe in den nächsten wenigen Treffen, die ich mit Greta in größeren Abständen habe, ist lediglich die, ihr weiterhin Raum für ihre Kränkung zu geben und dadurch die Tür zu öffnen, über ihren Schmerz hinauszugehen, z. B. die positiven Seiten ihres Mannes zu würdigen. Auch gelingt es ihr in der Folge, ein direktes Gespräch mit der Exgeliebten zu suchen. Im Treffen danach ist Greta sehr verärgert über sich selbst, weil sie dabei nicht wirklich zornig geworden ist, sondern fast verständnisvoll war. In unseren Treffen kann sie sehen, wie sie dadurch in eine neue Position gekommen ist. Eine Position der Stärke, aus der heraus sie ihre eigene Stärke und die ihres Mannes sehen kann. Sie kann erkennen, dass er bei aller Verletzlichkeit und scheinbaren Schwäche auf der anderen Seite ein teilweise ehrenhaftes Verhalten hat. Auch erkennt sie, dass sie selbst dabei ist, eine Entwicklung durchzumachen, die sie herausführt aus einer Position der Schicksalsergebenheit, hin zu einer Frau, die ihr eigenes Leben beeinflussen kann.

Ebenso hat Heinz in den Monaten eine Entwicklung durchlaufen. Er spricht seine Frau nun direkt an und bittet sie, sie möge sich zu ihm setzen und mit ihm reden. Dies bedeutet, dass er die passive Haltung verlassen konnte und aktiv geworden ist in seinem großen Bedürfnis nach Nähe und Wärme.

Ist der Anlass für eine Paartherapie eine Außenbeziehung, so steht der Therapeut vor einer Reihe von Herausforderungen. Heinz und Greta sind ein Paar, bei dem besonders die Würdigung der Kränkung im Vordergrund stand. In vielen Fällen gelingt dies den Partnern mithilfe des Therapeuten besser, als es Heinz gelungen ist. Wenn der Partner es nicht schafft, muss der Therapeut einspringen, ohne den Partner zu entwerten. Auch ohne Außenbeziehung kommen in Paarbeziehungen schwere Kränkungen vor und der Therapeut muss diesen auf beiden Seiten genügend Würdigung und Platz einräumen.

Phase der Ambivalenz

Eine weitere Frage, die sich nach der Aufdeckung einer Außenbeziehung meist stellt, ist: sich trennen oder zusammenbleiben?

Sehr oft kommt das Paar in einem Moment, in dem es darauf noch keine eindeutige Antwort gibt. Die Person, die die Außenbeziehung hat bzw. hatte, ist meist innerlich noch an diese gebunden. Gleich ob sie nun schon eine Entscheidung getroffen hat oder nicht, die Ambivalenz bleibt spürbar. Dies ist für die »betrogene« Person eine zusätzliche Herausforderung. Die Außenbeziehung mag zu Ende sein, aber die ungeteilte, einzigartige Wertschätzung, die man sich vom Partner wünscht, hat man noch nicht zurück.

Die Trennungsambivalenz und die Würdigung der Kränkung benötigen genügend Zeit. In der Beratung hierfür keine Zeit einzuräumen, lässt sie praktisch von vornherein scheitern. Viele Therapeuten schlagen in diesen Situationen vor, Zeiträume zu vereinbaren, in denen man keine Entscheidungen trifft, oder man vereinbart, die Zeit für ein Probehandeln, ein Als-ob-Handeln zu nutzen. Die Würdigung des Schmerzes stellt den Betrogenen in den Mittelpunkt; der Handelnde findet in diesem Moment wenig Beachtung. Nach meiner Erfahrung ist es oft sinnvoll, das Paar darüber aufzuklären, dass innere Entwicklungen Zeit brauchen und man deshalb bestimmte Schritte nicht überstürzen darf. Ebenso wichtig wurde für mich in der Paartherapie, dem Paar bewusst zu machen, dass uneindeutige Situationen dieser Art (Trennungsambivalenz usw.) nur für eine gewisse Zeit aushaltbar sind, da sie enorm viel Kraft beanspruchen. Auch der Handelnde braucht eine Perspektive, denn es gibt innerhalb der Beziehung immer Gründe, die den Hintergrund darstellen, vor dem er sich für eine Außenbeziehung geöffnet hat. Um trotz der Ungleichzeitigkeit beide ins Boot zu bekommen formuliere ich das Ziel der Paartherapie oft dahingehend, dass hinterher die Beziehung zwischen ihnen besser sein soll, als sie vor der Außenbeziehung war. Darauf aufbauend gelingt es in der Regel, bei beiden das Vertrauen zu schaffen, dass die eigenen Wünsche in die Therapie mit aufgenommen werden, auch wenn zunächst vor allem die intensiven Gefühle, die die Situation hervorgerufen hat, ihren Raum finden.

Zwischen Schmerz, Trennungsambivalenz und innerer Ambivalenz gelingt eine Paartherapie nach einer Außenbeziehung, wenn man Als-ob-Optionen einführt (wir tun z. B. so, als würden sie die Beziehung weiterführen wollen) und zusätzlich zum Setting einen zeitlichen und thematischen Rahmen beschreibt (erst der Schmerz und dann die Wünsche), für den der Therapeut garantiert. Dies ist eine Spielsituation, es wird Alltag gelebt mit der Möglichkeit zu sagen: Es war Teil einer Generalprobe, eines Spiels. Was dabei hinterher für die reale Beziehung bedeutungsvoll wird, bleibt zunächst offen. Es ist sehr wichtig, auch dem gegenteiligen Spiel Raum zu geben: Wir tun einmal so, als wollten sie sich trennen.

Vertrauen verdienen

Nach der Aufdeckung einer Außenbeziehung stellt sich immer auch die Vertrauensfrage. Kann sich Vertrauen wiederherstellen, möchte man es wiederherstellen, wie kommt man dazu?

Greta hat sich diese Frage gestellt. Heinz konnte sie nicht verstehen, denn das, was Greta gebraucht hätte, um leichter wieder Vertrauen zu fassen, konnte er ihr nicht geben. Oder anders herum, auch wenn er Greta leiden sah, konnte er nicht nachempfinden, dass ihr Vertrauen zerstört war, war er doch von seiner eigenen wiederhergestellten Korrektheit mehr als überzeugt. Bezogen auf die Idee seines eigenen Selbst, mit dem er sich vermutlich von seinem Vater abgrenzen musste, war es für ihn unmöglich, sich auf aggressive, kränkende oder unhöfliche Weise an seine Exgeliebte zu wenden. Dies hätte Greta sicher geholfen, schneller wieder Vertrauen zu finden. Auch ein größeres Verständnis für Gretas Wutausbrüche hätte ihr sicher geholfen. Hierzu hätte er sich seiner Scham stellen müssen, was ihm, zumindest zu diesem Zeitpunkt, nicht möglich war. Er versuchte es auf andere Weise, mit Freundlichkeit und Großzügigkeit. Er setzte auf die Zeit, die wieder Vertrauen bringen würde, allerdings hatte er dabei die Wirkung der Zeit deutlich überschätzt. Er dachte, dass sich nach einem solchen Ereignis innerhalb von drei Monaten wieder Vertrauen herstellen ließe.

Tatsächlich ist bei Greta und Heinz das Vertrauen nie ganz zusammengebrochen. Greta hatte, obwohl ihr vom Immobilienvermögen nichts gehört, nie Angst, plötzlich mittellos dazustehen. Sie war zwar gekränkt, wegen der entzogenen exklusiven Liebe, aber sie zweifelte nie an seiner praktischen Loyalität. Dies ist eher die Ausnahme, in der Regel spielen existenzielle Ängste, Vermögen und Einkommen betreffend, eine große Rolle bei der Verarbeitung der Außenbeziehung und beim Durchschreiten der Phase der Trennungsambivalenz.[21]

Ich habe einige Paare begleitet, die 2 bis 3 Jahre und länger einer Wiederannäherung durchlebt haben, bevor sie sich erneut endgültig für den anderen entscheiden konnten. Fast scheint es so, als brauche es in einigen Situationen diese lange Zeit, um aus einer passiven Beziehungsroutine zu einer aktiven Beziehungsgestaltung zu kommen. Die romantische Idee, wonach die Liebe vom Himmel fällt und dann automatisch alles gut ist, erlischt nicht, obwohl die Beziehung schon lange im Stillstand ist. Doch eine lange Zeit der Trennungsambivalenz, in der man sich täglich in einer (Als-ob-)Entscheidung für die Beziehung entscheiden muss, scheint unsere Erwartungen, wie Beziehung zu funktionieren hat, zu verändern.

Auch bezogen auf das Vertrauen sind Als-ob-Situationen nützlich: Ich tue so, als hätte ich Vertrauen. Auf der einen Seite gibt es den Betrogenen, der nicht wieder die gleiche Enttäuschung erleben will und deshalb allein aufgrund des Schmerzes nicht zu Vertrauen fähig ist. Auf der anderen Seite gibt es den Handelnden, der innerlich ambivalent ist und sicher nicht zurück möchte in die Situation vor der Außenbeziehung, in der seine Wünsche zu wenig Platz hatten. Dem Handelnden erlaubt die Als-ob-Situation, damit zurechtzukommen,

21 Heute schrecken aufgrund ökonomischer Bedenken wieder mehr Paare vor dem Schritt der Trennung zurück, als dies in den 80er- und 90er-Jahren der Fall war.

dass er sich das Vertrauen wieder verdienen muss.[22] Dem Betrogenen gestattet sie, trotz seiner Skepsis und seiner Verletzlichkeit einen neuen Anfang zu machen, probeweise aufs Spielfeld zu gehen und sein eigenes Erleben zu zeigen. Der Betrogene kann versuchen auszudrücken, was ihm helfen würde, damit wieder Vertrauen wachsen kann.

Einen besonderen Stellenwert hat bei der Frage des Vertrauensaufbaus die Tatsache, dass Ehen und Beziehungen mit Kindern von öffentlichem Interesse sind. Gibt es öffentlich gewordene Zweifel an der Beziehung, ist es wichtig, diese auch wieder öffentlich auszuräumen. Wenn man als Paar mit Freunden zusammen ist und auch bei anderen öffentlichen Anlässen, ist ein unzweifelhaftes Verhalten, welches zeigt, dass der Partner die Nummer eins im eigenen Leben ist, in der Frage des Vertrauens und der Wertschätzung von großer Bedeutung.

Symbolisch bedeutungsvolle Handlungen – starke Handlungen

Heinz und Greta haben in der Therapie das Spielfeld der Bedeutungen nicht durch eine neue Form des Dialogs betreten, sondern dadurch, dass sie begonnen haben, den Symbolen Bedeutung zu geben und starke Handlungen wahrzunehmen und zu vollziehen. Greta war beeindruckt, wie Heinz unter ihren Wutausbrüchen litt und sich trotzdem nie zurückgezogen hat, obwohl er immer wieder versicherte, dass er es nicht verstehe. Heinz war beeindruckt, wie Greta sich um eine Erneuerung ihrer Sexualität gekümmert und wie sie sich der »Vermittlerin« und der Exgeliebten gestellt hatte. Beide können sich nun mit anderen Augen sehen und haben ihre gemeinsame Geschichte der letzten 25 Jahre umgeschrieben. Das Spielfeld der Bedeutungen wird bei ihnen wohl immer auf der symbolischen Handlungsebene bleiben, so wie es mit der Außenbeziehung selbst geschehen war. Eine starke Handlung kann für eine Veränderung der Sichtweisen und der Beziehung sorgen, sodass sie wieder passend werden und ineinandergreifen. Greta und Heinz können nicht vorhersehen, ob und wann wieder starke Handlungen nötig und welche dies sein werden. Man kann aber davon ausgehen, dass sie nach dieser Erfahrung auf

22 Die romantische und kindliche Idee des unbedingten Vertrauens ist sehr verbreitet. Viele sind sogar der Meinung, dass erst unbedingtes Vertrauen heilsam sei. In meiner Arbeit finde ich dafür wenig Anhaltspunkte. Bedenkt man, dass sogar drei Monate alte Babys ihre Eltern anlächeln müssen, um sich ihr Vertrauen zu verdienen, wird wahrscheinlich klar, dass diese Idee wenig tragfähig ist. Würdigung und Interesse kann man allerdings erwarten.

neue Herausforderungen besser vorbereitet sind, da beide von einer passiven Beziehungsregulierung zu einer aktiven Gestaltung von Beziehung übergegangen sind.

Starke, d.h. bedeutsame symbolische Handlungen sind riskant. Man weiß nicht, wie sie ausgehen. Gleichzeitig steht es dem Handelnden und dem »Behandelten« frei, ihnen Gewicht zu geben oder nicht. Es sind einerseits Handlungen, die eine Spannung erzeugen und unsere Überzeugungen infrage stellen, Handlungen, die verstörend wirken. Andererseits sind es Handlungen, die Zweifel klären und allgemein Klarheit schaffen können. Sie haben also auch ein entspannendes Potenzial.

Bezogen auf die obige Frage, wie Vertrauen wiederhergestellt werden kann, greifen viele Paare zu starken Handlungen. Manchen genügt eine vollständige Löschung des Adressenverzeichnisses auf dem Handy nicht. Manche wechseln Handynummern, Arbeitsplätze oder den Wohnort. Starke Handlungen führen zur Umerzählung der Geschichte des Paares bzw. zu neuen Kapiteln in der Paargeschichte.

Wie schon dargestellt, kann Paartherapie das Spielfeld der Bedeutungen selbst sein, sie kann den Weg aufs Spielfeld ebnen und mithilfe der Therapie kann sich das Paar ein für es angemessenes Spielfeld der Bedeutungen konstruieren. Paartherapie kann zusätzlich aber auch eine Begleitung in Situationen sein, in denen das Paar durch starke Handlungen einen Entwicklungsprozess möglich macht.

Ein gutes Jahr nach der Entdeckung der Außenbeziehung kam Greta noch einmal zu mir, um mir zu sagen, dass sie jetzt eine neue Küche bestellt habe. Darüber sei sie selbst sehr froh, denn in den ganzen Monaten davor habe sie dazu keine Lust gehabt. Sie war im Zweifel darüber, wie sich die zukünftige Beziehung mit Heinz gestalten würde. Die neue Küche stellt für Greta und Heinz eine Zäsur dar. Sie haben wieder ein gemeinsames Projekt, einen gemeinsamen Lebensentwurf, sie haben eine Klarheit gefunden. Bei dieser Gelegenheit erzählt sie mir auch, dass sie jetzt wieder (vielleicht mehr als vorher) in der Lage sei, Heinz wertzuschätzen. Sie reden nun miteinander, wobei es in ihren Gesprächen weniger um Inneres als mehr um Praktisches geht. Heinz ist in der Lage, seine Wünsche durch praktische Anliegen auszudrücken, und sie kommen sich gegenseitig entgegen. Greta kann es genießen, eine Nähe entdeckt zu haben, die sie zuvor nicht kannte und die ihr gut gefällt. Heinz' Alkoholkonsum wird durch praktische Lösungen in Grenzen gehalten und gemeinsam schaffen sie es, Situationen großer Einsamkeit erst gar nicht entstehen zu lassen.

11 Wertschätzung als Grundlage

Wie in den ersten Kapiteln ausgeführt, existiert kein Paar ohne die Systeme, in die es als Ganzes bzw. in die der jeweilige Partner eingebunden ist. Ein nicht eingebundenes Paar wäre gegenüber der Welt verschlossen und würde zur Monade. Es käme in jeder Hinsicht zum Stillstand. Ein Paar ist nur als Teil der Ökologie der Systeme überlebensfähig. Es braucht das Dritte, die Herkunftsfamilie, den Lebensentwurf, die Freunde, das gemeinsame Projekt, es braucht einen Blick von außen auf sich selbst. Gleichwohl gewinnt das Paar seine Stabilität und seine Anpassungsfähigkeit bzw. seine Fähigkeit, auf immer neue Herausforderungen zu reagieren, indem es den intimen Raum für die Dyade reserviert.

Kritische Lebensereignisse

Immer wieder gibt es Momente im Leben eines Paares, in denen sich sein Kontext, seine Aufgaben oder die Systeme, denen es zugehört, verändern. Die Ökologie der Systeme verändert sich.

Es gibt kritische Lebensereignisse, die Stress, Ängste und andere Emotionen hervorrufen, wie Krankheit, Hausbau, Umzug, Arbeitsplatzwechsel usw.

Es gibt aber auch kritische Lebensereignisse, bei denen sich Aufgaben und Funktionen verändern, bei denen ein Rollenwechsel ansteht, wie z. B. bei der Geburt des ersten Kindes. In solchen Situationen sind die Partner zu einer Veränderung der Bedeutungen, mit denen sie ihr Selbst ausgestattet haben, gezwungen. Vater zu sein, ist etwas anderes als Liebhaber. Als Vater ist man weniger Sohn, evtl. weniger sexy, kann weniger riskieren usw. Die Rollen der Mutter und des Vaters unterstreichen andere Aspekte einer Geschlechtsidentität als Geliebte und Geliebter.

Des Weiteren gibt es kritische Lebensereignisse, in denen das Paar »auf sich selbst zurückgeworfen« wird, in denen es ohne Projekt dasteht. An diesem Punkt stellen sich dem Paar viele Fragen. Die Partner stehen sich als Individuen mit all ihren von den Herkunftssystemen geprägten Bedeutungsnetzen gegenüber und der jeweils andere ist einem möglicherweise fremder als zuvor. Gemeint ist hier

z. B. der Moment, in dem die Kinder aus dem Haus gehen, in dem einer der Partner in den Ruhestand geht oder auch, wie in der weiter unten beschriebenen Situation, ein Projekt erfolgreich zum Abschluss gebracht worden ist. Es handelt sich um Situationen, in denen neue Weichenstellungen vorgenommen werden können oder müssen. Ein Beispiel hierfür ist das Erreichen einer wichtigen Position innerhalb der beruflichen Ambitionen eines Partners. Wie die Vollendung der Firmengründung des Mannes. Ähnliche Situationen sieht man aber auch, wenn Männer oder Frauen endlich die Professur haben, endlich das Idealbild von Familie verwirklicht ist (Kinder, Haus, Garten) oder anderes. In diesen Situationen fragt sich das Paar bzw. fragen sich die Einzelnen, ob diese Partnerschaft die geeignete ist, um die neuen Möglichkeiten gemeinsam zu leben.

In den meisten Beziehungen in der westlichen Welt wird die Dyade, der intime Raum, am Anfang durch das Gefühl der Verliebtheit getragen. Im mittleren Lebensalter bzw. in der mittleren Beziehungsphase stützt sich der intime Raum auf gegenseitige Wertschätzung sowie das Vertrauen und die Bereitschaft, auf die Wünsche des anderen zuzugehen und sich im Alltag den Formen der Lebensbewältigung des anderen anzunähern. Im fortgeschrittenen Alter bzw. nach Jahrzehnten der Beziehung verleihen vor allem die gemeinsamen Erinnerungen dem intimen Raum Stabilität. Während der Jugend, in der Phase des Verliebtseins und auch noch einige Jahre danach hat die biologische Grundlage, die Vereinigung der Körper und die Möglichkeit der Fortpflanzung eine große Bedeutung für den intimen Raum. Im Alter bilden die sich häufenden körperlichen Einschränkungen und das damit verbundene Angewiesensein auf den anderen die biologische Grundlage des Paares. Im mittleren Alter wird oft die Sexualität weniger wichtig; die Aufmerksamkeit des Paares gilt der Konstruktion eines stabilen wirtschaftlichen Rahmens und eines gesellschaftlichen Status. Ohne die Sexualität als stabilisierenden Faktor der Dyade ist es umso bedeutender, dass gegenseitige Wertschätzung und die Erweiterung des intimen Raums um das Spielfeld der Bedeutungen gelingt.[23]

---

23 Im mittleren Alter des Lebens steht das Ziel des gesellschaftlichen Status im Vordergrund. Wertschätzung auf persönlicher Ebene und gesellschaftlicher Status sind zwei unterschiedliche Formen, um Selbstwert zu erwerben. Gesellschaftlicher Status ist deutlich prekärer als die Wertschätzung auf persönlicher Ebene. Status existiert nur im öffentlichen Raum und das Zufriedenheitsgefühl im Moment seiner Zurschaustellung ist von kurzer Dauer.

Verlust der Wertschätzung

Gegenseitige Wertschätzung kann im Laufe der Paarbeziehung verloren gehen. Einem solchen Verlust der Wertschätzung gehen oft Prozesse voraus, die einander in vielen Fällen ähneln:

Der für Außenstehende und das Paar selbst am deutlichsten wahrzunehmende Verlauf ist der chronische und offene Konflikt und die permanente Kränkung. Nicht immer führt dies zur Auflösung der Beziehung, da der Konflikt auch eine Form ist, sich zu begegnen und Bindung zu erhalten. In vielen Fällen erschöpft sich der Konflikt aber nach einer Anzahl von Jahren; die Energie ist aufgebraucht.

Weniger dramatisch, doch mindestens ebenso folgenreich ist die mangelnde Begegnung. Zu wenig Konflikt oder zu wenig Spannung können in gleicher Weise die Wertschätzung ersterben lassen. Mangelnde Begegnung wird als Indifferenz und mangelndes Interesse erlebt und es entsteht Einsamkeit. Beide Partner sind nur noch mit sich selbst beschäftigt, erfüllen aber evtl. noch die Rolle im gemeinsamen Projekt. Das »Gute« am anderen verliert langsam immer mehr an Wert.

Überforderung, zu viele Herausforderungen, Zeitmangel, zu viel Stress können gegenseitige Entwertung nach sich ziehen. Stress führt zu vielen kleinen Konflikten, die nie substanziell sind. Da er aber auch zu einem Mangel an Momenten der Nähe und des Begehrens führt, entsteht nach einer gewissen Zeit leicht ein Gefühl der Erschöpfung und man entfernt sich innerlich aus der Beziehung. Auch wenn man das Gefühl hat, für den anderen keine Bedeutung mehr zu haben, nicht mehr begehrt zu werden, wird das als tiefe Entwertung empfunden. Ebenso lässt der Mangel des eigenen Begehrens gegenüber dem anderen eine innere Leere entstehen, die irgendwie gefüllt werden will.

Ein weiterer Grund für das Absterben der Wertschätzung besteht darin, dass bei einem Partner oder bei beiden das eigene Selbst durch eine Aufgabe so komplett ausgefüllt wird (Kindererziehung, Pflege von Familienangehörigen, Beruf), dass für die Paarbeziehung kein Platz mehr bleibt. Schaut man sich in solchen Fällen den Hintergrund der Ursprungsfamilien an, so sind dort oftmals die Rolle des Liebhabers in der elterlichen Paarbeziehung oder das Paar als tragende Achse nicht vorgesehen. Häufig sind die tragenden Achsen dort eher »vertikal«, sie durchlaufen die Generationen: Mutter – Tochter oder Großmutter – Enkelin usw.

Doch muss der Mangel an Wertschätzung nicht notwendigerweise daher rühren, dass man allmählich den Respekt vor dem anderen verloren oder sich abgewendet hat. Grundsätzlich unterschiedliche Wertvorstellungen oder Alltagswünsche, ein Mangel an Bedeutung der Paarbeziehung überhaupt, eine geringe Motivation, die für Begegnung und Konflikt notwendige Energie aufzubringen, oder eine Mischung aus alldem können zu einem inneren Unvermögen führen, in geeigneter Weise auf den anderen zuzugehen. Man kann mit der Art des anderen, mit seinem Meinen und Handeln nichts anfangen, man entwertet es nicht, aber für einen selbst ist es nicht wichtig. Meist führt dies nicht zu offenen und feurigen Konflikten. Vielmehr werden sanfte »Anpassungsverweigerungen« ausgedrückt wie: »Ich kann das nicht; ich bin halt so« usw. Für diese mangelnde Wertschätzung finden sich selten klare Worte. Solange ein gemeinsames Projekt da ist, kann sie über Jahre hinweg ignoriert werden.

In Momenten der Zweisamkeit wird mangelnde Wertschätzung am deutlichsten. Aus diesem Grund werden bei mangelnder Wertschätzung intime Momente gerne vermieden.

Gustav und Evi

Gustav (50) wendet sich an mich, weil er eine Freundin (28) hat, obwohl er mit Evi (45) verheiratet ist und zwei wunderbare Söhne (10 und 13) hat, und nicht weiß, was er machen soll. Er empfindet diese Situation als falsch. Eigentlich will er ein treuer Ehemann sein. Das Problem besteht für ihn darin, dass er von seiner Freundin etwas bekommt, was er von seiner Frau nie bekommen hat. Er fühlt sich von ihr verstanden. Er sagt, er wisse, dass das alles absurd sei, vor allem angesichts der Tatsache, dass seine Freundin 22 Jahre jünger ist als er. Sie war bis vor Kurzem ihre Nachbarin, alle in der Familie kennen sie gut. Er möchte in den kommenden Monaten eine Zeit intensiv mit seiner Frau verbringen, um wirklich noch einmal zu versuchen, die »Ehe zu retten«. Er fragt sich auch, ob es Sinn hat, auszuziehen und eine Zeit lang allein zu sein. Für seine Arbeit wäre es sowieso sinnvoll, eine gewisse Zeit im Ausland zu verbringen. Da könne er nachdenken und die Dinge auf sich wirken lassen. Ich mache ihn darauf aufmerksam, dass eine »Probetrennung« in der Regel das Paar weiter auseinanderführt.

Nach drei Treffen bleibt Gustav weg, da er in den Sommermonaten viel vorhat.

Gustav hat nach seinem Studium als Ingenieur hart gearbeitet und sich auf energetische Fragen beim Bau spezialisiert. Er hat inzwischen eine Planungs- und Beratungsfirma mit 10 Angestellten. Er sagt, er habe 15 Jahre gekämpft. Seit etwa 5 Jahren ist sein Angebot so gut und seine Marktpräsenz so stabil, dass er beginnen kann, die Früchte seines Einsatzes zu ernten. Er muss nicht mehr ständig präsent sein und hat nicht mehr verschiedene Male im Jahr das Gefühl, dass aufgrund von Gesetzesänderungen oder Ausfällen von größeren Aufträgen am nächsten Tag alles zu Ende sein könnte. Gustav ist sehr lebhaft und freundlich; er hat eine leicht überhebliche Art und ist etwas extravagant gekleidet. Diese »Schwächen« kennt er. Er genießt den Erfolg, für den er hart gearbeitet hat. Er sagt, er möchte Spuren hinterlassen. In seiner Freizeit macht er viel mit seinen Söhnen. Er ist ein Macher, der einerseits nicht zu lange über etwas nachdenkt, andererseits hin und wieder stark schwankt, dann aber nach kurzer Bedenkzeit weitergeht. Er kam zu mir, um sich in dieser Situation nun doch Zeit zu nehmen und nachzudenken.

Nach dem Aufbau seiner Firma, für die er 15 Jahre sehr hart und viel gearbeitet und in die er auch sehr viele Emotionen investiert hat, befindet sich Gustav nun in einer Situation, in der es möglich ist, neue Entscheidungen zu treffen. Er hat sich in beruflicher Hinsicht auf regionaler Ebene einen Namen gemacht. Er hat ein Einkommen, von dem er sehr gut leben kann, bzw. er kann so viel beiseitelegen, dass er sich in wenigen Jahren um sein Alter keine Sorgen mehr machen muss. Gustav fühlt sich an christliche Werte gebunden und möchte auf keinen Fall seine Frau und seine Kinder hängen lassen. Auf der anderen Seite ist in ihm der Wunsch lebendig, diesen Moment, in dem er sich gewissermaßen frei fühlt, Entscheidungen über seine Zukunft zu treffen, nicht zu ignorieren. Der Kern dieses Wunsches liegt in seiner Feststellung, dass er sich von seiner Freundin verstanden fühlt.

Ein halbes Jahr später meldet sich Gustav wieder. Er kommt zunächst allein und fragt bei diesem ersten Treffen, ob er mit seiner Frau kommen könne.

Er erzählt, er habe seine Freundin seit 4 Monaten nicht gesehen, habe 4 Wochen mit seiner Familie Urlaub gemacht und sei 3 Wochen aus beruflichen Gründen allein im Ausland gewesen. Er versuche seit mehreren Monaten, die Ehe zu retten, aber die Situation verbessere sich nicht wesentlich.

Beim ersten gemeinsamen Treffen erzählt seine Frau Evi von ihrer Kränkung und von der Geschichte ihrer Beziehung. Außerdem erzählt sie von einem Moment im Sommer, ab dem sie sich innerlich verschlossen hat. Sie sagt, seither schaffe sie es nicht mehr, auf ihn zuzugehen, das müsse nun er tun. Die Treffen bei mir sieht sie nicht als einen solchen Moment des Aufeinanderzugehens. Sie zweifelt daran, dass sie etwas bewirken können. Gustav hat eine ähnlich widersprüchliche Haltung zu den Treffen. Obwohl er sich sehr engagiert zeigt und bei jedem Treffen ganz dabei ist, ist es jedes Mal schwierig, mit ihm einen Termin zu machen. Er schiebt immer wieder die Arbeit vor. Das gemeinsame Anliegen besteht darin, zu klären, ob es gemeinsam noch geht. Beide stellen die Trennung als eine realistische Möglichkeit in den Raum bzw. sehen die Fortsetzung der Beziehung als unwahrscheinlich an. Wir vereinbaren einen Zeitraum, in dem sie beide keine wesentlichen Entscheidungen treffen bzw. keine vorentscheidenden Handlungen vollzogen werden. Bei meinem Versuch, Evi dabei zu helfen, dass ihr Schmerz eine Würdigung erfährt, nimmt sie dies zwar auf, aber ich spüre, dass es nicht die Verletzung durch die Außenbeziehung ist, was sie am meisten bewegt. Viel wichtiger ist für sie, dass sie letztlich seiner Lebensart, seinem starken Aktivitäts- und vor allem Gestaltungsdrang keine Wertschätzung entgegenzubringen vermag. Ohne dass er ihr je Vorwürfe wegen ihrer reflexiven, jeder Initiative skeptisch gegenüberstehenden Art gemacht hätte, fühlt sie sich allein durch seinen Schwung und seine kraftvolle, anpackende Art entwertet. Evi und Gustav sind in diesen Treffen sehr offen zueinander. Auch Gustav gibt auf direkte und indirekte Weise zu verstehen, dass er es leid ist, alles für seine Frau und die Familie zu tun – er ist in seiner Freizeit in der Familie sehr präsent –, dies aber nie entsprechend gewürdigt wird. Er mag die »pessimistische« Art von Evi nicht mehr. Während er am Anfang der Beziehung auf das »Kontemplative« seiner Frau neugierig war und es ihm leichtfiel, das »ständig Negative« darin zu ignorieren, gelingt ihm das jetzt nicht mehr. Bei diesen Gesprächen gehen beide, soweit es die Klarheit und Offenheit erlauben, sehr respektvoll miteinander um. Gustav möchte Evi nicht unnötig verletzen und Evi kennt ein »In-den-Kampf-Ziehen« gar nicht, obwohl es ihr gelingt, sehr klar zu sein. Keiner der beiden zeigt jedoch auch nur die geringste Bereitschaft, auf die »aktive« versus »pessimistische« Art des anderen zuzugehen. Es scheint, dass sich die Möglichkeiten bei beiden erschöpft haben.

In diesen Treffen wird sehr deutlich, dass die Außenbeziehung nur etwas unterstreicht, was ihre Paarbeziehung ausmacht. Möglicherweise hat es in der Geschichte von Evi und Gustav einen Moment gegeben, in dem die Unterschiede zwischen ihnen eine Quelle für das eigene Wachstum hätten darstellen können. Um das eigene Selbst, den anderen oder die Paarbeziehung mit den ihr jeweils zugewiesenen Bedeutungen zu schonen, haben sie die Eigenschaften, die sie unterscheiden, nie wirklich zur Sprache gebracht. Heute, da Gustav ein Stück Freiheit hat, um an zurückgestellte Wünsche zu denken, mag keiner von beiden mehr auf den anderen zugehen. Was beide unterscheidet, wurde in der Vergangenheit nie ins intime Paargespräch aufgenommen. Man hat es hingenommen. Heute sieht keiner mehr die Möglichkeit, aus der Position des »Ich-bin-halt-so« herauszugehen. In den etwa 10 Treffen, bei denen ich das Paar gesehen habe, war es für mich nicht möglich, einen Moment oder eine Phase zu erahnen, in denen die Weichen hätten anders gestellt und Unterschiede als Bereicherung statt als Hindernisse hätten interpretiert werden können. Eventuell gab es diese Möglichkeit tatsächlich nie und lediglich das gemeinsame Projekt der Familie und der Firmenaufbau ließen die Schwierigkeit in den Hintergrund treten.

Evi ist aufgrund ihrer Familiengeschichte gegenüber Paarbeziehungen sowieso eher skeptisch, Gustav hat ein tiefes Bedürfnis danach, in seiner »Aktivität« verstanden und wertgeschätzt zu werden. Hierin sind sie sich nie begegnet. Beide begeben sich in den Paargesprächen formal aufs Spielfeld, aber die Handlungen und die Worte des anderen haben keine Bedeutung mehr. Sie gehen nur noch zum Schein aufs Spielfeld. Sie tun so, als ob sie ernsthaft mitspielen würden. Sie wissen schon, dass sie dem, was auf dem Spielfeld geschieht, keine Bedeutung beilegen werden. Was dieses Spiel zum Als-ob-Spiel macht, ist der Mangel an Freiheit. Beide fühlen sich aus moralischen Gründen aufs Spielfeld gezwungen und haben sich schon festgelegt, was die Frage ihres »Pessimismus‹« und seines »Aktivismus‹« angeht.

Evis Familie

Evis Eltern haben sich getrennt, als Evi 12 Jahre alt war. Ihr Vater, ein Alkoholiker, ist ausgezogen und hat den Rest seines Lebens in einer kleinen Wohnung in ihrer Nähe gewohnt. Er selbst war nach dem Krieg aus Osteuropa ausgewandert. Seine Familie war verarmt und sein Vater war ebenfalls Alkoholiker. Nach dem Krieg konnte er in Österreich studieren und lernte bei dieser Gelegenheit Evis Mutter kennen. Evis Vater wollte oder konnte nicht zurück in die Heimat. Von seiner Ursprungsfamilie, den Großeltern Evis, hätte er auch keine Unterstützung bekommen. Sowohl Evis Mutter als auch ihr Vater studierten auf Lehramt und zogen nach dem Studium in die Heimatstadt von Evis Mutter ins großelterliche Haus, wo ein Stockwerk frei war. Beide wurden als Lehrer angestellt. Es wurden zwei Kinder geboren, Evis älterer Bruder und sie. Der Alkoholkonsum von Evis Vater stieg über die Jahre erheblich und die Beziehung zwischen Evis Mutter und ihrem Vater verschlechterte sich zusehends. Evi fühlte sich trotzdem immer zu ihrem Vater hingezogen und empfand seine Situation in der kleinen Wohnung später als sehr traurig. Evis Vater starb, als Evi 36 Jahre alt war.

Evi hat keine starke Bindung zu ihrer Mutter. Sie verbindet mit ihr keine Wärme und Nähe. All die Jahre hat Evis Mutter ihr und Gustav angeboten, in das leer stehende Stockwerk in ihrem Haus zu ziehen, allerdings hätten sie nichts verändern dürfen. Sie konnte nie verstehen, dass Evi und Gustav unter diesen Bedingungen immer ablehnten. Nur von ihrem Vater hatte Evi Wärme und Nähe erfahren. Gleichzeitig erlebte sie, dass es ihm nicht gelang, Konflikte zu führen bzw. sein Leben selbst zu verantworten, dass »er zu schwach dazu war«. Er fühlte sich als Opfer. Sie hat von ihm die passive Haltung und die Überzeugung übernommen, dass am Ende die Dinge nicht gut ausgehen. Ihre Mutter, die ebenfalls wenige eigene Entscheidungen in ihrem Leben getroffen hat, war sehr damit beschäftigt, ihren Status zu schützen, und war sehr gut in der Lage, Vermögen und traditionelle Regeln zu verteidigen. Evi fühlt sich mit ihrer Skepsis gegenüber Paarbeziehungen ihrer Mutter nahe, obwohl sie ihr emotional fremd ist. Evi ist sich nach kurzem Schwanken sehr klar darüber, dass sie auch ohne Gustav zu den Bedingungen der Mutter nicht in das familiäre Haus einziehen würde.

Gustavs Familie

Gustav ist der Letzte von vier Geschwistern. Im Unterschied zu vielen anderen Familiensituationen war er nicht das jüngste, verwöhnte Kind, sondern er musste selber schauen, wie er groß wurde. Sein Vater war Beamter und ein gläubiger Mensch, der auf Manieren und Korrektheit Wert legte. Zuwendung konnte er wenig geben, emotionaler Ausdruck war für ihn sehr schwer und er war auch nicht die Person vieler Worte. In seinem Erziehungsverhalten war er sehr auf Gerechtigkeit bedacht. Fürsorglichkeit zeigte er nur in wenigen Situationen. Die wenigen Momente der Fürsorglichkeit sind für Gustav in seiner Erinnerung sehr bedeutungsvoll. Gustavs Mutter starb an einem Tumor, als er etwa 40 Jahre alt war. An sie hat Gustav nur blasse Erinnerungen. Es gelingt ihm nicht, sich an bedeutungsvolle Erlebnisse zu erinnern. Er erzählt von ihr, dass sie den Haushalt machte, kochte und da war. Aber sie war keine Frau, die in der Lage war, mit Kindern zu spielen. Sie konnte ihre Kinder umarmen, aber sie konnte ihnen nicht dabei helfen, praktische oder emotionale Probleme zu lösen. Die Kinder spielten allein; wenn es Schwierigkeiten gab, griff kein Erwachsener ein und sie mussten sich von klein auf allein darum kümmern, dass sie in der Schule mitkamen. Erzogen wurden sie durch den Vater, der aber nur abends zu Hause war. Gustav hatte sowohl in der Familie als auch unter Gleichaltrigen immer das Gefühl, ein Außenseiter zu sein. Trotzdem sagt er, er spüre keinen Zorn auf die Eltern, denke nicht, dass sie ihn benachteiligt hätten oder Ähnliches. Er sagt, durch diesen Hintergrund habe er die Möglichkeit gehabt, sich sein Leben selbst aufzubauen. Das hat er getan. Sein Vater setzt sich noch heute mit ihm in Beziehung wie früher. Er redet mit ihm, sagt ihm seine Sicht, unterstützt ihn aber so wenig, wie er ihn verurteilt.

Nimmt man diese Geschichten ihrer Herkunftsfamilien, so trifft sich Gustav, ein Gründer, mit Evi, einer Trägerin von Familienschicksal. Beide haben depressive Seiten in sich.

Gustav musste sein Leben von früh auf selbst in die Hand nehmen und hat dies auch getan. Die mangelnde Fürsorge hat er nie vermisst. Trotzdem musste er mit seiner Aktivität sicherlich eine innere Leere füllen. Jetzt, da er durch die Außenbeziehung gesehen hat, wie es ist, Fürsorge zu bekommen, will er nicht mehr darauf verzichten.

Evi ist von den großen Brüchen in ihrer Familie geprägt. Der Krieg hat Generationen voneinander getrennt und Paarbeziehung war nicht möglich. Sie trägt in sich noch das Gefühl ihres Vaters: die vergebliche Hoffnung, zu ein wenig Glück zu kommen. Alles was bleibt, ist das Zusammenhalten von Vermögen und die Regeln der Mutter, womit Evi wenig anfangen kann.

In beiden Ursprungsfamilien ist es zu keiner echten Begegnung der Eltern gekommen. Sie haben nebeneinander hergelebt und die Eltern von Evi haben sich alsbald getrennt. Die Trennung hat allerdings nicht zu neuen Lebensprojekten geführt. Die Mutter hat sich an Regeln und Vermögen geklammert, der Vater ist an seiner Einsamkeit zugrunde gegangen. Beide sind in der Vergangenheit verhaftet geblieben.

Weder Evi noch Gustav haben demnach in der Ursprungsfamilie ein Modell der wertschätzenden Begegnung auf der Paarebene kennengelernt. Gleichzeitig trägt Evi das Erbe der Aussichtslosigkeit in sich, während Gustav ein Gründer ist, der über seine Wurzeln nicht zu lange nachdenken möchte, da seine Eltern ihnen auch keine Bedeutung geschenkt hatten.

Man kann sich gut vorstellen, dass Gustav und Evi sich gegenseitig etwas hätten geben können, was für beide bereichernd gewesen wäre. Gustav hätte trotz seiner Wurzellosigkeit Nähe und Zugehörigkeit finden können, Evi hätte aus ihrem Verhaftetsein im »Erbe der Eltern« herausfinden können. Sie haben diese Möglichkeit nicht genutzt und sind mit Respekt und Freundlichkeit an den Punkt gekommen, da der wichtigste Teil des familiären Projekts, die ökonomische Absicherung, erfüllt worden ist. Um die ökonomische Grundlage der Familie muss sich dank der Firma inzwischen keiner von beiden mehr Sorgen machen. Für Evi ist das Projekt in gewisser Weise auch beendet, weil sie sowieso nicht damit gerechnet hatte, dass eine Paarbeziehung gut gehen könne. Eine respektvolle Trennung ist für sie im Grunde schon ein Schritt nach vorne, verglichen mit den Erfahrungen ihrer Eltern.

Zum Zeitpunkt unserer Gespräche war es für Evi nicht mehr möglich, auf Gustav zuzugehen. Vielleicht spürte sie auch, dass sein erwachtes Bedürfnis nach jemandem, der sich um ihn kümmert, jenseits ihrer Möglichkeiten lag oder sie andere Wünsche hatte. Sie kann sich nur in kleinen Schritten von ihrer ererbten »Bestimmung« befreien. Die Zeit, die es brauchen würde, um mit Gustav mitzugehen, ist mit seinem Zeithorizont und Veränderungsdrang nicht vereinbar. Ebenso sind die Bedeutungen, mit denen er sein Selbst und seine Geschichte beschreibt, durch seine erfolgreiche Gründung zu stabil ausgeformt, als dass er sie in diesem Moment infrage stellen könnte, um Evi entgegenzukommen. Sein Selbst und sein Selbstwert sind zu sehr an diese Bedeutungen gebunden. Für Gustav gehören auch seine Familie, Evi und seine Kinder zu seiner Gründung dazu. Insofern kann er nicht anders als loyal zu ihnen sein. Aber er hat für sich das Gefühl, dass die Paarbeziehung kein intimes Gespräch mehr zulässt bzw. immer nur bis zu einem gewissen Punkt zugelassen hat, sodass er sich nie wirklich wertgeschätzt fühlte. Beide haben vor der Aufgabe resigniert, aus ihrer beider Geschichten eine für beide stimmige Paargeschichte zu machen. Mit diesem Scheitern ging auch die gegenseitige Wertschätzung verloren.

In den Momenten, in denen sich ein Paar in der Phase der Paarberatung für eine Trennung entscheidet, hat das Paar das Setting im Griff. Die Realität überrollt das Setting.

Als ich erkenne, dass Evi und Gustav sich für sie unwiderruflich in zwei verschiedenen Geschichten wiederfinden, verändert sich meine Funktion. Vom partizipierenden Spielleiter werde ich zum Impresario, dem Leiter des Spielhauses, in dem mehrere Stücke gleichzeitig gespielt werden. Ich gebe jeder Geschichte – den zwei Geschichten von Evi und Gustav und der nach wie vor gemeinsamen Geschichte von möglicherweise getrennt erziehenden Eltern – einen eigenen Platz, ohne dass sich die Geschichten vermischen.

Evi lehnt das Angebot ihrer Mutter, zu ihr zu ziehen, ab. Damit kann sie durch die finanzielle Hilfe Gustavs die Geschichte ihrer Herkunftsfamilie ein kleines Stück weiterschreiben. Ein wenig Entwicklung wird möglich.

Sie bleibt in der gemeinsamen Wohnung. Gustav findet eine große Wohnung im gleichen Stadtteil. Gustav hat den Kontakt mit seiner Freundin wieder aufgenommen, sie ziehen aber nicht zusammen, zumindest nicht in nächster Zeit. Die Söhne sind zwei Tage die Woche und jedes zweite Wochenende bei Gustav, den Rest der Zeit bei Evi. Ihr war es sehr wichtig, dass sie nicht nur bei ihr sind, denn sie will auch noch einmal ein neues Projekt in ihrem Leben beginnen können und nach der Trennung nicht in die Verwaltung des Erbes zurückfallen. Für Gustav ist diese Lösung aus beruflicher Sicht etwas beschwerlich, aber er weiß, dass er weitere Anstrengungen und eine größere Komplexität akzeptieren muss, wenn er das in 20 Jahren Aufgebaute nicht zerstören will. Gustav führt mit seiner Freundin viele Gespräche, um der Situation eine Entwicklungschance zu geben. Seine Freundin möchte auch irgendwann Klarheit über ihren Platz in der Gesamtsituation und Klarheit über ein gemeinsames Projekt.

In der Geschichte von Gustav und Evi sind zwei Elemente sehr wichtig geworden.

Erstens ist es beiden nicht gelungen, ihre unterschiedlichen Eigenschaften zu schätzen. Sie haben sich gegenseitig zwar respektiert, aber der »Pessimismus« Evis und der »Aktivismus« Gustavs waren für den jeweils anderen bedeutungslos. Die schleichende Entwertung, die entsteht, wenn man etwas, was zum anderen dazugehört, was ihn auszeichnet, als nicht beachtenswert empfindet, ist tief gehender als gegenseitige Kritik. Die Gründe für dieses Unvermögen sind vielfältig.

Im Fall Gustav und Evi ist die familiäre Erfahrung beider zu nennen, dass Paarbeziehung bestenfalls in einem Nebeneinanderherleben besteht bzw. zum Scheitern verurteilt ist. Beide hätten die Art, wie man als Paar gemeinsam aufs Spielfeld der Bedeutungen gehen kann, ganz neu erfinden müssen. Zum anderen war die Motivation, größere Anstrengungen hierfür auf sich zu nehmen, bei beiden nicht (mehr) vorhanden. Evi hat ihr Selbst um die Aussichtslosigkeit und Skepsis herumgebaut; insofern findet sie sich im Scheitern der Beziehung wieder. Sie ist nicht motiviert, die Spannung und Energie auf sich zu nehmen, mit Gustav in ein tieferes Gespräch zu kommen. Sie müsste gleichzeitig die »Herkulesarbeit« auf sich nehmen, ihr Selbst aus der Welt der Aussichtslosigkeit herauszuführen. Für sie ist im Grunde das eingetreten, was sie in allen Situationen ihres Lebens erwartet hat. Zudem gewinnt sie durch ihr Festhalten an ihrer eigenen Geschichte in dieser Situation sehr viel: Ihr Pessimismus wird bestätigt, sie kann sich von der Mutter ablösen, sie gewinnt die Freiheit, nicht nur Mutter zu sein, die Loyalität mit dem Vater ihrer Kinder bleibt erhalten.

Gustavs Motivation, sich auf ein vertieftes Gespräch mit Evi einzulassen, ist ebenso gering. Sein Selbstwert und das Konstrukt seines Selbst wurden durch den beruflichen Erfolg stabilisiert. Gleichzeitig hat er die Perspektive eines neuen Projektes, in dem er etwas findet, von dem er bisher nicht wusste, dass es ihm fehlt.

Das zweite Element, welches die Beendigung der Geschichte einer Liebesbeziehung fördert, ist der Abschluss eines Projekts. Im gewählten Beispiel ist Gustavs Projekt der Firmengründung bzw. das gemeinsame Projekt der ökonomischen Absicherung der Familie abgeschlossen. Seit wenigen Jahren hat Gustavs Firma eine Stabilität erreicht, die ihm ein mehr als ordentliches Einkommen sichert, ohne dass er von der Angst verfolgt wird, sein Unternehmen könnte jeden Moment zusammenbrechen. Er ist zeitlich, emotional und gedanklich entlastet. Er kann sich überlegen, was er mit der frei werdenden Energie tun möchte. Es ist für ihn ein Stück Freiraum, der sich auftut. Weder Evi noch Gustav haben sich bemüht, den sich eröffnenden Freiraum gemeinsam zu füllen.

Wie Evi und Gustav die Geschichte ihrer gemeinsamen Elternschaft weiterschreiben werden, ist offen. Dies wird von vielen unterschiedlichen Faktoren abhängen. Was die Erziehung und die Beziehung zu den Kindern angeht, so haben sie bisher kaum Konflikte. Evi scheint den Kindern zu erlauben, ihren Vater und sogar seine neue Partnerin zu mögen. Das ist nicht selbstverständlich, aber für die gesunde Entwicklung der Kinder eine wichtige Voraussetzung. Gustav möchte die Dinge an ihrem richtigen Ort lassen, wobei zu sehen ist, welcher dies ist. Er strebt zwar eine neue Familie an, möchte aber seiner ersten Familie nicht die Loyalität entziehen. Er möchte die Anstrengung auf sich nehmen, dass jeder in den sich überschneidenden Systemen[24] seinen richtigen Ort findet. Dies hängt natürlich nicht nur von ihm ab.

24 Dies sind in diesem Moment fünf Systeme: Gustav – Evi, Gustav – Evi – Söhne, Gustav – Söhne, Gustav – Freundin, Gustav – Freundin – Söhne.

12 Aufkommende Wünsche – Entwicklungsschritte des Selbst

Paarbeziehungen sind in ständiger Veränderung; die Entwicklung der Partner, neue Funktionen des Paares, Kontextveränderungen, Lebensphasen, kritische Lebensereignisse: All dies zwingt das Paar, sich beständig neu zu finden, sich anzupassen und Herausforderungen anzunehmen, neue Lösungen zu suchen und Entwicklungsschritte zu gehen. Nimmt das Paar die Herausforderungen an, hat auch der einzelne Partner die Chance, eigene Entwicklungsschritte zu machen, sein Selbst weiterzuentwickeln. Trennung bedeutet in den meisten Fällen, dass zumindest einer von beiden, aber meistens beide es vorziehen, in ihren immer gleichen Schwierigkeiten stecken zu bleiben und stillzustehen.

Die Lebenserwartung ist heute so lang, dass in jeder über Jahrzehnte andauernden Paarbeziehung irgendwann der Moment kommt, in dem einer von beiden etwas anders machen möchte. Den Beruf wechseln, den Lebensstil ändern, für bestimmte Sachen mehr Zeit haben, bestimmte Dinge nicht mehr tun, in einen anderen Ort ziehen usw. Die jeweiligen Partner sagen dann dazu: »Das war nicht so vereinbart, du hast doch eine Verantwortung« u. a. Meist haben solche Einwände keine dauerhafte Wirkung.

Der Veränderungsdrang ist oft so groß, dass das Paar entweder einen gemeinsamen Weg findet, die aufkommenden Wünsche in die Paarbeziehung aufzunehmen, oder es zur Trennung kommt. In diesen Situationen durchzieht die Trennungsoption die Paarbeziehung für lange Zeit. In einigen Fällen, in denen im intimen Raum kein Platz für die sich verändernden Bedeutungen besteht, kommt es tatsächlich häufig zur Trennung. In diesem meist über Jahre dauernden Prozess ist es für die Zukunft der Paarbeziehung umso besser, je früher man über die Veränderungen ins Gespräch kommt. In diesem Fall besteht eine gute Möglichkeit, dass das Paar einen gemeinsamen Weg findet. Hierbei fließen nicht nur die neuen Wünsche des einen in die Paarbeziehung ein, sondern auch der andere muss einen Entwicklungsprozess durchlaufen, in dem er versteckte oder neu aufkommende Wünsche entdecken wird. Es wird nicht nur die gemeinsame Geschichte, sondern die von beiden Partnern neu geschrieben.

Neuorientierung der Paarbeziehung – Neuorientierung des Selbst

In meiner Arbeit konnte ich beobachten, dass bei allen Krisen, Neuorientierungen, Stillständen und Außenbeziehungen, die zu einem inneren Distanzierungsprozess führen, die Fortführung der Paarbeziehung vor allem dann schwierig wird, wenn einer der Partner schon ein konkretes Projekt außerhalb der Beziehung vor Augen hat. Gelingt die Aufnahme der aufkommenden Wünsche ins intime Gespräch, bevor konkrete Projekte entstehen, hat die Paarbeziehung eine Chance.

Das Aufkommen neuer Wünsche kann sich aus unterschiedlichen Quellen nähren. Es können beiseitegeschobene Wünsche aus der Vergangenheit sein. Auch neue Aufgaben, die sich aus dem Kontext oder dem Lebenszyklus des Paares ergeben, können zu solchen Situationen führen.

Paarbeziehungen haben zunächst die Funktion der Ablösung von der Herkunftsfamilie. Dann haben sie die Funktion der beruflichen Stabilisierung und die, den sozialen Status zu unterstützen. Später haben sie die Funktion der Familiengründung usw. Erfüllt eine Partnerschaft eine der Funktionen, so gerät das Paar, wenn eine andere Funktion ansteht, in die Krise. Es muss mit einem neuen Kapitel in der Paargeschichte beginnen. Was vorher galt, wird infrage gestellt. Im Fallbeispiel dieses Kapitels ist die Partnerin mit dem Ziel der Ablösung vom Elternhaus ins Ausland gegangen. Ist die Ablösung weitgehend gelungen, so kann es durchaus sein, dass man im Laufe der ersten Jahre der Berufstätigkeit in seine Heimat zurückkehren möchte. Ein Umzug steht an. Möchte der Partner mit, möchte man ihn dabeihaben? Wie soll es gemeinsam weitergehen?

Eine weitere Möglichkeit des Aufkommens neuer Wünsche kann auch die Veränderung des Selbst sein, die im Laufe der Jahre stattgefunden hat. Das Selbst, welches wir uns in unserer Kindheit, Jugend und frühen Erwachsenenzeit aufgebaut haben, hat immer Aspekte, die unsere Fähigkeiten und Emotionen wenig berücksichtigen. In der Jugend und im jungen Erwachsenenalter konstruieren wir uns ein Selbst, das Schwierigkeiten mildert und uns gleichzeitig Selbstwert gibt. Wichtig sind auch Eigenschaften, die uns andere, meist die Familie, im Laufe unseres Lebens zugeschrieben haben. In bestimmten Momenten waren diese Konstrukte über unser Selbst eine Lösung für uns oder für unser Umfeld. Sie erklärten oder formten Beziehungen, sie mildern negative Emotionen. Sowohl die Konstrukte der Jugend als auch die Zuschreibungen von außen bauen wir in unser Selbst, in unseren Anspruch an unser Selbst ein. Oftmals werden diese Konstrukte im Laufe des Lebens überflüssig, beschwerlich oder gar zu Hindernissen. Sie entsprechen nicht mehr unseren Kräften, Gefühlen und Wünschen, oder wir entdecken gar, dass sie uns von Anfang an fremd waren. Ein Rebell, der keiner ist; die Autonome, die gern versorgt werden möchte; der Angepasste, der dies viel zu anstrengend findet; die »Sorgende«, die eigentlich im Zentrum stehen möchte, sind Beispiele für Aspekte des Selbst, die fern von den realen Möglichkeiten und Emotionen sind. Im Laufe des Lebens gelingt es vielen Menschen dank der Paarbeziehung, diese beschwerlichen Teile des Selbst zu verändern und durch andere Bedeutungen zu ersetzen. Neue Wünsche kommen zum Vorschein.

Eine solche Situation, in der einer der Partner einen sehr grundsätzlichen Veränderungswunsch hat, ruft oft ein Gefühl der Ungerechtigkeit, aber auch der Scham und Schuld hervor. Es werden Vorwürfe gemacht und die Konten in der Paarbeziehung werden verglichen. Oftmals beginnt es auch damit, dass einer einfach unzufrieden ist und gar nicht ausdrücken kann, was ihn bewegt und was er gerne möchte. Häufig entstehen dann Konflikte an Nebenschauplätzen. Geht dies über lange Zeit, so wird auch das Thema Trennung formuliert. Meist ist es wichtig, die Trennungsoption auf das Spielfeld der Bedeutungen zu bringen, damit das Spiel nicht von vornherein eingeschränkt wird.

Mario und Brigitte

Eines Tages kontaktiert mich eine geschätzte Kollegin, welche in der Region als eine der ersten Adressen für sexualtherapeutische Fragen gilt. Sie schickt mir ein Paar, von dem Brigitte, die Frau, bei ihr in Therapie ist. Die Kollegin hat die Hypothese, dass Mario, der Ehemann, wegen seiner »Fixierung« auf analen Verkehr eine Therapie braucht. Sie fühlt sich eigentlich für solche Probleme zuständig, da sie aber schon Brigitte in Behandlung hat, möchte sie ihn nicht übernehmen. Zusätzlich ist sie überzeugt, dass in dieser Situation ein männlicher Therapeut geeigneter sein könnte. Sie überweist das Paar an mich.

Schon in der Überweisung liegt etwas Widersprüchliches. Es wird das Paar überwiesen, wobei der Mann das Problem hat, für das eine Sexualtherapie wichtig wäre. Ich vermute, dass diese Widersprüchlichkeit Teil der Gesamtsituation des Paares ist, und gebe beiden zusammen einen Termin.

Mario (45) ist ein klein gewachsener, sehr intelligenter und redegewandter Südländer, er spricht sieben Sprachen fließend, im Moment lernt er Chinesisch. Mit sehr klugen Gedanken versucht er Brigitte (44) und mich zu überzeugen, warum jedem normalen Menschen, ja Lebewesen, Analverkehr gefallen muss. In seiner Art ist er sehr lebhaft und fast überwältigend. Bei mir stellt sich eine Resonanz der Bedrängung ein. Wenn ich aus dieser Resonanz heraustrete, entsteht bei mir kein Gefühl der Bedrohung oder der Aggression, sondern eher ein väterliches, zärtliches Gefühl gegenüber einem einsamen, um seinen Platz im Leben kämpfenden Jungen.

Brigitte (44) ist eine etwas biedere und unsichere, aber doch auf ihrem Standpunkt beharrende Frau, die so starke Aggression und Abwehr gegenüber dem Analverkehr und zu viel Sexualität insgesamt ausdrückt, dass sie überhaupt nicht mehr reden möchte. In anderen Momenten schwindet ihre Abgrenzung und sie lässt sich wieder auf einen Dialog ein. Einerseits erzählt sie, was er alles von ihr an sexuellen Praktiken gewünscht hat, auf die sie sich auch eingelassen habe. Inzwischen verweigere sie sie aber. Andererseits ist sie ihm zugewandt und erzählt, wie schrecklich sie es fand, wenn ihr zwei Jahre zuvor verstorbener Vater Mario abgewertet hat, obwohl Letzterer unendlich viel intelligenter und gebildeter ist.

Brigitte und Mario haben gemeinsam drei Kinder zwischen 5 und 11 Jahren.

Die Anfragen, mit denen beide kommen, sind unterschiedlich. Mario möchte über Sexualität reden, Brigitte möchte darüber nicht reden. Brigitte kommt, kann aber zunächst keine Anfrage formulieren.

Für die ersten zwei Treffen ist das kein Problem, denn wenn ein Thema so massiv hereindrängt, wende ich mich diesem erst einmal zu: zunächst mit einer »Notbehandlung«, die auch die vorläufige Settingdefinition und die Erlaubnis von Brigitte beinhaltet, mit ihrem Anliegen noch kurz zu warten. Erste Versuche der Fokusverschiebung gestalten sich schwierig.

Wir vereinbaren weitere drei Treffen, in denen ich vor allem die Geschichte des Paares und der Ursprungsfamilien zum Thema mache. Das Thema Ursprungsfamilie wird auch anhand von Aufstellungen mit Klötzen, Zeichnungen und Als-ob-Situationen besprochen. Hiermit hat Mario deutlich mehr Schwierigkeiten als Brigitte. Mario drängt bei diesen Treffen immer wieder zum Thema Sexualität. Es ist schwierig, ihn bei einem anderen Thema zu halten. Dabei bleibt er immer auf einer rationalisierenden Ebene. Sehr schnell merke ich aber, dass ihn zwischen unseren Treffen meine fokusverschiebenden Interventionen sehr beschäftigen. Im Laufe der Treffen lässt sich erkennen, dass über weite Strecken eine gemeinsame Paargeschichte existiert. Nur in Einzelaspekten gibt es zwei konkurrierende Geschichten.

Marios Familie

Mario wächst in einer heruntergekommenen Kleinstadt in der Nähe einer Mittelmeermetropole auf. Sein Vater war Ingenieur, er war sehr streng und oftmals gewalttätig. Seine Mutter arbeitete halbtags als Verkäuferin, war viel zu Hause, aber er erlebte sie immer als krank. Sie sorgte mehr schlecht als recht für den Haushalt und war für die Kinder kaum erreichbar. Zwischen Mutter und Vater gab es sehr viel Streit, »eigentlich nur Streit«. An harmonische Familienmomente kann sich Mario nicht erinnern. Mario hat einen knapp zwei Jahre älteren Bruder und einen Zwillingsbruder (eineiig). Vor diesem familiären Hintergrund wächst Mario »auf der Straße« auf. Mario muss seine Emotionen allein regeln lernen. Die Brüder sind in ihrer Kindheit und Jugend viel zusammen. Trotzdem hat er zu seinem Zwillingsbruder ein besonderes Verhältnis. Vor allem zu ihm kann er Nähe empfinden. Mario erzählt von einigen Situationen, in denen er als Kind versucht hat, die Beachtung und Wertschätzung seines Vaters zu bekommen, was ihm immer misslang. Nicht einmal, als er seinem Vater aus einer für diesen lebensbedrohlichen Situation heraushalf, bekam er dafür Anerkennung. Aus den Erzählungen wird deutlich, dass er schon damals ein sehr aufgewecktes Kind gewesen sein muss.

Auf der Straße kommt er sehr früh (mit 11 oder 12) mit pornografischen Darstellungen in Kontakt. Diese interessieren ihn und seine Brüder sehr. Sie begleiten ihn die nächsten Jahre. Seine erste Freundin hat er mit 14. Sie ist etwas dicker und eher schüchtern, sie entspricht nicht dem Frauenideal der Zeit. Seine Freunde nehmen ihn dafür auf den Arm und necken ihn auf derbe Weise, woraufhin er die Freundin verlässt. Für Mario war dies ein einschneidendes Erlebnis in zweierlei Hinsicht. Zum einen war es das erste Mal, dass er von einer Frau Aufmerksamkeit bekam, denn von seiner Mutter hatte er keine. Zum anderen war er entsetzt darüber, wie Dritte auf die eigenen Entscheidungen Einfluss nehmen können. Es beeindruckte ihn, dass dies sogar so weit gehen kann, dass man über die eigenen, auch tiefen Wünsche hinweggeht. Nach dem Abitur zog Mario aus. Das war für ihn nicht leicht, denn er hatte keine Unterstützung von den Eltern. Er zog in einen anderen Landesteil, fing an zu arbeiten und studierte Soziologie. Seine beiden Eltern starben, als Mario Mitte 30 war, zuerst seine Mutter und drei Jahre später sein Vater. Mario hat heute eine enge Beziehung zu seinem Zwillingsbruder und eine gute Beziehung zu seinem älteren Bruder, die beide in der Nähe seiner Geburtsstadt leben. Ebenso hat er eine gute Beziehung zu deren Ehefrauen.

Mario hatte in der Zeit, in der sich die Vorstellungen über Sexualität weitgehend festlegen (10–15 Jahre), und möglicherweise schon davor ausschließlich »pornografische« Modelle. Diese Modelle begleiten ihn heute noch. Für Mario ist Sexualität wichtig. Angesichts dessen, dass er sie in den letzten Jahren für seine Vorstellungen relativ niederfrequent lebt (zweimal im Monat) und dies für ihn nicht sehr bedeutsam ist, ist eine daran gebundene Zwanghaftigkeit eher auszuschließen. Seinem »pornografischen« Modell von Sexualität ist kein Krankheitswert zuzuordnen, sondern es gehört in den Bereich bürgerlicher Freiheit wie andere sexuelle Vorlieben oder Orientierungen. Es ist auch nicht »heilbar« bzw. verursacht nicht mehr oder weniger Leiden als andere sexuelle Orientierungen. Gleichwohl können »pornografische« Vorstellungen von Sexualität leicht eine Konfliktquelle in Paarbeziehungen sein.

Das Modell der Auseinandersetzung zwischen Mario und Brigitte ist das des offenen Streits. Mario ist sehr lebhaft und hat eine ausladende Körpersprache, ist dabei allerdings sehr respektvoll und nie beleidigend oder gar erniedrigend oder körperlich übergriffig. Brigitte bestätigt dies: »Echte« Aggression gibt es von Mario nicht. Trotzdem ist seine kommunikative Begegnung immer sehr engagiert, oft nervös, aber auch sehr innig und warm. Seine Emotionen sind sichtbar und er kontrolliert sie über Gedanken und die Reflexion. Diese Form der Emotionsregulierung hat er, ebenso wie sein Zwillingsbruder, in der Kindheit entwickelt. Vermutlich spielt auch die Sexualität bzw. die damit verbundene körperliche Nähe bei der Emotionsregulierung eine große Rolle. Mario ist durchaus empathisch mit Brigitte. Aber er muss lange Wege rationaler Dialoge gehen, um die Wünsche, die Brigitte seit einiger Zeit ausdrückt, zu verstehen und deren Einlass in seine eigene Bedeutungswelt zuzulassen. Der Dialog zwischen Brigitte und Mario ist für beide sehr anstrengend und man kann ihn kaum intim nennen.

Mit seinen Kindern ist es anders. Es gelingt ihm weitgehend, ihnen so zu begegnen, wie er es sich von seinem Vater gewünscht hätte.

Brigittes Familie

Brigittes Vater hat ein kleines, erfolgreiches Unternehmen im Gesundheitsbereich. Er ist ein strenges Familienoberhaupt. Brigittes

Mutter ist dem Vater untergeordnet, aber wenig mütterlich. Sie passt sich seinen Regeln an, ohne sie gegenüber den Kindern zu puffern. Brigittes Vater hat auch Momente des Zorns und Gewaltausbrüche, die dazu führen, dass in der Familie eine unterschwellige Angst vor ihm herrscht. Brigitte hat eine zwei Jahre jüngere Schwester. Diese hat nach der kaufmännischen Lehre begonnen, in einem Büro zu arbeiten, und hat bald geheiratet. Die Kinder ihrer jüngeren Schwester sind 10 Jahre älter als ihre eigenen Kinder. Brigitte ist nach dem Abitur von zu Hause weg ins Ausland gegangen, um dort zu studieren. Sie wollte nicht wieder zurück. Einerseits signalisiert dieser Schritt, dass sie sich von zu Hause abgrenzt. Sie hielt auch über viele Jahre an der Haltung fest, nie das Unternehmen ihres Vaters übernehmen zu wollen. Andererseits studierte sie gerade das Fach, das sich der Vater gewünscht hatte, womit sie die Grundlage für eine künftige Firmenübergabe legte. An der Universität lernte sie Mario kennen. Gemeinsam führten sie während und nach der Universitätszeit ein sehr buntes und abwechslungsreiches Leben. Sie lebten phasenweise in übrig gebliebenen »Hippiekommunen« zwischen Spiritualität und experimenteller Sexualität. Als der erste Sohn geboren wurde, heirateten sie und zogen in die Nähe von Brigittes Heimatstadt, wo Mario bei der Gemeindeverwaltung eine Arbeit fand und Brigitte als Angestellte eines Privatunternehmens arbeitete. Mario und Brigitte reisten sehr häufig in die Heimat Marios ans Mittelmeer, um auf diese Weise ihr »unbürgerliches« Leben weiterzuführen. In der Zwischenzeit bekam Brigitte mit Mario zwei weitere Kinder. Als er die Möglichkeit erhielt, in der Gemeindeverwaltung auf eine 30-Stunden-Woche zu gehen, nutzte er dies, um mehr Zeit für die Kinder zu haben.

Vier Jahre, bevor ich Brigitte kennenlerne, wird Brigittes Vater sehr krank. Sie entscheidet sich nach einiger Zeit dann doch dafür, die Leitung seines Unternehmens zu übernehmen. Sie sieht ihre Aufgabe zunächst noch aus dem Blick einer Angestellten. Ihr Vater stirbt nach zwei Jahren Krankheit. Als ich Brigitte kennenlerne, ist sie seit zwei Jahren die Leiterin des Unternehmens. Sie ist inzwischen motiviert, diese Rolle auszufüllen, wobei sie Schwierigkeiten hat, sich selbst als Unternehmerin zu sehen, da sie dies in der Vergangenheit immer abgelehnt hat.

Brigitte entzieht sich an einem gewissen Punkt ihrer Geschichte dem Konflikt mit dem Vater und bricht (scheinbar) mit dessen Lebensvorstellungen. Ihr Vater war ihr zu hart und zu rational; die Bindung, die sie ihm gegenüber empfindet, lehnt sie ab. Ihre Mutter war für sie kein Modell. Sie sucht eine provokante Alternative in eher spirituellen, emotional starken, aber auch provozierenden Erfahrungen.

Auch die »grenzüberschreitende« Sexualität mit Mario war für sie ein Bruch mit ihrer Herkunft, eine Abrechnung mit dem Vater, der ihr alles verbieten wollte.

Für Mario empfand sie wegen seiner Intelligenz und Kultiviertheit, aber auch wegen seiner offenen Sexualität Bewunderung. Sie hatte bei ihm das Gefühl, dass es eine Alternative zu den Prinzipien ihres Vaters gibt. Sie akzeptiert die Experimente, die Mario ihr auch auf sexueller Ebene vorschlägt, gerne. Beide wehren sich nicht gegen ein Projekt »Familie«, im Gegenteil, sie akzeptieren es mit Freude. Brigitte nähert sich mit der Geburt ihres ersten Kindes räumlich ihrer Familie an. Sie bleibt für sich jedoch weiterhin davon überzeugt, dass sie nie das Unternehmen ihres Vaters übernehmen wird. Ich bin sicher, dass sie schon damals spürte, dass sie auf dem Weg war, in das Generationsprojekt ihres Vaters einzuwilligen. Die Vorstellungen, die ihr eigenes Selbst stabil halten sollten, und die gemeinsame Paargeschichte »verboten« ihr aber, sich dies einzugestehen. Als Brigittes Vater krank wurde und dann starb, befreite sich Brigitte von der Notwendigkeit der Abgrenzung ihm gegenüber. Sie ist nun bereit, ihr Selbst so zu verändern, dass es näher an ihren Fähigkeiten und Emotionen liegt als zuvor. Dabei verändern sich ihre Wünsche und sie beginnt, einiger Dinge, die bis dahin ihrem Selbst entgegenkamen, überdrüssig zu werden. Jetzt ist sie geneigt, in das Projekt ihres Vaters, in das Unternehmen, einzusteigen. Aus der Rebellin wird eine angesehene Bürgerin einer Kleinstadt.

Dieses Thema der veränderten grundlegenden Bedeutungen, die Brigitte der Paarbeziehung heute zuweist, nehme ich in den Paartreffen auf. Das Paar versteht, dass es sich in einer Zeit des Übergangs befindet. Die Grundvereinbarungen, auf deren Basis Mario und Brigitte sich zusammengetan haben, gelten nicht mehr. Brigitte ist nicht mehr Rebellin, sie will eine angesehene Bürgerin mit einem Hang zur Spiritualität sein. Sie weiß nicht, ob Mario dazu passt. Die Beziehung mit Mario entstand für Brigitte aus dem Bedürfnis der Rebellion gegenüber ihrem Vater. Die Rebellion ist zu Ende. Welche gemeinsame Bedeutung kann die Paarbeziehung nun haben?

Für Mario ist es ein wenig anders. Er findet in Brigitte die mütterlichen, weichen Teile, die ihm bei seiner Mutter fehlten. Gleichzeitig ist sie abenteuerlustig genug, um sich für seine Form der Sexualität zu öffnen. Mario merkt nach mehreren Gesprächen, dass er Brigitte mit seinem Wunsch nach Analverkehr bedrängt bzw. sie in eine Richtung drängt, in die sie nicht mehr gehen will. Das Drängen Marios löst in ihr fast Panik aus. Er will nicht wahrhaben, dass die Veränderung des

Lebensstils sich auch auf die Sexualität auswirkt. Sie möchte die Rolle der starken, bürgerlichen Frau annehmen und sich trotzdem als etwas Besonderes, Außergewöhnliches fühlen. Darin fühlt Brigitte sich von Mario nicht unterstützt. Sie ist in ihrem Veränderungsprozess schon recht weit vorangeschritten, während Mario erst jetzt mithilfe der Paargespräche versteht, was mit Brigitte und in der Folge mit der Paarbeziehung geschieht. Mario braucht Zeit, um zu verstehen und sich gegenüber der Veränderung zu öffnen; in der Zwischenzeit beharrt er auf der Kontinuität des Bisherigen.

Bei Mario und Brigitte sind viele Stränge der persönlichen und der gemeinsamen Geschichte neu zu erzählen. In Brigitte gibt es jedoch eine große Eile. Seit einem Jahr haben die beiden keinen Analverkehr mehr. Trotzdem haben beide fast panikartige Reaktionen, wenn es um dieses Thema geht. Es entsteht der Eindruck, dass mit dem Thema Analverkehr eher von beiden Seiten die im Gang befindlichen Veränderungen versteckt werden sollen. Brigitte hat den Weg vom rebellischen, aber »abhängigen« Mädchen zur machtvollen Bürgersfrau fast vollendet. Kann sie dies vor sich selbst schon zugeben? Passt in den Bedeutungsraum dieses Wunsches der südländische öffentliche Angestellte? Kann Mario Brigitte rechtzeitig verstehen, um mit ihr gemeinsam den Weg zu gehen? Und letztlich, wünscht sich Brigitte in Zukunft noch intellektuelle und sexuelle Grenzüberschreitung? Worin könnte das gemeinsame zukünftige Projekt bestehen? Es könnte die bestehende Familie sein. Doch ist dieses Projekt tragfähig genug für beide?

Bei den Treffen habe ich das Gefühl, es sitzen zwei Personen im Raum, die in zwei unterschiedlichen Welten leben. Ich trage immer wieder den Zweifel in mir, ob Brigitte nicht im Grunde ihre Entscheidung schon getroffen hat. Sie hat sich innerhalb kürzester Zeit von zwei Einschränkungen befreit: der Notwendigkeit der Abgrenzung vom Vater und von Geldsorgen. Sie hat sicheren Boden unter den Füßen und hat die Möglichkeit, in ihrem Leben neue Weichen zu stellen. Bei den weiteren fünf Treffen bleiben Brigitte und Mario in ihren »Übergangsgefängnissen« stecken. Der Stress der Unübersichtlichkeit führt dazu, dass Mario in seiner Fixierung auf die Sexualität verhaftet bleibt. Brigitte kann nicht anders, als ihn dafür verantwortlich zu machen, dass sie ihre eigenen Wünsche selbst nie sehen, geschweige denn ausdrücken konnte. Die Versuche, mit Mario und Brigitte gemeinsam ein Spielfeld zu konstruieren, auf dem sie all das, was bisher bedeutungsvoll war, spielerisch betrachten und neue Sichtweisen ausprobieren können, erweisen sich als schwierig. Die Eile Brigittes und die Zeit, die Mario braucht, um die Veränderungen Brigittes in sich wirken zu lassen, trennen beide voneinander.

Brigitte bricht das Paarsetting ab, sie macht ihre Einzeltherapie weiter. Die dadurch stärker werdende Trennungsoption ist einerseits ein weiterer Schritt für sie selbst und für Mario, die bisherigen Bedeutungskonstruktionen zu verlassen. Begegnung könnte leichter werden. Andererseits werden hierdurch die zentrifugalen Kräfte im Paar gestärkt, die Motivation für ein weiteres gemeinsames Kapitel lässt nach.

Ich habe die Möglichkeit, beide in sehr seltenen Treffen weiter zu begleiten. Ein Jahr später ist es Mario gelungen, seine Aufmerksamkeit vom Thema Sexualität abzuziehen, und er beginnt das Problem Brigittes zu verstehen. Er merkt auch, dass er sie mit dem Thema Analverkehr von sich weggetrieben hat.

Brigitte macht in der Zwischenzeit Erfahrungen mit zwei Männern, die ihr im Ausdruck ihrer spirituellen Gefühle entgegengekommen sind. Beide Erfahrungen enden enttäuschend. Sie nähert sich weiter der Geschichte ihrer Familie und dem Wunsch, eine machtvolle Frau zu werden. Ob und wie dies gelingen kann, ohne wie ihr Vater zu werden, muss Brigitte allein entdecken und erfinden. In der Zwischenzeit hat Brigitte Mario weggeschickt. Er ist in eine Wohnung in der Nähe gezogen. Die »Familie« sieht sich nahezu täglich, Brigitte und Mario arbeiten sich aneinander ab, aber nicht aufeinander zu.

Mein Kontakt mit ihnen endet, als beide noch in einer Übergangszeit leben, in der es keine endgültigen Entscheidungen für die Zukunft gibt. Ich kann mir gut vorstellen, dass die enorme Aufgabe, die vor Brigitte steht, sie schlicht überfordert. Um die Komplexität der Aufgabe zu reduzieren, kann es gut sein, dass Brigitte den Teil ihrer Geschichte, der mit Mario verbunden ist, erst einmal beiseiteschieben möchte. Marios Projekt, eine Familie, Nähe und Wärme von einer Frau und eine ihm möglichst entsprechende Sexualität zu haben, könnte, auch wenn es zur Trennung kommt, zum Teil erhalten bleiben, wenn beide die Loyalität zueinander aufrechterhalten.

Das Selbst im Konflikt mit Emotionen, Fähigkeiten und Wünschen

Die Geschichte von Brigitte und Mario hat einen Bruch bekommen, als Brigitte eigene Wünsche entdeckte, die für sie immer unaufschiebbarer wurden. Sie hat selbst diese Veränderung erst sehr spät wahrgenommen und Mario hatte lange Zeit Schwierigkeiten, ihr die richtige Bedeutung zu geben. Sie entfernen sich voneinander, indem sie an einem »Nebenschauplatz« festhalten, der keine Lösungen erlaubt und die Möglichkeit eines intimen Raumes versperrt. Trotz einer großen gemeinsamen Geschichte pflegen sie vor allem die konkurrierenden Geschichten, die sich um den Analverkehr drehen.

Die Kraft von Brigittes Bewegung ergibt sich nicht nur aus dem Auftauchen des Wunsches, eine neue Rolle zu übernehmen, sondern sie ist auch die Folge davon, dass sie sich in ihrer Beziehung mit Mario ein Selbst konstruiert hat, in dem viele ihrer Bedürfnisse und Fähigkeiten keine Berücksichtigung fanden. Kollegen würden sagen, sie hatte sich ein »falsches Selbst« geschaffen. Nimmt man, wie ich, jedes Selbst als ein Konstrukt an, so gibt es kein falsches und kein richtiges Selbst, sondern nur eines, das in der jeweiligen Situation mehr oder weniger gut funktioniert. Brigitte hat nach wie vor rebellische und provozierende Seiten in sich, sie möchte aber auch ihre bürgerlichen Anteile integrieren.

Mit der Konstruktion des Selbst schaffen wir eine soziale Wirklichkeit. Wir versuchen damit, unseren Emotionen und inneren Strukturen, unseren Kompetenzen, Wünschen und Träumen, all dem, was unser Leben ausmacht, eine Bedeutung zu geben. Dazu zählen auch unsere Wertvorstellungen, unsere Geschichte, unsere Hoffnungen und unsere Aufgaben im Alltag. Wir können versuchen, diese Konstruktion möglichst nahe am Ziel einer emotionalen Erfülltheit und Ausgeglichenheit zu orientieren, oder unser Selbst im Hinblick auf sozialen Status oder viele andere Ziele konstruieren. Meist ist es eine Mischung aus unterschiedlichen Zielen.

Der Kontext unseres Lebens ist in unausgesetzter Entwicklung begriffen, unsere emotionalen, körperlichen und kognitiven Möglichkeiten und Wahrnehmungen sind ständigen Veränderungen unterworfen. Ist das Konstrukt unseres Selbst hierfür wenig funktional, bringt es uns in schwierige Situationen. Wir hinken mit den Bedeutungen, die wir den Dingen verleihen, den Veränderungen gleichsam hinterher. In manchen Momenten konstruieren wir unser Selbst auch um einen Wunsch herum, der sich eventuell als unrealistisch erweist. Oftmals halten wir lange an nicht funktionierenden Bedeutungen fest. Um sinnvolle Lösungen in Beziehungen zu finden, muss oft ein weiter Weg zurückgelegt werden, bis wir akzeptieren können, dass z. B. Wertvorstellungen oder auf die eigene Person bezogene Grundüberzeugungen wenn nicht abgeschafft, so doch neu eingeordnet werden müssen. Oftmals ist ein großes Scheitern notwendig, damit wir den beschwerlichen Weg auf uns nehmen, die von uns konstruierten Bedeutungen auf dem Spielfeld der Veränderung zuzulassen. Meist wird zuerst jeder andere mögliche Weg des Spannungsabbaus ausprobiert.

Brigitte gelang ihre Ablösung von zu Hause über die Konstruktion eines Selbst, das sie als eine rebellische, das bürgerliche Leben ablehnende, sexuell offene und autonome Person erscheinen ließ. Dieses Konstrukt hat ihr geholfen, für sich selbst eine Geschichte zu schaffen, durch die sie einige Elemente ihrer Herkunftsfamilie verändern konnte. Gleichzeitig hat sie einen hohen Preis dafür bezahlt: mit der Ablehnung ihrer ängstlichen Natur und ihrer Liebe zum Status, der Verleugnung ihrer Schwierigkeit, Grenzen zu setzen und ihre eigenen Wünsche auszudrücken, der Unterdrückung ihrer Scham und ihres Bedürfnisses nach Sanftheit sowie der Verleugnung ihrer realen Abhängigkeit von den Bedeutungsräumen anderer.

Als ihr Vater krank wird, braucht sie die Ablösung von der Herkunftsfamilie nicht mehr und beginnt die Anstrengung zu spüren, die sie die Aufrechterhaltung ihres bisherigen Selbst kostet. Der Wunsch Brigittes, der den Bruch in die Geschichte des Paares bringt, ist mehr als ein beiseitegeschobener Wunsch, es ist das legitime dringende Bedürfnis, die Jahre der Anstrengung und der selbst auferlegten Einschränkungen, die hinter ihr liegen, um ihr Selbst aufrechtzuerhalten, zu beenden.

Ein wichtiges, für Brigitte und Mario jedoch bis zum Ende unserer Treffen »unzulässiges« Thema ist der Unterschied im Status und in den ökonomischen Möglichkeiten der Herkunftsfamilien. In dem Moment, in dem Brigitte ins Projekt ihrer Herkunftsfamilie zurückgeht, wird dieser Unterschied mit seiner ganzen Kraft wirksam. Unter Therapeuten werden strukturelle soziale Unterschiede[25] in der Regel völlig unterschätzt. Große Ungleichgewichte in Vermögen, Bildung, Nähe zur Ursprungsfamilie und Status haben eine große Auswirkung auf die Bedeutungsgebung innerhalb von persönlichen Beziehungen. Sie sind ein ständiger latenter Begleiter der Begegnungen inner- und

---

25 Mit strukturellen sozialen Unterschieden meine ich die Unterschiede der soziologischen Faktoren, also Vermögen, geografische Nähe zur Herkunftsfamilie, Status, Bildung, Einbettung in einen Kulturraum usw. Diese »soziologischen Faktoren« grenze ich ab von Faktoren, die auf der psychisch-individuellen Ebene oder auf der Ebene persönlicher Beziehungen anzusiedeln sind, wie Emotionen, Kommunikation, Freundschaften, Familiendynamiken ... Die strukturellen soziologischen Faktoren sind nicht oder kaum durch Psychotherapie oder menschliche Begegnung beeinflussbar, während sie umgekehrt einen enormen Einfluss auf Psyche, Beziehung und Familiendynamik haben.

außerhalb des Spielfeldes. Nach meiner Erfahrung ist es sehr wichtig, diese Unterschiede in einer Paartherapie aufs Spielfeld zu bringen, aber es ist auch sehr schwierig, denn sie sind oft zu real, um mit ihnen spielen zu können.

Mario und Brigitte werden so oder so ihre gemeinsame Geschichte weiterschreiben. Sollte es in Richtung Trennung gehen, so werden die strukturellen Unterschiede auf jeden Fall Thema. Dies gelingt selten in spielerischer Form.

Welche Weichen sie stellen und welche Bedeutung sie ihren Entscheidungen geben, wird nicht nur in ihre Paargeschichte, sondern in die Geschichten der zukünftigen Generationen, in die Herkunftsgeschichten und Wirklichkeitskonstrukte ihrer Kinder und Enkel einfließen.

13 Zeit und Überforderung

Beschaffenheiten des Spielfeldes

Der Spielraum des Paares fällt nicht vom Himmel, ebenso wenig wie die Liebe. Der Spielraum braucht Platz. Er braucht einen geschützten Ort. Dies muss kein fester Ort sein. Aber das Spielfeld der Bedeutungen kann in der Paarbeziehung nur da entstehen, wo eine ungestörte Begegnung möglich ist. Manch einen habe ich sagen hören, beim Gehen spreche es sich leichter. Möglicherweise ist dies auch deshalb für viele so, weil sich der Spaziergang zu zweit den anderen sozialen Beziehungen entzieht. Hinzu kommt die Bewegung, deren Monotonie eine kontemplative Stimmung erleichtert; sie hilft die Emotionen zu regulieren. Viele erinnern sich an die langweiligen Sonntagsspaziergänge mit den Eltern in ihrer Kindheit. Als Kinder wollen wir Kinderspiele spielen. Die Eltern waren aber oft in ein Erwachsenenspiel vertieft, sie unterhielten sich über dies und das, ohne damit ein Ziel zu verfolgen. Spielen Paare dieses Spiel, so wird es oft als Versunkenheit in ein Gespräch wahrgenommen. Wollen sie dieses Spiel zu Hause spielen, so brauchen sie dort einen Raum, in dem sie ungestört sind. Kinder und Jugendliche kennen dieses Spiel noch nicht. Sie verwechseln es mit »ernsten« Gesprächen. In Wahrheit sind diese Gespräche ein Spiel, bei dem die Erwachsenen mit Ernst dabei sind.

Neben dem Ort braucht das Spiel der Bedeutungen auch Zeit. Es kann nur stattfinden, wenn neben dem geschützten Raum auch genügend Zeit zur Verfügung steht. Wie viel das ist, muss jedes Paar für sich selbst lernen. Auf dem Spielfeld gibt es auch die Momente des Innehaltens, des Nichtstuns, des Wartens darauf, wie es weitergeht. Assoziationen entstehen, Geschichten werden umerzählt, symbolische Handlungen vorbereitet. Das Spiel der Bedeutungen hat etwas Vagabundierendes. Die Geschichten, die dabei entstehen, kann man nicht an jeder Stelle unterbrechen, sie haben ihre eigene Zeit. Zum Vagabundieren gehört, dass der Weg weder vorgezeichnet noch geradlinig ist. Der Weg ereignet sich. Die Bedeutungen ereignen sich. Auch dies braucht seine Zeit. Symbolische Handlungen, starke Handlungen werden vorbereitet, indem sich im Vorfeld Bedeutungen um ein Thema verdichten. Wie viel Zeit sich ein Paar für das Spiel der Bedeutungen reserviert, ist unterschiedlich, jedes Paar findet seinen eigenen Rhythmus. Paare, die dieses Spiel lange Zeit nicht gespielt haben, sind oft erstaunt, dass die Zeit, die sie mit dem Spiel der Bedeutungen verbringen, nichts mit den Zeithorizonten ihres Alltags zu tun hat. Der Rhythmus ist ein völlig anderer als der des lösungsorientierten Handelns. Paaren, die in den ersten Jahren ihrer Beziehung viel Zeit füreinander hatten, fällt es leichter, dort anzuknüpfen. Wenn sich Paare an mich wenden, empfehle ich oft, zunächst einen Abend pro Woche für die Paarbeziehung zu reservieren.[26] Oft sind die Paare erstaunt darüber, dass sie sich so viel Zeit füreinander nehmen sollen. Meist ist dies jedoch eher zu wenig. Paare, die in Therapie kommen, haben oft seit Jahren keine exklusiv dem anderen und der Paarbeziehung gewidmete Zeit mehr zusammen verbracht.

Neben Raum und Zeit braucht das Spiel der Bedeutungen auch Energie und Wachheit. Fehlt die Energie, so ist es zu anstrengend oder erzeugt Nervosität. Stressreduktion kann in manchen Fällen auf dem Spielfeld stattfinden, aber das ist nicht seine primäre Funktion. Stressreduktion ist ein Ziel des »echten Lebens«, dem das Spiel nicht untergeordnet werden kann, ohne seinen Spielcharakter zu verlieren.

Dies steht nicht im Widerspruch zu der weiter oben getroffenen Feststellung, dass man über Momente der Spannung aufs Spielfeld der Bedeutungen geht. Die Spannung signalisiert eine Möglichkeit der Begegnung. Sind wir ausgeruht, brauchen wir keine Entspannung, sondern können uns auch eine Zeit lang spannungsproduzierenden Themen hingeben. Die Sicherheit, die Regeln, die Abwesenheit eines Ziels für die reale Welt und die Freiheit im Spiel geben der Atmosphäre trotz Spannung etwas weniger Bedrohliches. Dies erleichtert es uns, stärkere Emotionen zu leben und auszuhalten, ohne dass wir sie sofort abschwächen müssen.

Siegfried und Andrea

Siegfried (45) kommt allein und erklärt mir, er habe ein Problem mit seiner Genauigkeit. Er sei zu genau, die Wohnung müsse immer aufgeräumt sein und Unordnung mache ihn allzu nervös. Im Gespräch erfahre ich, dass er seit etwa 2,5 Jahren mit Andrea (43) zusammenlebt und sie gemeinsam eine zweijährige Tochter haben. Siegfried ist Sportlehrer und Andrea arbeitet in der Firma ihrer Eltern. Schon im ersten Gespräch erzählt Siegfried nicht nur über seine Genauigkeit und wie

26 Im Gegensatz dazu sind frisch gebackene Paare meist erstaunt, wie man nur einen Abend die Woche als Paar zusammen verbringen kann.

er sich dabei fühlt, sondern auch über die Konflikte mit Andrea. Ich versuche zu verstehen, ob Siegfried unter seinem Ordnungsbedürfnis leidet oder ob Andrea ihn geschickt hat. In seinen Beschreibungen gibt es Momente, aus denen ich ersehe, dass sein Perfektionismus in ihm gelegentlich Stress produziert. Dies sind jedoch eher Situationen der »Prüfungsangst«, wenn er etwas besonders gut machen möchte. Ansonsten ist sein Leiden unter dem »Perfektionismus« vorwiegend an die Begegnung mit Andrea gebunden. Nach zwei Treffen spreche ich ihn darauf an, ob er sich vorstellen kann, gemeinsam mit Andrea zu kommen. Seine Reaktion ist ambivalent, denn auf der einen Seite scheint es, als sei er froh, dass ich den Paaraspekt in der Schwierigkeit, die er formuliert hat, aufgreife. Auf der anderen Seite glaube ich, eine versteckte Enttäuschung darüber wahrzunehmen, möglicherweise einen Platz zu verlieren, wo sich jemand exklusiv um ihn kümmert.

Nun beginnen eine Reihe von Paartreffen, bei denen es mir sehr schwerfällt, zu verstehen, was wirklich bedeutungsvoll ist. Ich habe Schwierigkeiten, ihre genauen Lebensumstände abzufragen, und wenn ich es mache, gelingt es mir nicht, zu verstehen, was nun bedeutsam ist und was weniger. Ich vergesse einzelne Elemente immer wieder und muss sie nachlesen. Beide halten daran fest, dass das Problem darin bestehe, dass es immer wieder Situationen gebe, in denen er zu genau sei, wodurch es zum Konflikt komme. Insbesondere geschieht dies, wenn Andreas erste Tochter (22) aus ihrer ersten Partnerschaft über längere Zeit da ist.

Als Andrea schwanger wurde, waren sie und Siegfried nicht sehr ineinander verliebt. Sie mochten sich und beschlossen, von nun an das Leben zusammen zu verbringen. Andrea hatte zuvor viele Jahre mit ihrer ersten Tochter allein gelebt und hatte keinen Partner. Ihre erste Tochter, die inzwischen in einer 500 km entfernten Großstadt an der Universität studiert, hatte sie mit 21 bekommen. Von ihrem damaligen Partner hatte sich Andrea bald nach der Geburt getrennt, da sie nicht zusammenpassten, wie sie sagt. Andrea hat eine Verwaltungsposition mit viel Verantwortung im elterlichen Kleinbetrieb (12 Angestellte). Ihre Mutter steht im Begriff, aus Altersgründen aus dem Betrieb auszuscheiden, und sie muss nun deren Aufgaben mit übernehmen. Das bedeutet, dass sie viel im Betrieb ist und auch Arbeit mit nach Hause bringt. Obwohl Andrea in den vergangenen zwei Jahren offiziell nur eine Halbtagsstelle hatte, arbeitete sie mindestens 40 Stunden pro Woche. Die Mehrheitseigentümer des Betriebs sind ihr Vater und ihre Mutter. Andrea, ihre Schwester und ihr Bruder haben kleinere gleiche Anteile. Sie werden die Anteile der Eltern erben. Der Vater ist der Leiter des Betriebs, die Mutter steht vor dem Rückzug, der

Bruder hat eine wichtige Rolle in der Produktion und die Schwester geht einer anderen Arbeit nach. Wenn ich Andrea darauf anspreche, dass sie gemeinsam mit dem Bruder die zukünftige Chefin sein wird, bejaht sie es zwar, versucht aber, diesen Aspekt so wenig wie möglich zu thematisieren, da sie ihn in vielen Momenten eher als Last oder Pflicht empfindet. Andrea ist keine Rebellin. Ihre Form des Umgangs mit Überlastung besteht darin, zu versuchen, sie so weit es geht zu verdrängen, was ihr oft nur schwer gelingt.

Siegfried ist Lehrer und somit jeden Vormittag in der Schule. Nachmittags hat er zweimal die Woche Unterricht oder Konferenzen. Drei Nachmittage kann er sich frei einteilen. Er muss jedoch, auch wenn er keine Klassenarbeiten korrigiert, seine Unterrichtsstunden vorbereiten, wozu es manchmal auch einiges außerhalb der Schule zu organisieren gibt. Er macht mit seinen Schülern gerne etwas »Besonderes«, was ihm auch hilft, seine Didaktik immer wieder zu erneuern. Siegfried hatte vor Andrea länger keine bedeutsamen Beziehungen. Mit Anfang 20 hatte er eine längere Beziehung, deren Ende ihn einige Jahre in eine Krise stürzte. Danach hatte er noch zwei kürzere Beziehungen, zwischen denen viel Zeit lag. Die Jahre als Single waren für beide ein wichtiger Grund, sich im Zuge der Schwangerschaft Andreas für die Beziehung und für Familie zu entscheiden. Zunächst hatten sie für zwei Jahre zusammen in einer Mietwohnung gelebt. Nun sind sie seit Kurzem in die Wohnung Andreas umgezogen, die in einem Dreifamilienhaus liegt, welches von Andreas Vater erbaut wurde. Mit der Geburt von Siegfrieds und Andreas Tochter hat ihr Vater beschlossen, ihr die Wohnung zu übergeben. Er hat Andrea über die Firma auch finanziell unterstützt, um die Wohnung zu modernisieren und umzubauen.

In dieser Situation haben sich Andrea und Siegfried das Leben so eingerichtet, dass sie sich, zwischen Arbeit und der Betreuung ihrer Tochter, die Klinke in die Hand geben. Andrea muss oft, wenn sie mit der kleinen Tochter zu Hause ist, noch Dinge für die Firma erledigen. Siegfried verschiebt oft seine Vorbereitungsarbeit, was in ihm Unzufriedenheit und auch Stress erzeugt. Beide erzählen immer wieder andere Situationen, aus denen hervorgeht, dass Siegfried tatsächlich einen deutlich höheren Ordnungsanspruch hat als Andrea. Sowohl in der Küche wie im Wohnzimmer möchte er ein Mindestmaß an Ordnung gewährleistet sehen. Dafür macht er viel im Haushalt und beklagt sich oft darüber, dass er darin von Andrea nicht unterstützt wird. Dabei wird er kurz laut und zieht sich dann »beleidigt« zurück. Andrea versteht das nicht, hat sie doch ihre große Tochter allein und mit der ihr eigenen Ordnung großgezogen. Ich habe lange Schwierigkeiten zu verstehen, auf welchem Niveau die Unordnung bzw. die Ordnungsvorstellungen von beiden liegen. Erst als sie kurz vor dem Sommer erzählen, dass es nicht möglich ist, sich zu setzen, ohne vorher einen Stuhl, einen Sessel oder das Sofa freizuräumen, da dort immer etwas liegt, bekomme ich ein inneres Bild ihrer Wohnung.

Vor diesem Hintergrund versuche ich, Andrea und Siegfried aufs Spielfeld zu locken. Zunächst, indem ich die Problematik der ständigen Überforderung und der Notwendigkeit, sich Zeit füreinander zu nehmen, in den Mittelpunkt stelle. Die Treffen bei mir stellen schon eine Art Auszeit gegenüber dem wie ein Uhrwerk ineinandergreifenden Alltag von Andrea und Siegfried dar. Sie machen konkrete Überlegungen, wie sie es organisieren könnten, dass sie wöchentlich einen Abend für sich haben. Da es beide ablehnen, einen »Babysitter« zu engagieren, ist keine regelmäßige Organisation möglich. Sie müssen sich immer erst mit der Schwester absprechen, wann sie die kleine Tochter einen Abend zu sich nehmen kann. Sowohl Siegfried als auch Andrea leuchtet es zwar ein, dass sie mehr Zeit zu zweit verbringen sollten. Nach zwei bis drei Wochen sind die gemeinsamen Abende dann aber schon wieder zu Ende.

Mein Gefühl ist, dass ich daran arbeite, sie aufs Spielfeld zu bekommen, von ihnen selbst aber keine Motivation ausgeht. Ich mache mir Gedanken über die Wirksamkeit der Treffen.

Als nach einer längeren Sommerpause die Treffen fortgesetzt werden, kommt Siegfried zunächst einmal allein. Er erzählt mir davon, dass sich Andrea nicht begehrt fühlt. Er sagt auch, es sei sicher richtig, dass er sie selten begehre, es gebe jedoch durchaus solche Momente. Als möglichen Grund für dieses geringe Begehren führt er an, dass sie oft einen unangenehmen Atem habe. Wir besprechen gemeinsam, wie er darüber mit Andrea reden könnte. Ebenso versuche ich, mit ihm zu verstehen, ob es Momente intensiver gegenseitiger Wertschätzung gegeben hat, die für das Begehren förderlich waren. In darauf folgenden gemeinsamen Treffen verändert sich die Situation grundlegend. Siegfried hat es geschafft, mit Andrea über ihren Atem zu reden. Vom Thema Begehren ausgehend kann die gemeinsame Überzeugung, dass das Problem in Siegfrieds »Pingeligkeit« liege, dahingehend verändert werden, dass ihm Ästhetik und Schönheit etwas bedeuten.

Andrea und Siegfried nutzen unsere Treffen, um das Spielfeld zu betreten. Von der Frage der Ästhetik und der Frage, warum Andrea sich überhaupt nicht mit Ästhetik beschäftigt, geht es zum Thema, ob Siegfried zu Hause überhaupt vorkommt und warum er den Platz, den Andrea ihm beim Umbau und all den Fragen der Wohnungseinrichtung einräumt, nie zu nutzen wagt. Sie hatte sich bei all den Entscheidungen des Umbaus von ihm immer allein gelassen gefühlt und wäre froh gewesen, wenn er gesagt hätte, wie er es möchte.

Obwohl ich schon in den davor liegenden Treffen viele Informationen über die Ursprungsfamilien eingeholt hatte, gewinnen diese erst jetzt eine Bedeutung. Die Notwendigkeit der Bescheidenheit, die in Siegfrieds Familie selbstverständlich ist, und die geringe Bedeutung, die in Andreas Familie der Geschlechtszugehörigkeit beigemessen wird, sind erste Bedeutungsbereiche, mit denen Siegfried und Andrea beginnen, aus den Geschichten ihrer Herkunftsfamilien ihre eigene Paargeschichte zu konstruieren.

In den etwa 10 Treffen zwischen Sommer und Weihnachten sind Andrea und Siegfried »begeistert« dabei, die Bedeutungen, die hinter ihren Alltagsspannungen liegen, spielerisch für Entwicklungsmöglichkeiten zu öffnen. Ohne dass ich sie weiter dazu ermuntert habe, verbringen sie in diesen vier Monaten zweimal ein Wochenende allein miteinander, ohne Kinder. Dies wäre zuvor nicht möglich gewesen.

Paare brauchen Zeit zu zweit. Dies scheint eine Binsenweisheit zu sein. Nach der Geburt eines Kindes steht dieses jedoch im Vordergrund. Klagt in dieser Situation einer der Partner Zeit für die Beziehung ein, findet er sich leicht in der Rolle des Egoisten wieder, der seine Verantwortung nicht wahrnimmt. Im Fall von Andrea und Siegfried scheint es zunächst, als wüssten beide nicht so richtig, was sie mit gemeinsamer Zeit zu zweit anfangen sollen. Mein Bemühen, ihnen die Zeit zu verordnen, schlägt fehl. Sie haben sich im Nebeneinanderherleben eingerichtet. In der Vergangenheit haben beide gelernt, autonom den Alltag zu meistern, insofern fällt ihnen das nicht schwer. Wenn da nur nicht der große Unterschied im Ordnungssinn wäre, den zu ignorieren ihnen nicht gelingt. Erst als Andrea formuliert, dass sein mangelndes Begehren ihr wehtut, kommt Bewegung in die Situation. Es ist, als hätte Andrea sich selbst und Siegfried damit die Erlaubnis gegeben, über Dinge zu reden, die schwer wiegen, die bedeutungsvoll sind. Zuvor hatten sie es nicht gewagt, darüber zu reden, da ihre inneren Regeln es nicht zuließen. Sie wollten die Beziehung und den anderen schonen. Beide hatten Bedenken, wie der andere reagieren könnte. Die Modelle der elterlichen Beziehung hatten den Schritt in den Wagnisraum blockiert.

Zeit kann man Paaren zwar verordnen. Paare verbringen jedoch gerne Zeit miteinander, wenn es eine erfüllte Zeit ist; wenn Spannung, Entspannung und Nähe entstehen und wenn sie spielen und lachen. Auf der anderen Seite ist es nicht so einfach, aus einem lösungsorientierten Rhythmus in einen Rhythmus überzugehen, in dem Dinge geschehen können. Die gemeinsame Zeit, die in irgendeiner Form mit gemeinsamem Erleben verbunden ist, aus dem sich Geschichten ergeben, schafft gemeinsame Bedeutungen. Auch wenn man zunächst den Eindruck hat, dass die gemeinsame Zeit von mittelmäßiger Qualität war. Es gibt also gute Gründe, sich für die Zeit miteinander zu verabreden. Dies erscheint manchem unromantisch, andere wollen Beziehung nicht wie eine geschäftliche Verabredung organisieren. Realistisch ist aber, dass wir mit zunehmendem Alter Gesundheit und Entspannung aktiv pflegen müssen und dass auch jede Beziehung von Anfang an aktiv gepflegt und ihr bewusst Platz eingeräumt werden muss. Man muss für sie geschützte Zeiträume schaffen. Beziehung entsteht nicht im zielgerichteten Streben des Alltags, sondern in geschützten Räumen mit eigenem Rhythmus, in denen sich etwas ergeben kann. Für die Gesundheit braucht es die Zeit der Heilung, für Entspannung die Zeit der Ruhe, für die Sauberkeit die Zeit fürs Zähneputzen, für die Liebe die Zeit, den anderen zu spüren, und für die Beziehung die Zeit, Bedeutungen vagabundieren zu lassen, ohne dass Aufgaben von außen an sie herangetragen werden. Die Idee, dass es auf die Qualität der gemeinsamen Zeit ankäme, greift dabei zu kurz. Wenn die gemeinsame Zeit um jeden Preis eine »tolle« Zeit, »quality time« sein muss, bleiben keine Freiräume, um Dinge geschehen zu lassen.

Bei Siegfried und Andrea gibt es wie bei Mario und Brigitte strukturelle soziologische Unterschiede. Allerdings sind sie weniger ausgeprägt und heben sich gegenseitig nahezu auf. Siegfried kommt aus einer kleinbürgerlichen, genügsamen, eher urbanen Familie, in der ohne Neid versucht wird, sich mit bescheidenen Mitteln ein glückliches Leben zu schaffen. Bildung ist selbstverständlich und Siegfried hat einen Universitätsabschluss. Andreas Familie ist vermögend genug, um in gut bemessenem Eigentum zu leben, mit ein wenig Überschuss für einen kleinen Luxus (ein Pferd), aber nicht genug für ein ausschweifendes Leben. Sie haben einen unternehmerischen Umgang mit Geld und investieren es. Ihre Familie ist dem Paar räumlich und auch in ihrer Hilfsbereitschaft sehr nahe, während Siegfrieds Eltern wesentlich weniger präsent sind. Andreas Familie hat immer auf dem Land gewohnt, in ihr dominiert eine »geerdete« und fleißige Mentalität. Keiner in ihrer Familie hat einen Universitätsabschluss. Auf struktureller Ebene haben Andrea und Siegfried Respekt voreinander und beide fühlen sich in ihrem Status vom jeweils anderen aufgewertet. Die einseitige Nähe zu Andreas Familie wird dadurch gemildert, dass es im privaten Alltag der insgesamt vier Kleinfamilien üblich ist, sich immer zu verabreden, bevor man sich sieht.

In Andreas und Siegfrieds Leben spielt weiterhin die Frage des Begehrens eine wichtige Rolle. Aus den Informationen, die ich dargelegt habe, kann man erahnen, dass Siegfried gerne eine Frau hätte, die in ihrem Äußeren mehr ihre Weiblichkeit unterstreicht, die sich hübsch macht. Dies ist Andrea völlig fremd. Für sie ist Weiblichkeit vor allem die Erledigung beruflicher und familiärer Aufgaben. Männlichkeit ist für sie nicht der starke, ernährende Mann, hierin könnte Siegfried auch nicht mit den Männern aus Andreas Familie konkurrieren, sondern derjenige, der Farbe in die Pflichten des Alltags bringt. Die Farbe, die Siegfried potenziell hätte, wurde gemeinsam in einen »langweiligen Ordnungssinn« übersetzt. Als Siegfried beginnen konnte, für sich selbst zu denken, dass es ihm nicht so sehr um Ordnung als solche geht, sondern um Schönheit, begann er relativ zügig sein Engagement für die gemeinsame Wohnung zu verändern. Am Ende unserer Treffen hatte Siegfried sein Engagement für Ordnung deutlich verringert und stattdessen begonnen, ein erstes Zimmer neu einzurichten. Nur wenige der Möbel blieben drin, neue kamen dazu, eine Wand strich er in einer neuen Farbe und suchte geeignete Bilder für die Wände. Dies alles hatte er vorher nicht zu tun gewagt. Er sagte, im Zimmer sei alles nur hingestellt gewesen, ohne jedes ästhetische Kriterium. Auch Andrea freut sich, dass es schöner wird.

Andrea fällt es nicht leicht, Siegfrieds Bild von Weiblichkeit entgegenzukommen. Aber manchmal fällt ihr ein, sie könnte sich ja heute einmal hübsch anziehen. In Siegfrieds Augen gelingt ihr dies auch und er freut sich jedes Mal darüber.

Ein weiterer Aspekt, der Siegfried und Andrea geholfen hat, das Begehren zu wecken, ist die gegenseitige Wertschätzung und Bewunderung. Nachdem sie begonnen hatten, sich auf das Spielfeld der Bedeutungen zu begeben, fühlten sie sich viel weniger vom anderen kritisiert und viel mehr wertgeschätzt. Das Gefühl, für den anderen Bedeutung zu haben, erwachte wieder. Das Gefühl, bewundert zu werden, scheint auf das Begehren eine positive Wirkung zu haben.

Teil III: Spielfeld des Paares

14 Der Weg aufs Spielfeld

Individuum und Bezogenheit

Ausgehend vom Ziel der individuellen Selbstverwirklichung in unserer Epoche wurde in den vorangegangenen Kapiteln dargestellt, dass der Spielraum des Paares und die Bereitschaft beider Partner, aufs Spielfeld zu gehen und das Spiel der Bedeutungen zu beginnen, den besten Weg sowohl für die Selbstverwirklichung wie für die Entstehung von Bezogenheit und Liebe darstellen. David Schnarch (2006) greift in seinen Arbeiten das Konzept der Differenzierung auf und zeigt durch seine Fallgeschichten besonders deutlich, wie der Prozess der Differenzierung den einzelnen Partnern erlaubt, sich von Konventionen und Festlegungen innerhalb der eigenen Familienkultur und von den inneren »Monstern« zu befreien. Schnarch zeichnet die innere Entwicklung der Einzelnen nach, wobei er sein Augenmerk nicht auf die (immer gleiche) Paardynamik, sondern auf die echten Krisen in der Paargeschichte richtet. In den vorangegangenen Kapiteln habe ich versucht, die Hintergründe darzustellen, die mich auf der Basis meiner Arbeit zum Schluss haben kommen lassen, dass Selbstverwirklichung und die Entwicklung des Selbst in einer kontinuierlichen und wagenden Begegnung in der Paarbeziehung wahrscheinlicher sind als außerhalb der Beziehung oder mit wechselnden Beziehungen. Die Chancen für individuelles Glück sind innerhalb von festen Paarbeziehungen ungleich größer als außerhalb. Das Versprechen der Paarbeziehung, in der beide über das Spielfeld der Bedeutungen zu einer immer besseren Differenzierung kommen, ist nicht nur die Liebe, sondern auch die Befreiung des eigenen Selbst aus dessen inneren Gefängnissen – die Befreiung von den dysfunktionalen Regeln, Erwartungen, Bildern und Modellen, mit denen wir Beziehungen und unserem Selbst bisher Bedeutung gegeben haben.

Das von Murray Bowen (Bowen 1978) stammende und in der Folge vom Drei-Generationen-Ansatz aufgegriffene Konzept der Differenzierung wurde von Schnarch auf die Psychotherapie von Problemen mit Intimität und sexuellem Verlangen angewendet. Das Konzept der Differenzierung bringt die oft als Gegensatz gedachten individuellen Bedürfnisse Intimität und Autonomie in ein Verhältnis, in dem sich beide entwickeln können. Der Grad der Differenzierung ist dabei der Maßstab, Intimität und Gebundensein zulassen zu können, ohne die Autonomie zu verlieren. Nach Bowen bildet sich der Differenzierungsgrad in der Kindheit. Meine Vermutung ist, dass Bowen sich damit sehr nah an Bowlbys (1959) und Ainsworths et al. (1978) Bindungskonzept bewegt. Für die Vertreter des Drei-Generationen-Ansatzes und für Schnarch ist Differenzierung ein lebenslanger Prozess, der gerade in den Krisen der Paarbeziehung, in den kritischen Momenten, in denen es auch zum Bruch kommen könnte, Entwicklungsanstöße bekommt. Schnarch nennt Differenzierung auch den Entwicklungsprozess des bezogenen Selbst (Schnarch 2006, S. 63). Das Konzept der Differenzierung ähnelt dem, was Riehl-Emde (2003) der Liebe zuschreibt: Sie lässt die Persönlichkeit in Fluss geraten, macht Veränderung möglich und gibt den Schwung, eine neue Lebensphase zu beginnen und neue Dinge in Angriff zu nehmen. Liebe ermöglicht es, innere – und manchmal auch äußere – Barrieren und Tabus zu durchbrechen und Menschen über sich hinauswachsen zu lassen.

Über die Liebesbeziehung sagt Riehl-Emde: »Nicht immer passt das leidenschaftliche Ergriffensein zu dem Kontext, in dem man gerade lebt. Liebe zwingt das (neue) Paar in ein Spannungsverhältnis zur bisherigen sozialen Ordnung – zur Familie, den eigenen Werteentscheidungen, zur Partnerschaftlichkeit [...] Eine Liebesbeziehung bringt daher emotionale und moralische Konflikte mit sich, sie kann mit anderen Werten, mit persönlichen Zielen, familiären Belangen und ethischen Verpflichtungen im Widerstreit stehen« (Riehl-Emde 2003, S. 2).

In dieser Beschreibung werden Liebe und Verliebtsein nicht voneinander unterschieden. Das Verliebtsein bleibt trotz seines Ausnahmecharakters Teil der Liebe. Auch wenn die erste Begeisterung in einer Beziehung zu Ende ist, gibt es in vielen Beziehungen, innerhalb einer grundsätzlich eher ruhigen Form der Liebe, immer wieder ein Aufflammen des Verliebtseins. Den Konflikten, von denen Riehl-Emde spricht, können wir uns in einer liebenden Paarbeziehung nicht entziehen. Man kann sie nicht vermeiden und man kann auch als Paar oder Individuum kaum darauf vorbereitet sein. Sie entstehen gerade dann, wenn man sie am wenigsten erwartet. Konflikte und Spannungen sind in der Regel ein Zeichen für eine gut funktionierende Beziehung. Paare ohne Konflikte sind keine Liebespaare, denn sie vermeiden die Begegnung. Sie halten Harmonie und Spannungslosigkeit für Liebe. Es besteht aber kein Bezogensein aufeinander, beide bleiben gefangen in einem monadischen Sein, welches sich gegenüber der Welt nicht öffnet, die Begegnung zwischen Systemen nicht zulässt.

Liebe unterstützt das individuelle Bedürfnis nach Entwicklung und Differenzierung und Liebe ist grenzüberschreitend; sie tritt in Konflikt zu den Regeln der eigenen Herkunft und sucht Begegnung mit anderen Systemen und deren Bedeutungswelten, die es zu entdecken gilt, wobei zwangsläufig Unverständnis und Spannung entsteht.

Paare, die sich an mich wenden, haben meist das Anliegen, sowohl die Geschichten der einzelnen Partner als auch die Geschichte des Paares umzuerzählen und zu erneuern. Jedes Paar, das zu mir in Therapie kommt, um etwas für die Paarbeziehung zu tun, möchte, dass es nach der Krise allen beiden und dem Paar als Ganzem besser geht als vor der Krise. Im Moment der Kontaktaufnahme mit dem Therapeuten haben die Paare oft große Zweifel daran, dass dies gelingen kann. Allein mit der Kontaktaufnahme zeigen sie aber, wie wichtig ihnen das Ziel ist, alle drei Geschichten zu erneuern. Meist sind sich die Paare des großen Wertes ihrer Krise für die eigene Entwicklung und für die Entwicklung der Paarbeziehung noch nicht bewusst. Eine der kollektiven Bedeutungsgebungen der westlichen Welt besteht darin, dass Krise, Spannung, Konflikt nur eine negative, aber keine positive Bedeutung für das Zusammenleben und die Entwicklung hätten. Diese für Paarbeziehungen dysfunktionale Sichtweise macht den Weg des Paares steiniger und schwieriger, denn es muss diese kollektive Bedeutung zunächst einmal modifizieren. Die Realität des Lebens stellt sich immer wieder quer zu den von uns konstruierten Bedeutungen und den damit verbundenen Erwartungen. Weder Liebesbeziehungen noch Selbstverwirklichung oder Differenzierung sind ein andauerndes Wellnessprogramm.

Echte Begegnung, in der wir uns in unseren bisher nicht wahrgenommenen und nicht verstandenen Unterschieden offenbaren, geht immer durch einen Moment der Spannung und ist begleitet von Gefühlen des Unbehagens, der Scham, der Angst, der Anspannung usw. Allein um einen Unterschied als solchen wahrzunehmen, ist es notwendig, nicht nur den anderen (zunächst oft kritisierend) wahrzunehmen, sondern auch zu erkennen, dass die eigenen Vorstellungen nicht selbstverständlich die richtigen sind. Man hat die Bedeutung, die man der Situation und den Beziehungen zuschreibt, lieb gewonnen und ist aus emotionalen und Selbstwertgründen an sie gebunden. Trotzdem ist die eigene Bedeutungswelt nicht besser und nicht schlechter als die des anderen. Sie funktioniert manchmal gut und manchmal weniger gut. Innerlich den Schritt zu gehen, sich selbst und die eigenen Bewertungen nicht als die besseren und richtigen zu betrachten, sondern als eine Variante neben der des anderen, ist oft schwierig. Leichter ist es, entweder die Unterschiede gar nicht wahrzunehmen oder sie darauf zurückzuführen, dass der andere »falsch« ist.

In meiner Arbeit mache ich die Erfahrung, dass es den meisten Paaren gelingt, diesen Schritt zu gehen, wenn sie es entweder aus eigener Kraft oder mithilfe eines Dritten schaffen, einen geschützten (Spiel-)Raum herzustellen für diese schwierigen, aber den Keim der Entwicklung in sich tragenden Momente.

Elemente, die den Zutritt aufs Spielfeld erleichtern

Sicherlich spielen neben dem Herkunftssystem, dem wir angehören, unsere Biografie und vor allem unsere Kindheit eine große Rolle dabei, welche Fähigkeiten, Muster und emotionalen Möglichkeiten wir haben, um in Beziehung zu sein. Die Fähigkeiten zur Differenzierung, zur Bindung, zur Repräsentierung, zur Triangulierung usw. sind dabei von großer Bedeutung. Paarbeziehung aus der Sicht dieser individuellen Voraussetzungen zu betrachten beantwortet allerdings nicht die Frage: Warum gelingt es Menschen und ist es Menschen immer gelungen, mit den unterschiedlichsten individuellen Voraussetzungen funktionierende und glückliche Paarbeziehungen zu führen?

Es scheint so, als gäbe es von der Natur bereitgestellte Möglichkeiten der Begegnung der Systeme. Ohne diese entstünde keine Ökologie. So sehr die Paarbeziehung für die Ökologie menschlicher Systeme notwendig und funktional ist, so sehr ist das Spiel ein Ort, wo Menschen mit unterschiedlichsten Voraussetzungen über sich hinauswachsen können, eigene Schranken niederreißen und emotionale Wagnisse eingehen können, die für sie im »echten Leben« unmöglich sind. Dadurch macht das Spiel die Begegnung statt einer gegenseitigen Bekämpfung möglich.

Im Spiel ist zwar nicht alles, aber es ist mehr möglich. Und mit der Zeit ... immer mehr.

Der Spielraum des Paares als Teil des intimen Raums ist nicht individuell, sondern er ist Teil der Ökologie der Systeme. Er ist ein Element dessen, was die Natur bereitstellt, um die Begegnung menschlicher

Systeme und deren Entwicklung möglich zu machen. In ihm kann das Paar zum Paar werden und die Individuen können – gleich, ob sie sicher, unsicher oder ambivalent usw. gebunden sind – neue Wege gehen.

An dieser Stelle möchte ich noch einmal die wichtigsten der in meiner Arbeit dargelegten Elemente zusammenfassen, die den Weg aufs Spielfeld erleichtern.

Spannung

An der Spannung erkennen wir, dass wir uns in einer Situation befinden, in der wir nicht in der Lage sind, ihr eine Bedeutung zu geben, mit der sowohl wir als auch der andere sich verstanden fühlen. Worin diese Differenz, dieser Mangel, diese Bedeutungsdunkelheit besteht, wissen wir in dem Moment noch nicht (auch wenn wir uns sofort Theorien darüber machen). Erst auf dem Spielfeld der Bedeutungen können wir den Nebel lichten. Gerade wenn es ernst wird, ist es besser, wir fangen zu spielen an. Wenn das Bedrohungspotenzial für unseren Selbstwert oder für die Beziehung groß ist, sind die Sicherheit und die Freiheit des Spielfeldes der beste Ort, um nicht die Nerven zu verlieren und das bisher Undenkbare zu denken. Die Entwicklung der Liebe und des bezogenen Selbst benötigt die Krisen, die im Übrigen von allein kommen. Es ist aber notwendig, dass wir dann etwas wagen, ein Stück Öffnung zeigen, ein Stück Bewegung in die Bedeutungen bringen, ein Stück weit auf Wertschätzung verzichten und in unsere Gefühle von Scham, Angst und Zorn hineingehen. Dies gelingt auf dem Spielfeld leichter.

Sicherheit und Vertrauen

Neben der Bereitschaft, Spannung zuzulassen und trotzdem nicht die Nerven zu verlieren, benötigt man für den Weg aufs Spielfeld eine gewisse Sicherheit. Auch wenn jedes Spiel ein Wagnis beinhaltet und wir darin Risiken eingehen, gehört es doch zum Spielmodus, dass die Risiken begrenzt sind. Es gibt Regeln, an die wir uns halten, es gibt einen Anfang und ein Ende und es gibt die Freiheit, ein- und auszutreten. Auch steht es uns frei, dem, was im Spiel geschieht, im »echten Leben« keine Bedeutung zu schenken. Dies entschärft die Risiken, wenngleich sie zweifellos bestehen. Eine Öffnung findet trotzdem statt. Diese Sicherheit gewinnt man durch das Vertrauen ins Setting, welches der Therapeut anbietet, oder durch das Vertrauen in den bereits gemeinsam konstruierten Spielraum mit eigenen Regeln.

Elemente der Spielkultur

Ein drittes Element ist die Existenz kultureller Regeln, die uns innerlich auf Spielmodus »triggern«. Obwohl die Beziehung Spiel – echtes Leben nicht eindeutig, zum Teil paradox ist und oft das Spiel ernster als die Realität, schaltet sich beim Spiel in uns etwas um, wodurch wir die Regeln des echten Lebens beiseitelassen, uns auf die Regeln des Spiels einlassen und trotz starker Emotionen die Nerven behalten können. Merkmale, die den Spielmodus ansprechen, sind ein geschützter Raum, ein Anfang und ein Ende, Verhalten und Dinge, die man kulturell mit Spiel in Verbindung bringt (verstörendes und Als-ob-Verhalten, Humor, Übertreibung, Malen, Spielbretter usw.).

Spiel positiv bewerten

Für den Weg auf das Spielfeld ist es wichtig, dass die Spieler in der Lage sind, in ihrer Vision des »echten Lebens« zumindest für bestimmte Situationen dem Spiel eine positive Bedeutung beizumessen. Vom Erwachsenengespräch in den Spielmodus umzuschalten fällt vielen leichter, wenn das Spiel nahe am Problem ist und es sich mehr um ein »ernsthaftes« als um ein ausgelassenes, mehr um ein regelgeleitetes als ein kreatives Spiel handelt. Also eher ein Drama als eine Komödie, eher eine Brettaufstellung als eine Inszenierung im Raum.

Wagnis fördern

Das Spiel der Bedeutungen hat einen entwicklungsfördernden und befreienden Charakter, wenn darin mehr gewagt wird als im »echten Leben«. Es benötigt also die Bereitschaft aller Beteiligten, in dem Spiel etwas zu wagen. Wer in Therapie kommt, will dies, ist es aber im Erwachsenengespräch gewöhnt, die Kontrolle darüber zu behalten, wie viel er wagt. Die Kontrolle geht ihm im Spiel, dessen Regeln er befolgt, ein Stück weit verloren. Ein wichtiges Merkmal von Spiel ist aber, dass wir frei sind, teilzunehmen oder nicht. Der Therapeut kann also locken und »verführen«, er kann die Teilnahme aber nicht verordnen. Spielt der Therapeut selbst nicht mit, so wird er gerade Personen, die sich bei allem, was nicht Erwachsenengespräch ist, verunsichert fühlen, kaum aufs Spielfeld locken können. Auch der Therapeut muss das Wagnis des Spiels eingehen, selbst wenn die Risiken sich zum Teil von denen der Ratsuchenden unterscheiden. Eine mutige Haltung erleichtert den Zutritt aufs Spielfeld.

Intimität

Spielraum schafft Kreativität und fördert Entwicklung, Intimität schafft Nähe und Liebe. Diese beiden Formen des Paarraumes antworten auf ein Bedürfnis der Partner: der Spielraum auf der Ebene der Bedeutungen und die Intimität auf der emotionalen Ebene. Schnarch (2006) arbeitet stark mit dem Raum für Intimität. Es gelingt ihm gut, da die Paare mit um die Intimität kreisenden Anliegen zu ihm kommen. Sie experimentieren außerhalb der Treffen mit Intimität und leiden unter ihrem Mangel bzw. diese ist Objekt ihrer Konflikte.

Im Kontext meiner Arbeit ist dies eher die Ausnahme. Intimität ist oft schon lange ein »abgehaktes« Kapitel. Zuerst müssen die Bedeutungen verflüssigt werden, damit auch Intimität erst wieder benennbar werden kann. Gleichwohl ist es sinnvoll, schon von Anfang an Räume der Intimität, des Verstandenwerdens in beschämenden Emotionen und versteckten Gefühlen, zu schaffen. Auf diese Weise wird die Motivation für den gemeinsamen Weg und das Ziel emotional gestärkt und es bilden sich Themen für das Spielfeld.

Geschützter Raum, geschützte Zeit

Intimität und der Raum für das Spiel der Bedeutungen erfordern Zeit, Zeit dafür, sich ungestört aufeinander beziehen oder etwas teilen zu können: Zeit für den Dialog, Zeit für Nähe, Zeit, um gemeinsam etwas zu erleben, Zeit für Sexualität, Zeit zum Aushalten der Spannungen. In diesen Zeiträumen ist es wichtig, dass das Paar nicht mit anderen Systemen in Beziehung treten muss. Die anderen Systeme sind in den Bedeutungen des Paares präsent, rufen aber nicht zu unmittelbarem Handeln auf. Gelingt es einem Paar nicht, sich die Zeit in seinem Alltag zu nehmen, so gestalte ich die Therapie engmaschiger und mit einem klareren Rhythmus, als wenn ein Paar in der Lage ist, Zeiträume für die Beziehung vorzusehen.

Freiheit

Der Weg aufs Spielfeld ist immer ein freiwilliger Schritt, eine freiwillige Entscheidung. Welche Bedeutungsbereiche in welchem Moment ins Spiel gebracht werden können, ist sehr unterschiedlich, es hängt von der Bereitschaft der Personen ab. Bestimmte Themen, bestimmte Emotionen versperren den Weg aufs Spielfeld. Oft gibt es andere Spiele, die zuvor gespielt werden müssen, andere Themen oder Emotionen müssen zunächst ihren Ausdruck finden. In wieder anderen Fällen genügt eine Neubeschreibung dessen, was uns bewegt, damit wir die Bereitschaft entwickeln, uns gegenüber dem Spiel der Bedeutungen zu öffnen. Dieser Freiheit, das Spielfeld zu betreten, entspricht die weitere Freiheit: das, was auf dem Spielfeld geschieht, die Gedanken und Emotionen, das Erstaunen, die Verwirrungen, Irritationen, Entdeckungen usw., nicht in die Realität übertragen zu müssen. Jedem steht es frei, ins reale Leben mitzunehmen, was er möchte und wann er möchte – oder gegebenenfalls gar nichts mitzunehmen.

Das Spiel hat seine eigenen Ziele

Wenn es kritisch wird, gehen wir nicht gezwungenermaßen oder um real zu erreichender Ziele willen aufs Spielfeld. Dann ist es kein Spiel. Aufs Spielfeld gehen wir, weil es eigene Ziele hat. Der Reiz des Spieles besteht darin, dass es begeistert, dass es uns ganz in Beschlag nimmt, wir ganz und von Herzen dabei sind. Den Paaren, die zu mir kommen, gelingt dies anfangs in der Regel nicht. Sie müssen sich erst langsam ein Spielfeld konstruieren, auf dem diese Erfahrung gemacht werden kann, und sich den Zugang dazu erarbeiten.

15 Das Geschehen auf dem Spielfeld

Das Spiel als Ort der Freiheit wird aktiv geschützt

Spiel ist nicht »echtes Leben« und trotzdem sind beide eng miteinander verbunden. Immer wieder gibt es Zweifel: Ist dies nun Spiel oder Ernst? Im Spiel ist man mit Ernst bei der Sache, es werden größere Risiken eingegangen und die Emotionen sind intensiver. Spiel fühlt sich auf diese Weise oft echter an als das »reale Leben«. Der Spielmodus ist ein Als-ob-Modus mit festen Regeln. In gewissen, manchmal nicht vorhersehbaren Situationen verändern sich die Regeln und der Als-ob-Modus wird aufgeweicht. Trotzdem ist unsere innere Haltung zum Spiel eine andere als zum »echten Leben«. Wir haben in der Regel das Vertrauen, dass die Konsequenzen des Spiels nicht ins »echte Leben« hineinragen, dass wir geschützt sind.

Winnicott beobachtet, dass zu starke Emotionen das Spiel beenden: »Das Spiel endet, wenn ein Kind weint« (Winnicott 1973, S. 62). Dies gilt auch für das Erwachsenenspiel. Ähnelt dies in Verhalten und emotionaler Bewegung zu sehr der chronischen Paardynamik, wird es nicht mehr als Spiel empfunden. Wird mit Bedeutungen und deren Ausdrucksform gespielt, die sehr nah an der realen Dynamik liegen, müssen die Emotionen gering gehalten werden, sonst ist man unvermittelt im Erwachsenenmodus. Um starke Emotionen ertragen zu können, müssen die Spieler zunächst Vertrauen gegenüber dem Spielmodus aufbauen. Wo die Grenzen des Spiels liegen und welche Spielregeln eingeführt werden müssen, damit das Spiel nicht kippt, ist für jedes Paar anders und immer wird das Paar die Grenzen neu zeichnen, um das Spiel zu schützen.

Jeder Bedeutungsbereich kann ungeahnte Ängste, Kränkungen oder Aggressionen hervorrufen.

> Als etwa bei Siegfried und Andrea das Thema des unangenehmen Atems aufkam, hatte Siegfried die Befürchtung, dies könnte das Spiel sprengen. Wir haben gemeinsam versucht zu verstehen, auf welche Weise dieses Thema den Weg aufs Spielfeld gehen könnte, ohne »echt« kränkend zu sein. Anderenfalls, hatte er die Befürchtung, wäre das Spiel für eine gewisse Zeit zu Ende gewesen. Er befürchtete sogar, dass er mit Andrea nicht wieder aufs Spielfeld zurückgefunden hätte.

Die Partner vertrauen darauf, dass dem, was auf dem Spielfeld geschieht, keine unmittelbaren Handlungen im »echten Leben« folgen. Das Spiel ist nicht einem Ziel aus dem echten Leben untergeordnet, man hat hinterher keinen Handlungsauftrag und man wird für nichts bestraft. Bei der Übertragung von Teilen des Spielgeschehens ins echte Leben steht nicht nur jedem frei, wann und wo er es möchte, sondern jeder hat auch ein »Vetorecht«, wenn der andere »Konsequenzen ziehen« will. Jeder kann sagen: »Das war nur Spiel; was ich da gesagt habe, gilt nicht für das echte Leben.« Sind die Interaktion oder das Gespräch explizit oder implizit Zielen des echten Lebens untergeordnet, sind sie kein Spiel. Die Spieler sind nicht frei. Es ist eine Übung oder eine Verhandlung.

Spielregeln und deren Veränderung schützen das Spiel, wenn es Gefahr läuft, ins echte Leben zu kippen, und sie schützen das Spiel als Raum der Freiheit.

Doch woher nehmen Paare die Motivation, ihren Raum der Freiheit, das Spiel der Bedeutungen zu schützen?

Zunächst ist da die dem Spiel selbst innewohnende Motivation: Die Freude am Spiel, ganz dabei zu sein, über eigene Grenzen gehen zu können, das Undenkbare denken zu dürfen; aber auch der leichte Schauer, wenn wir etwas wagen, ein Risiko eingehen, darauf vertrauend, dass es im spielerischen Rahmen bleibt.

Der Spielraum des Paares ist eine Erweiterung des intimen Raums. Die dadurch entstehenden Gefühle der Nähe, der Vertrautheit und der Liebe bilden einen zweiten Grund, warum sich Paare diesen Spielraum konstruieren.

Eine weitere Motivation entsteht durch das Entwicklungspotenzial des Spielraums. Während des Spiels der Bedeutungen gibt es immer wieder Situationen, in denen der Gedanke kommt: »So habe ich das noch nie gesehen« oder einen plötzlich das Gefühl beschleicht: »Wenn man es so sieht, muss ich mich gegen diese meine Schwäche ja gar nicht mehr wehren«. Auf der Ebene der Partnerschaft ist es möglich, dass die Angst vor gewissen Verhaltensweisen abnimmt: »Ich muss ja gar nicht an dem festhalten, was ich für richtig halte; wenn mein Partner es anders mag, kann ich es auch anders machen.« Solche Momente der Entwicklung schaffen Befriedigung, weil sie dem Einzelnen und der Paarbeziehung neue Möglichkeiten eröffnen.

Vagabundieren zwischen Bedeutungen

Grundsätzlich sind auf dem Spielfeld der Bedeutungen alle denkbaren Themen vertreten. Das Spielfeld wird lebendig und offen gehalten durch Themen bzw. Bedeutungsbereiche, die wenig emotionale Beteiligung der Einzelnen in sich tragen. Dies kann ein Film sein, eine schöne Aussicht, die gemeinsame Vorliebe für eine Sportart u. v. a. Es geht dabei um die Freude am Austausch, um die Entdeckung neuer Sichtweisen und um den Unterhaltungswert gelungener Assoziationen und Ausdrucksweisen. Bis hierhin ist der Spielraum vor allem ein Unterhaltungsraum, der noch nicht das Element des Wagnisses enthält. Oft wird das Wagnis im gemeinsamen Handeln erlebt und im gemeinsamen Tun kann auch das Gefühl der Freiheit entstehen.

Einige Paare, die sich gut unterhalten, haben jedoch die Spielregel, dass emotional stärker besetzte Themen keinen Zutritt zum Spielfeld haben. In diesem Fall hat der Spielraum alle Elemente des Spiels, mit Ausnahme der entwicklungsfördernden Freiheit einer möglichen Neukonstruktion der eigenen und der gemeinsamen Geschichten. Erst wenn Themen aufs Spielfeld kommen, die in der systemischen Literatur Mythen, Regeln, Beziehungen, Muster, Geheimnisse und Geschichten genannt werden, Themen, die einen emotional stark berühren, wird das Spielfeld Teil des intimen Raums und bekommt seine entwicklungsfördernde Kraft. Weitere Themen, die uns emotional berühren, sind individuelle Gefühle wie Angst und Scham sowie Wünsche. Zutiefst berühren uns auch Themen, die von über die Familien hinausgehenden Systemen an uns herangetragen werden. Die Kultur, die Mythen und Regeln des Milieus, mit dem wir uns identifizieren, der soziale Status, der oftmals unseren Selbstwert und unser Gerechtigkeitsgefühl stark berührt, und andere reale Bedingungen[27] sind oft stark emotional besetzt.

Paare, die neben der reinen Freude am Spiel auch emotional stark besetzte Bereiche zulassen, also das Spiel als Wagnisraum nutzen, entdecken ein tiefes Gefühl der Nähe und Intimität. Gleichzeitig verstärken sich das Gefühl der Freiheit und das Gefühl der Selbstverwirklichung.

Auf dem Spielfeld findet eine nicht vorhersehbare Folge von Bedeutungsassoziationen und Bedeutungsveränderungen statt, eine

27 Z. B. geografische Fragen der eigenen Wohnung: Wie weit, wie nah wohnen wir bei der einen oder anderen Herkunftsfamilie usw.

Abfolge von interessanten oder ästhetisch überraschenden Bildern und Gedankenkonstruktionen. Akzeptiert man das Risiko der »verbotenen« Gedanken, so führt einen die Freude am Spiel zu immer neuen Bedeutungsmöglichkeiten und Varianten der eigenen Geschichten. Auf dem Spielfeld findet man viele Bedeutungen, die man nicht gesucht hat. In der Wissenschaftstheorie wird dies Serendipity[28] genannt. Emotional besetzte Bedeutungsfelder können nicht zielgerichtet erkundet werden. Sie haben immer Elemente des Unbekannten, von dem man noch nicht weiß, wo man suchen muss. Erst durch das Vagabundieren und Mäandern im Nebel zwischen unterschiedlichen Gedanken und Emotionen, die uns aus sich heraus leiten und gleichzeitig zu unerwarteten Sprüngen führen, lassen sich nach und nach Konturen von neuen Geschichten erkennen. Sie bekommen Varianten, werden erweitert und in Teilen verändert. Manchmal tut sich ein neues Kapitel auf.

In dem Moment, in dem sich ein Paar auf das Spielfeld der Bedeutungen begibt, haben oftmals einer oder beide Partner eine ungefähre Vorstellung davon, was sie beschäftigt. Sie fangen irgendwo an, immer wieder versucht sich »Realität« dazwischenzudrängen, die dann meist im gemeinsamen Einverständnis abgewehrt wird. Spielen ist dabei ein kreativer Prozess, bei dem vor allem assoziative Verbindungen hergestellt werden, die ein Thema mit einem anderen verknüpfen. Der Bedeutungsraum wird erweitert. Es gibt Momente, in denen man sich an der Ästhetik eines Bildes oder eines Gedankens erfreut oder sich der Ausgelassenheit und dem Humor hingibt. In manchen Momenten kann es auf dem Spielfeld der Bedeutungen sehr sprunghaft zugehen, in anderen vertieft man ein Thema sehr genau in allen Details. Diese Bewegung der Vertiefung und der Verbreiterung, der Quersprünge zu anderen Themen oder der Sprünge auf eine andere Ebene (vom Inhalt zur Ästhetik oder zur Emotion, vom inneren Erleben zur Kontextbeschreibung, von der Konkretheit zur Abstraktion und wieder zurück usw.) hilft, die Dinge, die uns berühren, von unterschiedlichen Seiten zu betrachten bzw. Neues über sie zu entdecken. Neben diesem assoziativen Umgang mit Themen wird vom Paar der Spielrhythmus so eingestellt, dass Zeit besteht, den auftauchenden Emotionen nachzugehen. Sanfte, weniger aufdringliche Emotionen können wahrgenommen und benannt werden und ändern die Richtung des Spiels.

---

28 Auch: Serendipität.

Stärkere Emotionen können zunächst umspielt werden, man kann sie noch verstärken, man kann sie vorsichtig in kleinen Schritten zum Thema machen.

> Weiter oben habe ich die Problematik von Ingrid und Holger vorgestellt. Sie werden das Thema der Geschlechterbilder wohl ihr ganzes Leben immer wieder neu durchspielen müssen. Dabei wird viel Widersprüchliches, Unsinniges, Kränkendes, Lustiges, Beängstigendes und Befreiendes entstehen. Aber es ist ein bedeutungsvolles Thema für beide, ihre Familiengeschichten sind voll davon und auch in ihrer Paargeschichte wird es so bleiben. Es wird für sie immer wieder Situationen der Unzufriedenheit und Kränkung geben, aus denen sie nur einen eigenen und einen gemeinsamen Ausweg finden, wenn sie das Frausein und Mannsein auf eine Weise denken lernen, die keine oder zumindest weniger konflikthafte Spannung entstehen lässt. Im Spiel der Paartherapie wurde gemeinsam so getan, als könnten die Hindernisse aus dem Weg geräumt werden. Der Anfang wurde gemacht, Wagnisse wurden eingegangen und einige Schritte sind gelungen. Ob das dabei entstandene Vertrauen in die gemeinsamen Fähigkeiten genügt, um den Spielraum zu schützen, ist offen. Aufgrund der Veränderung ihres Lebens durch die anstehende Geburt eines gemeinsamen Kindes werden sie sehr viel Spielraum brauchen.

Insgesamt können beim Spiel der Bedeutungen alle Ebenen nebeneinandergestellt werden: Geschichten, Informationen, Bewertungen, Ideen, Bilder, subjektives Erleben, Emotionen, Beziehungen, Fantasien, Kontext, Abstraktionen usw. Die Stimmungen, in denen dies stattfindet, können vielfältig sein, von ausgelassen und humorvoll über engagiert und freundlich bis hin zu konzentriert und argumentativ oder traurig. Viele Paare können sogar ihre Spannung und ihren Zorn mit aufs Spielfeld nehmen, ohne dass dies die vielfältigen Bewegungen und Assoziationen stören oder das Spiel beenden würde. Durch die »Verflüssigung« und Erneuerung der Bedeutungen dessen, was den Zorn hervorgerufen hat, tritt Entspannung ein.

Die Verknüpfung unterschiedlicher Ebenen, Inhalte und Emotionen im Spiel der Bedeutungen scheint ein ähnliches Phänomen zu sein wie der Traum. Während die Bilder im Traum jedoch auf einer eher konstant bleibenden Grundstimmung aufbauen, verändern sich im Spiel der Bedeutungen die Emotionen mit den Geschichten und den Bedeutungsnuancen.

Geschichten werden geschrieben

Wie kam es zur Trennung? Wie habe ich Schule erlebt? Wie waren meine Freundschaften in der Jugend? Warum hat die Familie den Wohnort gewechselt? Schon mein Vater hatte Angst zu verarmen. Nach dem Krieg war es wichtig, einen Essensvorrat im Keller zu haben. Mit 22 habe ich erfahren, dass ich eine Halbschwester im Ausland habe ...

Das Leben ist voller Geschichten und im Laufe des Lebens verändert sich unsere Haltung zu vielen Dingen. Nicht nur später aus der Altersmilde, sondern vor allem aus den Momenten der echten Begegnung mit anderen, bei denen plötzlich Vorstellungen und Bedeutungen nicht mehr zusammenpassen, und im Zuge der eigenen Entwicklung ergibt sich, dass die Freiheit, sich nicht mehr gegen bestimmte Sichtweisen wehren zu müssen, immer größer wird und das Erleben von Differenz nicht nur Abwehr, sondern auch Neugier hervorruft.

Im weiter oben vorgestellten Fall von Herbert und Iris kann Herbert seine Großzügigkeit und Kraft, die für ihn zu seiner Vorstellung von Männlichkeit gehört, neu formulieren. Er geht das Wagnis ein, seine Frau wissen zu lassen, wie schwer es ihm fällt, in der Arbeitswelt die Grenzen seiner Möglichkeiten zuzugeben, und wie sehr er fürchtet, sein Gegenüber zu enttäuschen. Dieses Wagnis kann er eingehen, weil er trotz der Trennung genügend darauf vertraut, dass er auf dem Spielfeld geschützt ist. Indem er auf dem Spielfeld gemeinsam mit seiner Frau die Möglichkeit in Erwägung zieht, sein Männlichkeitsbild zu verändern, beginnt er ein neues Kapitel in der Geschichte der eigenen Selbstverwirklichung aufzuschlagen. Die eigene Geschichte bekommt eine Wendung und in die Erzählung des Vergangenen werden neue Elemente eingeführt, die Zorn und Enttäuschung mildern. Die Geschichte der Selbstverwirklichung Herberts wird dabei unlösbar mit der gemeinsamen Paargeschichte verbunden. Das Paar ordnet sein Leben neu. Herbert kann sich durch die Paarbeziehung erstmals als Gestalter der eigenen Geschichte erfahren. Er tritt heraus aus den in der Ursprungsfamilie geprägten Bildern und aus der passiven Rolle desjenigen, dem die Geschichten ohne eigenes Zutun geschehen.

Bevor dieser Neueintritt aufs Spielfeld gelang, hatte Iris viel gewagt. Sie konnte sich auf ihre eigenen Gefühle nicht mehr verlassen und hatte alle Grundlagen der familiären Beziehungen infrage gestellt, ohne zu wissen, welchen Weg sie einschlagen wollte und wem sie noch vertrauen konnte. Beide spürten nach einer gewissen Zeit der

Trennung, dass Selbstverwirklichung ohne den intimen Raum mit dem anderen fad und bedeutungslos bleiben würde, Intimität ohne tiefere Begegnung und ohne Entwicklungsmöglichkeit aber auch. Das Spielfeld der Bedeutungen verändert die Identität und die Zugehörigkeit beider Partner. Mit den Jahren und Jahrzehnten lösen sich beide nach und nach von der Ursprungsfamilie ab und das Zentrum der eigenen Geschichten verlagert sich auf den Partner und auf die eigenen Kinder, wenn es sie gibt.

Diese Bewegung birgt ein enormes Befreiungspotenzial. Die Begegnung auf dem Spielfeld erlaubt eine immer größere Annäherung an sich selbst und die eigenen Möglichkeiten. Von passiven Geschichten, die einem widerfahren, werden Geschichten zu solchen, die der Einzelne mitgestaltet. Dabei geht es nicht nur um die Gestaltung und Konstruktion eines Selbst, sondern um gemeinsam erlebtes Glück und die Teilhabe an etwas, das größer ist als man selbst.

Kränkung und Authentizität

Um auf dem Spielfeld der Bedeutungen vagabundieren zu können und sich nicht vor den auftauchenden Emotionen fürchten zu müssen, ist es notwendig, dass das im Spielraum Gezeigte nicht über diesen hinaus bewertet wird bzw. die Reaktionen darauf nur als Bewertung innerhalb des Spielgeschehens erlebt werden können. Natürlich gibt es auch im Spielraum der Bedeutungen, im intimen Raum, bewertende Reaktionen wie Blicke, Zögern, ein Zucken der Gesichtsmuskulatur, spontane Worte usw. Möglicherweise noch mehr als im »echten Leben«. Diese werden aber solange es geht als Teil des Spielgeschehens bewertet. Taucht trotzdem der Gedanke auf, dass dies eine »echte Bewertung« sein könnte, wird dieser Verdacht oftmals aktiv weggeschoben, um das Spiel nicht zu gefährden: »Wäre dies Realität, so würde ich nun gekränkt reagieren. Das tue ich aber nicht, denn die Bewertung ist Teil des Spiels und ich bin neugierig, wie das Spiel weitergeht.« Oder: »Eigentlich kränkt mich seine Geste, da er aber nicht darauf besteht und wir einfach weiterspielen, nehme ich an, dass es nicht so gemeint war. Ich spüre ja trotzdem sein Interesse.« Erst wenn bewertende Reaktionen zu stark sind oder öfters wiederholt werden, ohne dass ihnen ihre »Spitze« genommen wird, sprengen sie den Rahmen.

Im Spiel gibt es also die Möglichkeit, potenziell Kränkendes zu entschärfen und die Freude am Spiel sowie das Interesse an den Beiträgen des anderen höher zu bewerten.

Potenzielle Kränkungen sind eine der Hauptquellen für die Bildung der Spiel- und Verhaltensregeln. Eine mögliche implizite Regel, um Kränkung zu vermeiden, könnte z. B. lauten, niemals eine bestimmte Bedeutung ein zweites Mal aufzugreifen, ohne dass der andere darauf zurückkommt.[29]

Gelingt die Entschärfung potenzieller, das Spiel sprengender Kränkungen, Emotionen und Dynamiken, kann sich durch die Freiheit, Undenkbares zu denken, das Gefühl einstellen, so akzeptiert zu sein, wie man ist, ohne Teile von sich verstecken zu müssen. Umgekehrt wird es für einen selbst viel leichter, den anderen so zu akzeptieren, wie er ist. Das Gefühl der Freiheit, sein zu dürfen, wie man ist, und das Gefühl, akzeptiert zu sein, können stärker empfunden werden. Gerade im Spiel wird Authentizität erlebbar.

Spielregeln

Jedes Paar gibt seinem Spiel eigene Regeln. Sie können Formen und Inhalte betreffen und sind in ihren Details meist nicht dem Bewusstsein zugänglich. Zudem sind sie ständigen Veränderungen unterworfen. Spielregeln haben die Funktion, die Mitspieler, das Paar, zu schützen, damit das Vertrauen ins Spiel erhalten bleibt. Das Spiel der Bedeutungen gelingt, wenn sich beide an die Regeln halten.

Immer wieder treffe ich Menschen, die in ihren öffentlichen Rollen formal korrekt, mit Humor und Freundlichkeit, höchst angemessen Beziehungen gestalten, während sie im Privatleben Manieren und Umgangsformen komplett fallen lassen und ihren Emotionen freien

29 Bei einer im Stadtzentrum wohnenden Familie könnte ein Partner leichthin sagen: »Ein Haus mit Garten wäre schön.« Ist dies für den anderen aus unterschiedlichen Gründen ein emotional »explosives« Thema, so wird er es oftmals unterlassen, im Spielraum darauf einzugehen, um den Moment nicht zu zerstören. Es besteht dann die Chance, dass dies einen Reflexionsprozess in Gang setzt, der es ihm erlaubt, einige Wochen später den Versuch zu wagen, über die dahinter liegenden inneren Konflikte sprechen zu wollen. Würde das Thema wiederholt angesprochen werden, stiege im anderen der Grad der Emotionen so stark, dass er nicht anders könnte, als den Moment des Spiels zu beenden und in die »echte Konfrontation« zu gehen. Dies ist bei Paaren, die in der Folge dann wieder in den intimen Dialog zurückfinden, unproblematisch, bei anderen kann dies zu innerer Entfernung führen. Hier kann sich, ohne dass man sich darüber ausgetauscht hätte, die Regel ergeben, dass die Wiederholung eines Gedankens oder gar eines Wunsches nur nach gewisser Zeit möglich ist.

Lauf lassen. Sie sind offen und direkt, vergessen indes jeden Takt. Sie grenzen sich in ihrem sprachlichen Ausdruck nicht ein, sie vernachlässigen sich evtl. körperlich und lassen sich in ihrem Verhalten gehen. Diese an die Kontextdifferenz gebundene extreme Unterschiedlichkeit der Bedeutungsgebung, was Beziehungen, Emotionen, Rollen und Verhalten betrifft, mag für die eine Paarbeziehung funktionieren und spannend sein, für die andere stellt sie eher eine Belastung dar. Die Bedeutung, die der öffentliche bzw. der private Raum für die Einzelnen hat, ist nicht von außen bestimmbar, sondern muss innerhalb der Paarbeziehung ausgehandelt werden.

Der Spielraum des Paares mit seinem Spiel der Bedeutungen ist kein Raum, in dem alle Verhaltensregeln und Manieren über Bord geworfen werden können.

Die Spielregeln, die die Paare für das eigene Spielfeld entwickeln, berücksichtigen meist drei wichtige Aspekte: Erstens bemühen sich die Spieler, von Verhaltensweisen Abstand zu nehmen, die das Spiel sprengen, insofern sie zu starke Emotionen oder echte Kränkungen hervorrufen.

Die zweite Voraussetzung ist eine Regel, die die Haltung betrifft. Grundsätzlich sind beide bereit, ein Wagnis einzugehen. D. h., im Spiel ist mehr erlaubt als im »echten Leben«, man zeigt mehr von sich.

Ein dritter Bereich, der von den Mitspielern beachtet wird, ist der Rhythmus: Wie oft und wie schnell wird gespielt, wie viel Pause gemacht usw.

Bezogen auf diese drei Aspekte, aber auch bezogen auf alle den Einzelnen wichtig erscheinenden Aspekte, entwickelt jedes Paar implizite Regeln dazu, welche Verhaltensweisen auf dem Spielfeld erwünscht bzw. unerwünscht sind. Auf diese Weise konstruiert es die Rahmenbedingungen seines eigenen intimen Spielraums.

Der Spielraum als Möglichkeitsraum benötigt also den Respekt vor dem anderen, wie er ist, und die Bereitschaft zur Wagnis – und das ist nicht wenig. Jedes Paar muss aber selbst entdecken, was Respekt und Wagnis für die eigene Paarbeziehung genau bedeuten.

Nimmt man die von mir erwähnte Situation, in der eine Person das Bedürfnis nach einem Ort hat, an dem sie sich ganz und gar gehen lassen kann, so könnte dies ein Thema im Spiel der Bedeutungen werden. Das Bedürfnis des einen, sich gehen zu lassen, welches auf das Bedürfnis des anderen, gesehen und unterstützt zu werden, trifft, erzeugt Spannung. Auf dem Spielfeld kann verstanden werden, was hinter den jeweiligen Bedürfnissen steckt und was genau mit dem Sichgehenlassen erreicht werden soll. Das Paar kann eine Form finden, beide Bedürfnisse zu integrieren. Wichtig dabei ist aber, dass der Spielraum, in dem die Bedeutung eines solchen Bedürfnisses spielerisch erforscht und transformiert werden kann, nicht der Raum ist, in dem dieses Bedürfnis gelebt wird. Der Spielraum der Bedeutungen hat nicht zum Ziel, einzelne Wünsche aus dem realen Leben (etwa, sich gehen zu lassen) zu erfüllen, sondern sein Ziel ist die Freude am Spiel selbst.

Bei den meisten Paaren, bei denen die Partner sich wünschen, sich möglichst durchs ganze Leben zu begleiten, gelingt die Erstellung des Spielfeldes ohne fremde Hilfe. Die Liebe, die Intimität, die gemeinsam erlebten schönen und kritischen Momente führen das Paar dahin, sich einen geschützten Raum zu schaffen, in dem das Spiel der Bedeutungen möglich ist. Am Anfang steht das Verliebtsein, hier stellt man sich nicht die Vertrauensfrage. Dies ist die beste und auch die erste Chance dafür, dass ein Paar sich seinen Spielraum schafft. Später, in Fällen, in denen der Spielraum verloren gegangen ist oder außerhalb des sexuellen Spiels nie existiert hat, fehlt immer ein Stück Vertrauen. Aber ein vorläufiges Spielfeld lässt sich auch auf der Basis schaffen, so zu tun, als hätte man Vertrauen ins Spiel. Letzteres wird erleichtert durch die Anwesenheit einer dritten Person, den Paartherapeuten, der in der ersten Zeit die Regeln des Spiels bestimmt und für deren Einhaltung sorgt. Es sind zunächst die Regeln des Paartherapeuten, innerhalb derer er mit dem Paar gemeinsam die unterschiedlichen Hindernisse, die den Weg aufs Spielfeld behindern, aus dem Weg räumt. Die Therapie, als ein Spiel des Zusammentreffens unterschiedlicher Systeme, der Systeme der Partner und dem des Therapeuten, wird zum Modell für das Paar.

Familie

Paare, die sich an einen Paartherapeuten wenden, präsentieren sich bei den ersten Treffen mit einer Vielzahl von Themen. Diese Treffen variieren nicht nur nach den Familienkulturen und der im Paar chronifizierten Dynamik. Auch die Kontextkultur beeinflusst die Präsentation des Problems. In meiner Arbeit hatte ich es bisher mit drei kulturellen Großräumen zu tun, dem germanischen, dem romanischen und dem maghrebinischen. Italienische Paare tragen das Herz auf der Zunge.

Beim ersten Treffen wird das Drama der ganzen Familie vorgetragen. Sie erwarten, dass man sofort auf das Drama Bezug nimmt. Deutsche Paare halten die wesentlichen Informationen gerne zunächst zurück. Sie kreisen um sie herum, erwähnen sie evtl. beiläufig oder bleiben im Allgemeinen. Oftmals wird erst beim zweiten oder dritten Treffen deutlich, was sie in ihrer Situation für bedeutungsvoll halten. Sie erwarten vom Paartherapeuten, dass er ihnen zeigt, dass er sie versteht, ohne dass sie dafür zu viele Details ans Licht zerren müssen. Maghrebinische Paare beschreiben das Problem in der Regel zunächst als eine »körperliche« Krankheit – meist der Frau. Sie erwarten sich Antworten darauf und öffnen sich erst für sonstige Zugänge, wenn an anderer Stelle Erleichterung gelungen ist.

Alle Paare, egal aus welcher Kultur, erwarten, dass man zunächst in den Tanz ihrer Bedeutungswelt eintaucht, sodass in ihnen das Gefühl entsteht, verstanden und ernst genommen zu werden. Das Interesse für die Bedenken eines jeden Einzelnen ist die Grundlage dafür, dass der Therapeut vorläufige Spielregeln setzen darf.

Trotz der kulturell unterschiedlichen Zugänge zur Reflexion der Paarbeziehung ist in allen drei Kulturen die Herkunftsfamilie das wichtigste bedeutungsstiftende System und damit eines der wichtigsten Themen auf dem Spielfeld.

In vielen Fällen gelingt es gerade über das Thema der Ursprungsfamilie, Wege aus der Sackgasse zu finden. Die Beschäftigung mit der Herkunftsfamilie erlaubt es, über sich selbst zu reden, ohne über sich selbst zu reden. Durch Drei-Generationen-Treffen kann die volle Dynamik im Beratersetting lebendig werden. Die Bedeutungskonstrukte, die Beziehungsdreiecke, aber auch die in Familiengeschichten eingelagerten Veränderungsprozesse bilden ein starkes Gegengewicht zu reduzierten, immer gleichen Spielen, die den Stillstand in der Paarbeziehung begleiten.

Die Herkunftsfamilie ist aber nicht nur ein wichtiges Thema, um aufs Spielfeld zu gelangen. Sie ist bei allen Paaren, die sich ohne jede fremde Hilfe ihren Spielraum geschaffen haben, eines der wichtigsten immer wieder aufgegriffenen Themen. Die Beziehungen in den Ursprungsfamilien, die Bedeutungen, Regeln und Geschichten sowie die damit verbundenen Gefühle spielen in viele andere Themen hinein.

Die Aussagen »Du bist wie dein Vater«, »Du bist wie deine Mutter« werden oftmals als kränkender Vorwurf empfunden. Eigenschaften, die man bei den eigenen Eltern als bedrängend, kränkend oder einschüchternd empfunden hat, sind nur schwer in das eigene Selbst integrierbar. Als Kind der Eltern hat man aber von ihnen auch diese Teile übernommen. Diese Teile zu akzeptieren und sie nicht nur auf die Eltern zu projizieren, ist ein schwieriger Schritt. Mich selbst zu mögen, obwohl ich einige der Eigenschaften meiner Eltern habe, die ich als Kind als belastend empfunden habe, ist ein weiter Weg, den man kaum allein gehen kann. In der Paarbeziehung kann dies gelingen, da der Partner aus einer »anderen Welt« kommt und in seiner Herkunftsfamilie andere Modelle erlernt hat. Er kann wesentlich unbefangener mit den an uns selbst nicht geliebten Anteilen umgehen. Diese ungeliebten Teile können sich durch das Spiel der Bedeutungen verändern und entwicklungsfördernde Elemente werden.

Ein Thema, das in der Paarbeziehung oft vorkommt, ist die Beziehung zu den Schwiegereltern. Hierbei geht es nicht nur um unterschiedliche Konstrukte in den Herkunftsfamilien, sondern es geht vor allem stark um die Frage, ob und wie weit das Paar in der Lage ist, neben der Rolle der Vermittlung zwischen Systemen ein eigenes System mit eigenen Bedeutungsräumen, einer eigenen Geschichte und eigenen Regeln, Mythen und Grenzen aufzubauen. Des Weiteren sind Schwiegereltern und Schwiegerkinder eine ideale Projektionsfläche für eigene verdrängte Anteile oder für solche, die für das Bild des eigenen Selbst wenig attraktiv scheinen und die anzuschauen nicht leicht fällt.

Durch die Einbeziehung der Herkunftsfamilie wird der Hintergrund erhellt, vor dem die Geschichten der beiden Partner ihren Sinn erhalten: die Berufswahl, das Arbeitsethos, Vorstellungen von Gleichwertigkeit, Geschlechterbilder, Beziehung zum gesellschaftlichen Status, Bedürfnis nach Freiheit, Geld, Kindererziehung, Bedeutung von Krankheit, Verantwortung, Schuld, Selbstwert, Rollen, Beziehungsmuster, Bilder des eigenen Selbst.

Vor allem stellt das Leben in der Herkunftsfamilie uns das emotionale und ethische Grundgerüst zur Verfügung, auf dem sich unsere eigene Geschichte, die wir uns im Laufe unseres Lebens in immer neuen Varianten erzählen, ebenso wie die gemeinsame Paargeschichte aufbaut.

Von einigen Paaren, die das Spielfeld nie betreten haben oder nicht mehr betreten, wird die Wichtigkeit der Ursprungsfamilien nicht wahrgenommen bzw. sie wird sogar explizit abgewehrt. Einige hängen der Sichtweise an, dass die Schwierigkeiten des Paares lediglich durch zwei Einzelpersonen entstünden, bei denen das Verhalten und die Ideen des jeweils anderen ebenso »falsch« seien wie das eigene Verhalten und die eigenen Ideen »richtig«. Hinzu kommt oft noch das Festhalten daran, dass man »so ist, wie man ist«. Dies bezieht sich nicht nur auf vermeintliche Schwächen, sondern auch auf emotionales Erleben: »Ich kann nicht anders.« Das eigene Verhalten oder die eigene Haltung zu einer Situation erscheint auf diese Weise als eine vorgegebene Bedingung, eine Art göttliche Fügung, für die man nichts kann und die deshalb auch nicht veränderbar ist. Hierdurch wird Entwicklung blockiert.

Andere Paare, so wie Michael und Adelinde, beziehen das Thema der Herkunftsfamilie in den Vorwurf gegenüber dem anderen mit ein. Die Beobachtung, dass Adelinde die Paarbeziehung in ihrer »Exklusivität« ein Stück weit mit Michaels eineiigem Zwillingsbruder teilen muss, entbehrt nicht jeder Realität. Andererseits ist die Vorstellung, Michael sei eigentlich anders und das Problem liege nur in seiner Ursprungsfamilie, ein zu verteidigendes Konstrukt, um sich gegenüber allem Irritierenden abzuschotten. Auf kognitiver Ebene wird Adelinde kaum verstörende Gedanken zulassen.

In Situationen des Stillstandes, in denen es dem Paar nicht gelungen ist, sich seinen Spielraum zu erhalten, wird die Ursprungsfamilie in die verengte Sicht mit eingebaut; entweder indem man sie für bedeutungslos erklärt oder indem sie als Begründungskonstrukt für die Unabänderlichkeit der Situation herangezogen wird.

Neben der Bedeutungswelt der Ursprungsfamilien treffen sich beim Paar auch die Konventionen unterschiedlicher gesellschaftlicher Milieus. In der Psychologie wird die psychische Wirksamkeit dieser Konventionen, mit denen wir uns vor allem als Jugendliche begonnen haben zu identifizieren, gerne unterschätzt. Viele Menschen sind nicht oder nicht nur mit ihren Eltern und Geschwistern aufgewachsen. So können Großeltern, Tanten, Pflegepersonen oder andere eine so zentrale Rolle einnehmen, dass die Beziehung zu ihnen ein ebenso wichtiger Teil unserer Beziehungsmodelle wird.

In der Beziehung zu unseren Kindern rekonstruieren sich ähnliche intergenerationale Beziehungsdreiecke wie in unseren Herkunftsfamilien. Durch die erweiterten Einflüsse und Lebensereignisse findet nie eine 1:1-Übertragung statt. Trotz mancher Ähnlichkeiten verändern sich die Beziehungsdreiecke über die Zeit und die Generationen hinweg, genauso wie die dazu gehörenden Geschichten.

Nach meiner Erfahrung ist das Thema Herkunftsfamilie in vielen Paarbeziehungen ein zentraler Schlüssel, um den Weg aufs Spielfeld zu finden und um den Dynamiken, Themen und Emotionen des Paares Bedeutung zu geben bzw. Bedeutungen zu modifizieren. Eine Paargeschichte kann ohne die Geschichten der Herkunftsfamilien nicht erzählt werden.

Wünsche

Das Ausdrücken von Wünschen, auch in einer intimen Beziehung, scheint zu den schwierigsten Dingen innerhalb der menschlichen Kommunikation zu gehören. Mit Sicherheit ist es schwieriger, als die eigenen Schwächen und Ängste zu benennen. Wünsche auszudrücken bedeutet, einen tiefen Einblick in sich selbst zuzulassen, sich weit zu öffnen. Es bedeutet aber auch, einen gemeinsamen Raum mit etwas von mir zu füllen. Dies kann als egoistisch, aggressiv oder dominant empfunden werden, und zwar sowohl von der Person selbst, die den Wunsch ausdrückt, als auch von der Person, an die sie sich richtet.

Des Weiteren geht mit dem Formulieren von Wünschen das Risiko einher, dass sie vom anderen nicht in der erhofften Weise beantwortet werden. Sie können verneint, ignoriert, zum Teil oder ganz erfüllt werden. Im schlimmsten Fall können sie lächerlich gemacht oder man kann für sie beschimpft werden. Auch wenn dies in einer intimen Beziehung kaum vorkommt, geht mit dem Ausdrücken von Wünschen meist ein Schamgefühl einher. Wenn ein Wunsch ignoriert wird, wird dies von dem, der ihn ausdrückt, oft als äußerst kränkend empfunden. Diese Kränkung ist umso stärker, je mehr innere Anstrengung und Vorarbeit notwendig war, um die Scham zu überwinden und den Mut zu finden, den Wunsch zu formulieren. Tatsächlich weiß man jedoch nicht genau, warum der andere den Wunsch ignoriert. Möglicherweise erscheint er dem anderen auf dem Hintergrund seines Bedeutungsnetzes als nichts Besonderes, sodass dessen Nichterfüllung keine Tragödie sein kann, oder der Wunsch bringt den anderen selbst in Schwierigkeiten und er zieht es vor, erst einmal nicht zu reagieren; es besteht auch die Möglichkeit, dass der andere den Wunsch gar nicht als einen solchen wahrgenommen hat oder ihm zumindest dessen Wichtigkeit entgangen ist.

Jeder Wunsch in einer Paarbeziehung bezieht in irgendeiner Weise den anderen mit ein, und wenn es »nur« die Entscheidungen darüber sind, welches Produkt eingekauft oder wie die Wohnung eingerichtet wird, wohin es in den Urlaub geht und ob Geld eher für Bildung oder eher für Wohlergehen ausgegeben werden soll. Darüber hinaus gibt es Wünsche, die direkt an den anderen gerichtet sind. Sie beziehen sich auf sein Verhalten: Dass er sich Zeit nehmen soll, wie schnell er fahren, wie er sich anziehen, was er kochen soll, dass er sich mehr waschen soll oder was ich mir von ihm wünsche, damit der Sex richtig geil und befriedigend ist. Einige dieser Wünsche werden gerne als Vorwurf formuliert, andere sind hierfür weniger geeignet. Einige Wünsche/Vorwürfe werden leichter von Frauen vorgebracht, andere leichter von Männern. In jedem Fall steckt in jedem Wunsch – und das ist ein weiteres Risiko – das Potenzial, den anderen zu kränken bzw. in ihm das Gefühl der Entwertung hervorzurufen.

Um für diese mit den Wünschen einhergehenden Schwierigkeiten einen Umgang zu finden, ist für Schnarch (2006) der geeignete Weg die Differenzierung. Sie ist, wie oben schon dargestellt, ein lebenslanger Prozess, der aus meiner Erfahrung vor allem dann gelingen kann, wenn das Paar sich sein Spielfeld konstruiert hat. Schnarch beschreibt es so, dass die Gefahr, den anderen zu kränken, vor allem dann gering ist, wenn die wünschende Person, trotz des eigenen (bedeutungsvollen) Wunsches, den anderen akzeptieren und lassen kann, wie er ist, ihn also nicht umerziehen möchte. Dies bedeutet für Schnarch (2006, S. 57–58) zweierlei:

Erstens, dass kein Machtkampf zwischen den Wünschen der zwei Personen mehr besteht, sondern die wünschende Person zweierlei Wünsche in sich trägt: die Erfüllung des eigenen Wunsches und den Wunsch, dass auch der Wunsch des anderen erfüllt wird.

Zweitens, dass die wünschende Person es aushält, wenn ihr Wunsch nicht erfüllt wird.

Für Schnarch kann dies zu Situationen führen, die er Feuerprobe nennt. Es sind Situationen, in denen die Beziehung durch zwei sich zunächst ausschließende Wünsche infrage gestellt wird. Schnarch empfiehlt hier, »die Nerven zu bewahren« (Schnarch 2006, S. 58).

Solange wir uns für die Suche nach Glück und dem gelungenen Leben auf Selbstverwirklichung konzentrieren und solange Paarbeziehung auf dieser Suche ihren Beitrag leistet, ist das Konzept der Differenzierung, oder anders ausgedrückt, der Weg zum bezogenen Selbst eine Möglichkeit, um das eigene Selbst zu stärken und gleichzeitig die Paargeschichte zu konstruieren. Differenzierung ist eine Folge der Bewusstmachung, Vertiefung, Transformation und Konstruktion von Bedeutungen. Dies alles findet auf dem Spielfeld der Bedeutungen statt. Auch die Momente der Feuerprobe, die Momente, in denen die Beziehung durch zunächst unvereinbar scheinende Wünsche infrage gestellt wird, werden auf dem Spielfeld ausgedrückt. Dort gibt es vorbereitende Spiele, in denen angrenzende Bedeutungen Thema werden. Auf diese Weise sind beide nicht unvorbereitet, wenn einer den Schritt in die Klarheit wagt, und die Emotionen werden nicht durch Taktlosigkeit unnötig aufgeheizt. Dies vereinfacht die Beherzigung von Schnarchs Vorschlag: »Nerven bewahren«. Das Paar kann sich Zeit nehmen, das Gesagte wirken zu lassen, und muss nicht panikartig in der Realität Konsequenzen ziehen.

In andauernden Paarbeziehungen gibt es immer wieder Momente, in denen Zweifel an ihr auftauchen. Die Beziehung wird immer dann hinterfragt, wenn grundsätzliche Veränderungen notwendig werden. Beide Partner werden sich auf diese Weise wieder bewusst, was ihnen die Beziehung wert ist und wie sie gerne leben möchten.

Zweifellos sind diese Momente ungeheuer belastend. Im Paar steigen starke Emotionen und vor allem Ängste hoch und Gewohntes wird infrage gestellt. Vertraut das Paar darauf, dass durch die Ausschöpfung des eigenen Spielraums und die Anpassung der Regeln an die neuen Herausforderungen gute Möglichkeiten bestehen, durch den Nebel und die Stürme der Emotionen und Bedeutungen zu kommen, dann wird es die Hoffnung bewahren.

> Siegfried und Andrea ist es gelungen, ihre Wünsche auf dem Spielfeld zu besprechen, ohne dass zunächst einer gezwungen war, Handlungskonsequenzen daraus zu ziehen. Beide haben gemerkt, dass sie mit den meisten Wünschen »offene Türen einrennen«. Die echten Entwicklungsherausforderungen waren für Andrea, sich auch ein wenig für Ästhetik zu interessieren, und für Siegfried, sich den Platz, der ihm »zusteht«, tatsächlich zu nehmen.

Wünsche zielen auf Handlungskonsequenzen, die andere miteinbeziehen. In ihnen wird eine individuelle innere Bewegung zu einer Herausforderung für die Paargeschichte und die dazu gehörenden Systeme. Nur durch die notwendigen Spielräume kann verhindert werden, dass die Wünsche an den Mustern, Regeln und Bedeutungen der bestehenden Systeme scheitern. Innerhalb der Spielräume haben die Partner die Chance, von den mit den Wünschen verbundenen Emotionen und Bedeutungen nicht überrumpelt zu werden, sondern Zeit zu haben, dem Wunsch des anderen, der ja eine Entwicklungschance darstellt, innerlich Türen zu öffnen. Meistens stellen die Wünschenden fest, dass der eigene Wunsch für den Partner zwar zunächst überraschend und verwirrend, in einem zweiten Moment aber interessant und willkommen ist. Wenn Wünsche Teil der Paargeschichte werden, bekommen sie auf dem Spielfeld des Paares die notwendige Kraft, um auch in der Ökologie der Systeme sichtbar zu werden, und auch die Systeme, in die die Partner eingebunden sind, verändern sich.

Starke Handlungen versus Rituale

Aus einigen der vorgestellten Fallgeschichten lässt sich gut ablesen, dass das Spielfeld der Bedeutungen nicht nur durch das Gespräch belebt wird, sondern auch durch bedeutsame Handlungen, die ich im Laufe der Ausführungen »starke Handlungen« genannt habe.

> Starke Handlungen sind z. B. die von Iris vollzogene Trennung von Herbert oder das Angebot Herberts an Iris, mit ihm zum Tanzkurs zu gehen. Ebenso starke Handlungen sind der Moment, als Greta die Freundin der Exgeliebten konfrontiert, oder Heinz' strapazierende Geduld, mit der er Greta zwar seine Schwäche eingesteht, keine größere Klarheit herstellen zu können, aber trotzdem zeigt, wie viel er zu geben bereit ist.

Gemeinsam ist diesen Handlungen, dass mit ihnen keine abgeschlossene Sichtweise, sondern der vage Umriss einer Sichtweise kommuniziert wird, die offenlässt, wie der andere diesen Vorschlag aufnimmt. Die Bedeutung der Handlung kann erst durch die Antworten und Kommentare, die auf sie folgen, klarer eingegrenzt werden.

An dieser Stelle erscheint es mir wichtig, die »starken Handlungen« von Ritualen abzugrenzen.

Folgt man der Literatur, wird der Begriff des Rituals, so wie wir ihn heute verstehen, erst seit Ende des 19. Jahrhunderts verwendet. Gleichwohl veränderte er sich seit den 50er-Jahren weiter, als er Einlass in die psychologische Literatur fand. Zunächst bezeichnete das Ritual wiedererkennbare Handlungen innerhalb eines Kultes, dessen Bedeutungen nicht intentional sind und nicht vom Individuum abhängen. Das so bezeichnete Ritual hat den Charakter von etwas Vorgeschriebenem und ist ordnungsstiftend (vgl. Hödl 2002).

Mit der Ausdehnung des Begriffs Ritual auf das Alltagsleben verlor er einige dieser Bedeutungen und die Psychologen begannen ihn für Handlungen zu verwenden, die Beziehungen und deren Bedeutung bestätigen. Geblieben ist dabei vom ursprünglichen Ritualbegriff, dass er bedeutungsvolle Handlungen bezeichnet, die einen wiederkehrenden Charakter innerhalb von Systemen haben. Diese Rituale haben keinen Vorschrifts-, sondern einen Bestätigungscharakter und sind weiterhin ordnungsstiftend. Geblieben ist auch die Beobachtung, dass es Rituale gibt, die die Kontinuität der Beziehungen bestätigen (Weihnachten, Geburtstagsfeiern, Liebeserklärungen, das regelmäßige Abendessen ...), und Übergangsrituale, die eine vorgesehene Veränderung kennzeichnen (Taufe, Hochzeit, Beerdigung, Heiratsantrag, Abiturfeier ...).

Mit der veränderten Bedeutung hat der Ritualbegriff sein transzendentes Element verloren. Oder umgekehrt, mit seiner Verwendung soll bestimmten Phänomenen in Beziehungen ein wenig Transzendenz verliehen werden, um das Bedeutende darin zu unterstreichen.

In der psychologischen Literatur wird der Ritualbegriff heute auf sehr unterschiedliche Weise benutzt. Rosemarie Welter-Enderlin (1996, S. 148) verwendet ihn z. B. für ein spontanes Probehandeln, dessen Bedeutung sich erst hinterher manifestiert. Auf dem Hintergrund meiner Ausführungen zum Spielraum des Paares würde ich die Grenzen klarer ziehen und daran festhalten, dass Rituale ordnungsstiftenden, also beziehungsbestätigenden Charakter haben oder die Zäsur für vorgesehene Übergänge darstellen, während ich bedeutsame Handlungen, die einen Probecharakter haben und deren Bedeutung sich erst im Folgenden feststellen lässt, starke Handlungen nenne. Diese Klärung hat den Vorteil, dass man auch der Gefahr entgeht, im Nachhinein all das, was als bedeutsam erlebt worden ist, Ritual zu nennen. Für meine Ausführungen ist die Unterscheidung insofern nützlich, als das Ritual zwar nahe an der Grenze zum Spiel anzusiedeln ist, aber auf der Seite des wirklichen Lebens steht. Dagegen lassen starke Handlungen offen, wie sie vom anderen eingeordnet werden, und sind daher eher in den Zwischenräumen, den Spielräumen, anzusiedeln.

An den Geschichten von Heinz und Greta und von Iris und Herbert lässt sich deutlich erkennen, wie starke Handlungen aufs Spielfeld gelangen. Im Fall von Heinz und Greta verläuft fast alles auf der Handlungsebene.

Starke Handlungen sind vorschlagend, fragend, sie sind spontan, kreativ und darauf ausgerichtet, zu verstehen, wie sich die bedeutenden Elemente für einen selbst und für den anderen weiterentwickeln. Starke Handlungen sind offen für Bedeutungsentwicklung, sie haben für die Beziehung einen kommunikativ-fragenden, keinen regelnden Charakter.

Nachdem Greta von der Außenbeziehung ihres Mannes erfahren und er diese sofort beendet hat, befinden sich beide unweigerlich in einem Zwischenraum, in einem Raum, in dem alles offen ist und (fast) alle Grundannahmen ihrer Paarbeziehung, die vorher bestanden, infrage stehen. Für beide ist es ein schmerzhafter Zwischenraum, aber Greta ist es wichtig, keine übereilten Entscheidungen zu treffen, nur um dem Schmerz, den all dies mit sich bringt, zu entgehen. Heinz hält diese ungeklärte Situation kaum aus, aber auch er zieht sich nicht aus ihr zurück. Das Spiel der Bedeutungen ist nicht immer nur reine Freude, aber zumindest Greta spürt: Sie würde sich selbst, aber auch dem Paar Entwicklungschancen nehmen, wenn sie jetzt nicht das Wagnis eingeht und auf diesem schwankenden Boden bleibt. Zurückzugehen ins »echte Leben« ist für sie lange Zeit keine Option, sie würde sich selbst zu viel wegnehmen.

Zwischen beiden beginnt ein Tanz, der die Frage betrifft, wie viel Spielraum sie brauchen und wie viel die Kontinuität sichernden Rahmen. Beide zeichnen durch starke Handlungen einen Rahmen, wie sie sich den Spielraum vorstellen, sie umreißen das Spielfeld. Greta bricht vor Heinz immer wieder in Wut aus und fasst sich an ihre Vagina, um in vulgären Worten zu schreien, dass er »ihn dieser Person reingesteckt hat und ihn nun wieder hier reinsteckt«. Auf diese Weise hält Greta das Spielfeld offen. Heinz benennt verunsichert sein Unverständnis gegenüber Gretas Reaktionen und zeigt, wie sehr sie ihn schmerzen. Er entzieht sich diesen Situationen aber nicht und behandelt Greta weiterhin mit großer Fürsorge. Wenn Gretas Ausbrüche zu Ende sind, bleibt er ihr zugewandt. Mit seinem Handeln zeigt er, dass auch er bereit ist, auf dem sich bewegenden Untergrund zu bleiben. Für ihn ist es ebenfalls sehr anstrengend. Gleichzeitig drückt er dadurch innerhalb des Spiels aus, dass für ihn im »echten Leben« Kontinuität wichtig ist. Dieser Tanz gibt beiden die Sicherheit, dass im »echten Leben« nicht die Trennung droht, und er schützt das Spiel: Es darf etwas gewagt werden.

Heinz und Greta können diesen Spielraum nutzen, um ein Probegespräch über sexuelle Wünsche zu führen. Was wäre, wenn wir andere sexuelle Praktiken machten? An dieser Stelle bricht ein Staudamm, sie entdecken Welten.

Heinz gelingt es weiterhin, den Spielraum zu nutzen, um seine Wünsche nach Nähe probehalber auszudrücken. Greta beginnt langsam zu verstehen, wie sehr er regelmäßig intime Nähe braucht. Dies löst in ihr kein Gefühl der Bedrückung aus. Im Gegenteil, es fühlt sich für sie neu und angenehm an, auch wenn sie es im echten Leben zunächst noch nicht zulassen kann, da ist noch zu viel Kränkung dazwischen. Heinz hatte kaum damit gerechnet, dass Greta seinem Bedürfnis, das sie 20 Jahre lang nicht wahrgenommen hatte, plötzlich Bedeutung schenken könnte. Er findet etwas, was er aufgehört hatte zu suchen.

Greta muss für sich den Spielraum nutzen, um zu verstehen, wie es mit der in Zweifel geratenen Ordnung weitergeht. Diese Ordnung betrifft nicht nur das Paar und die Beziehung, sie betrifft auch das, was sie für die Kinder ihrer Ursprungsfamilie und für die Öffentlichkeit darstellen. Im Laufe weniger Monate ergeben sich zwei starke Handlungen. Zunächst konfrontiert sie eine Freundin der Exgeliebten damit, dass diese nicht weiter versuchen soll, ihren Mann zu kontaktieren. Dann stellt sie die Exgeliebte beim Hinausgehen aus dem sonntäglichen Gottesdienst zur Rede. Heinz zeigt ihr in beiden Fällen, dass er ihr Verhalten ohne jeden Zweifel mitträgt. Dies war bis dahin offen. Greta ist in beiden Situationen ein Wagnis eingegangen, ohne zu wissen, wie es danach weitergehen würde. Erst nachdem sich herausstellt, dass Greta mit ihrem Handeln bei Heinz nicht nur »offene Türen« einrennt, sondern er sich stolz auf sie zeigt, beginnt Greta sich als starke und reife Frau zu fühlen. Hiermit hatte sie nicht gerechnet, dieses Gefühl kannte sie vorher nicht. Sie fühlt sich nicht mehr nur als diejenige, die das tut, was die Gesellschaft von ihr erwartet, sondern sie erkennt Freiräume für ihr Handeln. Sowohl Heinz als auch Greta haben durch starke Handlungen, deren Folgen sie nicht kannten, etwas gefunden, was sie so nicht gesucht hatten.

Der Zwischenraum schließt sich dann durch ein Ritual: Sie kaufen die neue Küche. Diese Handlung kann als ordnungsstiftend und als Übergangsritual angesehen werden.

Auch auf dem Spielfeld von Iris und Herbert finden starke Handlungen statt. Iris eröffnet den Zwischenraum durch die Trennung, gibt aber gleichzeitig widersprüchliche Botschaften darüber, wie diese Trennung gemeint ist. Herbert nützt den dadurch entstehenden Zwischenraum, um Neuland zu betreten und etwas zu wagen. Er meldet beide bei der Paarberatung an und im Zuge der Gespräche fragt er sie, ob sie ihn zum Tanzkurs begleiten möchte. Er betritt das Neuland der aktiven Beziehungsgestaltung.

Neben den starken Handlungen im Spielraum des Paares bedarf es in jeder Paarbeziehung der Rituale. Viele Paare unterschätzen diese und pflegen sie nicht. Oft handelt es sich um kleine Handlungen und Gesten, in denen sich das Paar seiner Zugehörigkeit, seiner Wertschätzung und Liebe versichert, mit denen es die Beziehungen zu den Herkunftssystemen und seinen Alltag ordnet. Diese Rituale sind nicht nur Ausdruck von Liebe, Wertschätzung und Zugehörigkeit, sie schaffen sie auch. Eine bestätigende Reaktion auf eine Geste der Liebe verstärkt dieselbe. Liebe ist nicht nur ein Gefühl, welches zur Liebeserklärung Anlass gibt, sondern sie ist auch eine Folge der Liebeserklärung. Aus diesem Grund empfehle ich jedem Paar, sich mindestens einmal am Tag eine Liebeserklärung zu machen – in welcher Form auch immer – und mindestens einmal am Tag »Danke« zu sagen. Wobei »Danke« bedeutet: Ich sehe dich und das, was du für mich tust.

Daneben inszenieren viele Paare besondere Momente der Zweisamkeit, mit denen symbolisch das Besondere an der Beziehung unterstrichen wird.

Auch der Weg aufs Spielfeld ist bei den meisten Paaren durch Rituale geprägt. Die Tasse Kaffee, das Glas Wein, der Spaziergang können Rituale sein, die bedeuten: »Ich würde gerne aufs Spielfeld der Bedeutungen, mich einfach ziellos mit dir unterhalten, hast du auch Lust dazu?«

Rituale in Paarbeziehungen sind oft Handlungen, die in anderen Situationen bedeutungslos wären. Das gemeinsame Abendessen, das Wellnesswochenende usw. gewinnen in einem bestimmten Moment, an einem bestimmten Ort und mit bestimmten Personen Bedeutung. Das Abendessen am Hochzeitstag ist ein Ritual, das Kontinuität anzeigt, das Versöhnungsabendessen könnte ein Übergangsritual sein. Das erste Wellnesswochenende, wenn die Kinder (endlich) größer sind, unterstreicht den Übergang zu einer neuen Lebensphase des Paares. Solche Übergangsrituale werden vom Paar meist zuvor besprochen und es wird ihnen ein gemeinsamer Sinn gegeben. Die ordnungsstiftende Funktion wird vereinbart.

Jeder von uns kann Spiel und echtes Leben unterscheiden, trotzdem sind Spiel und echtes Leben miteinander verbunden und der Unterschied zwischen beiden muss immer wieder neu hergestellt werden. Ebenso verhält es sich mit starken Handlungen und Ritualen. Sie liegen oft sehr nahe beieinander und die Übergänge sind manchmal nicht ganz eindeutig.

Ein Paar, welches bei mir in Beratung war, ist jedes Jahr zum Geburtstag der Mutter/Schwiegermutter gegangen. Irgendwann beschließen sie, in diesem Jahr nicht hinzugehen. Ist es ein Probeausdruck eines Wunsches, ein Versuch, bestehende Bedeutungen aufzuweichen und einen Spielraum zu schaffen, oder unterstreicht es gar die Einführung einer neuen Ordnung? In der Regel weiß dies das Paar selbst nicht und macht die Bedeutung der Handlung von der Reaktion der Mutter/Schwiegermutter oder anderer Personen abhängig.

Welche Bedeutung wir diesen Handlungen geben können, hängt auch von unserer eigenen Fähigkeit ab, ins Ziellose, Vagabundierende einzusteigen bzw. von dort wieder zurück in die Realität und umgekehrt. Es hängt davon ab, welche Freude wir am Spiel haben und welches Wagnis wir bereit sind einzugehen. Bezieht man die erweiterten, zu ihnen gehörenden Systeme mit ein, werden die gleichen Handlungen leicht zu »wirklichen« Versuchen, durch einseitige Positionsbestimmung die Beziehungen neu zu ordnen. Trotzdem tragen sie ein spielerisches, vorläufiges Potenzial in sich. Sie haben etwas Irritierendes und können damit etwas in Bewegung bringen. Die Frage, ob es ein Kampf um die Dominanz der Bedeutungen oder die Eröffnung eines Spiels ist, klärt sich oft erst in einem zweiten Moment. Wollen sich die Partner nicht als Vorhut im Kampf der Systeme um Bedeutungsdominanz verstehen, sondern als Paar, welches auf dem Spielplatz die Chance hat, zu kreativen Neuordnungen zu kommen, empfiehlt es sich, jedwede Reaktion der Mutter/Schwiegermutter sportlich zu nehmen, im Vorläufigen zu bleiben und mit noch größerer Freude den Ball weiterzuspielen.

Selbstverwirklichung

Selbstverwirklichung findet nicht im leeren Raum statt. Ein Selbst existiert nur in Bezug auf das, was uns umgibt, in Bezug auf unsere Mitmenschen. Das Selbst konstruiert sich mithilfe der Bedeutungen, die uns umgeben, und nimmt Bezug auf unsere Umwelt: Wer bin ich für die Menschen, die mich umgeben? Unser Selbst ist weder unabhängig von unseren Fähigkeiten, Emotionen und unserem Aussehen, noch unabhängig von unseren Beziehungen, Mitmenschen und den Bedeutungskonstruktionen, die uns umgeben.

Der Selbstverwirklichung liegen in der westlichen Kultur zwei Bewegungsrichtungen zugrunde: Die eine ist der Wunsch nach einem Leben, bei dem man sich selbst, d. h. den eigenen Wünschen, Gefühlen und Fähigkeiten möglichst nahekommt. Die andere Bewegungsrichtung ist vor allem das Bedürfnis nach sozialem Status[30] und Bekanntheit. Zusammengenommen versprechen wir uns davon Glück, ein »stressfreieres« Leben und Zugehörigkeit zu etwas Größerem, also ein wenig »Unsterblichkeit«. Selbstverwirklichung geht demnach zwei Fragen nach: Als wer möchte ich innerhalb der Gesellschaft erscheinen, als was bin ich erkennbar? Und: Wie gelingt es mir, mich wertvoll und geliebt zu fühlen und mich in dem, was ich tue und wie ich mich in Beziehung setze, möglichst nahe an meinen intimen Bedürfnissen, Emotionen und Wünschen, aber auch an meinen Werten zu orientieren?

Während die erste Frage vor allem eine Motivation darstellt, um sich selbst zu bebildern (Tattoos, Facebook usw.) und mit der eigenen Tätigkeit etwas Sichtbares zu gestalten, ist die zweite Frage von einer lebenslangen Auseinandersetzung mit der Umwelt und den Mitmenschen geprägt. Erst echte Begegnungen, in denen wir uns selbst und den anderen oft auf schmerzhafte Weise erkennen, ermöglichen uns eine wachsende Annäherung an uns selbst.

Für beide Fragen ist die Paarbeziehung von großer Bedeutung. Die Frage des Status kommt in der Paarbeziehung schon im Moment der Partnerwahl ins Spiel, während die Frage nach dem Gefühl, geliebt zu werden und ein Leben möglichst nahe an den eigenen Wünschen zu führen, vor allem im intimen Raum Antworten findet. Erst im Zwischenraum zwischen den Systemen können wir auch unsere in unseren Herkunftssystemen gebildeten inneren Verwerfungen, Ängste und Beschämungen, die uns zum Teil hartnäckig im Griff haben,

---

30 Sozialer Status ist im Wesentlichen die zivilisierte Form der Gruppenhierarchie der »Rudeltiere«. Die Organisationsform bildet die Grundlage der sozialen Organisation des Menschen. Streben nach sozialem Status ist deshalb nicht nur legitim, sondern es bildet den organisatorischen Sockel, der mit zivilen Umgangs- und Organisationsmodellen überspannt ist. Rudeltiere streben nach sozialem Status, da ein hoher Status weniger Stress bedeutet. Bei uns Menschen hat sich das inzwischen umgekehrt. Status bedeutet meist mehr Stress. Dafür verspricht der soziale Status ein wenig mehr »Unsterblichkeit«.

aufweichen und neue Varianten finden, die näher an unserem Erleben, unseren Kompetenzen usw. sind.

Der beste Weg, um das konstruierte Selbst sich selbst anzunähern, läuft über die intime Begegnung auf dem Spielfeld des Paares. Im Moment der Krise kann verstanden werden, worum es eigentlich geht und woraus der Konflikt erwächst. Die Bedeutung der eigenen Worte und Handlungen und die Bedeutung der Worte und Handlungen des anderen sowie dessen, was einen daran emotional berührt, können allmählich klarer erkannt werden. In diesem Dialog hat der Mensch die Möglichkeit, sich die Rolle, die er in Beziehungsdreiecken einnimmt, und die Bedeutung, die er sich und den anderen dabei zuweist, vor Augen zu führen und zu verstehen. Er kann mit der Zeit evtl. zulassen, diese Rolle und die dazugehörenden Bedeutungen nicht als einzig mögliche zu akzeptieren, und sich auf Neues, auf emotionale Wagnisse einlassen.

Dieser Dialog ist in Paarbeziehungen mit einem ausreichenden intimen Spielraum möglich. Ihn andernorts zu finden, ist schwieriger und benötigt große innere Motivation.

An dieser Stelle möchte ich noch nachtragen, dass auch der soziale Status durch die Paarbeziehung stabilisiert wird. In meiner Arbeit habe ich etliche Paare gesehen, die nach der Trennung komplett aus ihrer sozialen Nische herausgehen mussten. Einige haben danach nie wieder eine Nische gefunden, der sie angehören und in der sie einen Status genießen. In der individualisierten Gesellschaft mag es unerhört klingen, aber nach meiner Beobachtung gelingt die Integration in eine soziale Nische deutlich leichter, wenn man in einer Paarbeziehung lebt. Dauerhaften und nachhaltigen Status erhält man in der eigenen Nische, nicht im weltweiten Rennen um Ressourcen und Ansehen.

In meiner klinischen Arbeit habe ich auch viele Partnerschaften kennengelernt, bei denen der Mangel an intimem Dialog zum Verkümmern der für Entwicklung offenen Teile des Selbst geführt hat und sich beide Partner beständig einsam den sich nie verändernden Konstrukten der Vergangenheit ausgesetzt sahen.

Trotzdem kann ich nur schwer und nur in Ausnahmefällen einen besseren Ort und einen besseren Weg erkennen, der für das Ziel der Selbstverwirklichung so viel Potenzial hat wie eine dauerhafte Paarbeziehung, die ihren Spielraum ausschöpft.

Nachwort

In diesem Buch sammeln sich 20 Jahre Erfahrungen mit Paaren und genauso lange arbeite ich mit den italienischen Kollegen in unterschiedlichen Kontexten daran, konzeptuell und praktisch in der Arbeit mit Paaren weiterzukommen. Es wird darin ein Modell entwickelt, mit dem lose zusammengehaltene Versatzstücke der systemischen Paartherapie integrierbar werden und in eine größere Vision aufgenommen werden können. Wie gut mir dies gelungen ist, wird der Leser beurteilen.

Ich glaube, aus dem Geschriebenen wird ersichtlich, dass ich als Autor davon überzeugt bin, dass in Paarbeziehungen ein enormes Potenzial liegt. Als Systemiker habe ich versucht, einem lange Zeit eher vernachlässigten Aspekt der Systemtheorie neue Nahrung zu geben: dem Zwischenraum zwischen den Systemen, der sehr viel mehr und sehr viel komplexer ist als »gelingende Kommunikation«. Aus meiner Sicht lassen sich Paardynamiken und vor allem gelingende Paarbeziehungen nur verstehen, wenn man sie sowohl in diesem Zwischenraum als auch als Zugehörige zu unterschiedlichen Systemen begreift. Aus individualisierenden Ansätzen lässt sich nicht verstehen, warum dem Menschen schon immer, trotz mehrheitlich traumatisierter Kindheiten und trotz Persönlichkeiten, die weit vom freudschen Persönlichkeitsideal entfernt sind, glückliche Paarbeziehungen gelingen.

In meiner klinischen Arbeit habe ich bei Paaren die unglaublichsten Lösungen miterleben dürfen. Oftmals staune ich darüber, welche Wege Paare gehen, um ein Mindestmaß an Glück und gleichzeitig einen Zusammenhalt zu schaffen. Vermutlich ist für die meisten Leser unter den von mir beschriebenen Therapien zumindest ein Paar, über das sie staunen bzw. bei dem sie sich über zumindest einen der Partner ärgern würden. Genau dies ist die Schwelle, an der aus Ablehnung Neugier werden könnte. Wie ist das möglich? Was kann dieses Paar, was ich nicht verstehe, sodass diese Lösung möglich ist? Welche Geschichten stehen dahinter und welches sind meine Geschichten, dass mir diese Lösung so abwegig erscheinen muss?

Nach all den Jahren ist für mich immer noch jedes Paar, das zu mir kommt, einzigartig, mit seinen komplexen Geschichten, die es mit sich bringt, und den Emotionen, mit denen es den Raum füllt. Aus meiner Erfahrung gelingt einem Paar dauerhaftes Glück, wenn es den kreativen Zwischenraum nie ganz vernachlässigt und sich als Paar immer wieder dort hinbegibt und diesen eigenen Raum gegen die inneren und äußeren Widerstände durchsetzt.

Mancher mag einwenden, dass ich in dem hier vorgelegten Konzept den Begriff des Spiels zu weit ausgedehnt habe. Manch einer würde den Spielraum, den ich beschreibe, gerne *kontemplierendes Gespräch*, *Diskussion* oder *Argumentation* nennen. Aber seien wir ehrlich, diese Begriffe sind noch uneindeutiger, und der Begriff des Spiels klärt sehr viel und ergibt sich aus der klinischen Erfahrung. Wer gerne diskutiert (aber auch, wer gerne schweigt), muss sich prüfen, ob er nicht doch eher auf der Seite des Rechthabens und der Konkurrenz über die Definitionsmacht steht. Oftmals ist das Bestehen auf Konfrontation durch Diskussion mit einer Überschätzung der Vernunft und der kognitiven Ebene menschlicher Kommunikation verbunden. Aber, zugegeben, es gibt auch Paare, die diskutieren, und innerhalb ihrer Diskussionen sind Als-ob-Gedanken möglich; in diesen Momenten sollen keine realen Ziele verfolgt werden (auch nicht das Ziel der Vermeidung der echten Themen), sondern es gibt eine Freude an der Diskussion bzw. der Kontemplation und innerhalb des Gesprächs fühlen sich beide sicher und frei. Es mag so sein, dass sich dann das Gefühl des Spiels nicht einstellt – noch nicht, behaupte ich. Wenn sich das Gefühl der Neugier einstellt, das Interesse daran, was der andere jetzt antwortet oder macht, und der Mut entsteht, etwas zu wagen, peinliche oder potenziell verletzende Gedanken zu äußern – »etwas aufs Spiel zu setzen«, wenn das Bedürfnis besteht, noch ein Stück weiter auf dieser Ebene miteinander in Kontakt zu sein, dann werden sie irgendwann beginnen, gemeinsam dabei zu lachen.

Literatur

Ainsworth, M. D. S., M. C. Blehar, E. Waters a. S. Wall (1978): Patterns of Attachment. A psychological study of the strange situation. Hillsdale, NJ (Erlbaum).

Andolfi, M. (1988): La famiglia trigenerazionale. Roma (Bulzoni).

Andolfi, M. (1999): La terapia di coppia come processo trasformativo. In: La crisi della coppia. Milano (R. Cortina).

Andolfi, M. (2006): La terapia di coppia in prospettiva trigenerationale. Roma (Accademia di Psicoterapia alla Famiglia).

Andolfi, M. a. C. Angelo (1988): Toward constructing the therapeutic systems. In: *Journal of Marital and Family Therapy* 14.

Andolfi, M., C. Angelo e P. D'Atena (2001): La terapia narrata dalle famiglie. Milano (R. Cortina).

Andolfi, M., C. Angelo u. M. de Nichilo (1997): Der Mythos von der Last auf den Schultern. Heidelberg (Carl-Auer). [ital. Orig. (1987): Tempo e mito nella psicoterapia familiale. Torino (Bollati Boringhieri).]

Andolfi, M., C. Angelo, P. Menghi u. Anna Maria Nicolò-Corigliano (1986): Das Spiel in der Maske. Stuttgart (Klett-Cotta). [am. Orig. (1983): Behind the family mask. New York (Brunner/Mazel).]

Baricco, A. (1994): Novecento. Milano (Feltrinelli).

Bateson, G. (1981): Ökologie des Geistes. Frankfurt/M. (Suhrkamp).

Beebe, B. (2008): Prefazione. In: L. Carli e C. Rodini (a cura di). Le forme di intersoggettività. Milano (R. Cortina).

Bion, W. (2006): Aufmerksamkeit und Deutung. Frankfurt/M. (Brandes u. Apsel). [engl. Orig. (1970): Attention and Interpretation. London (Tavistock).]

Boscolo, L. e P. Bertrando (1993): I tempi del tempo. Una prospettiva per la consulenza e la terapia sistemica. Torino (Bollati Boringhieri).

Bowen, M. (1978): Family therapy in clinical practice. New York (Jason Aronson).

Bowlby, J. (1959): Über das Wesen der Mutter-Kind-Bindung. Psyche 13 (7): 415–456.

Buber, M. (1986): Begegnung: autobiographische Fragmente. Heidelberg (Lambert Schneider).

Cecchin, G. (2003): Idee perfette. Milano (Angeli).

Cigoli, V. (2003): La coppia tra scenari di origine e nuova nascita. In: M. Andolfi e V. Cigoli (a cura di): La famiglia d'origine. Milano (Angeli), p. 125.

Cooklin, A. e G. G. Barnes (1999): Sessualità e intimità, coppia e lavoro. In: M. Andolfi (a cura di): La crisi della coppia. Milano (R. Cortina).

de Shazer, S. (2004): Das Spiel mit den Unterschieden. Heidelberg (Carl-Auer).

El Hachimi, M. u. L. Stephan (2012): Paartherapie – bewegende Interventionen. Tools für Therapeuten und Berater. Heidelberg (Carl-Auer).
Elkaim, M. (1999): La thérapie familiale en changement. Paris (Synthélabo).
Ferreira, A. J. (1963): Family myth and homeostasis. In: Archives of General Psychiatry 9, pp. 457–473.
Hödl, H. G. (2002): Ritualtheorien. Einführung in die Theorie einer grundlegenden religionswissenschaftlichen Kategorie. Universität Wien (Vorlesung).
Huizinga, J. (1956): Homo Ludens. Hamburg (Rowohlt). [Niederländ. Orig. (1938): Homo ludens: proeve eener bepaling van het spelelement der cultuur. Haarlem (Tjeenk Willink).]
Keith, D. V. a. C. A. Whitaker (1981): Play Therapy: A paradigm for work with families. In: *Journal of Marital and Family Therapy* 7.
Lewontin, R. C. (1998): Gene, organismo e ambiente. Bari (Laterza).
Massing, A., G. Reich u. E. Sperlin (1992): Die Mehrgenerationen-Familientherapie. Göttingen (Vandenhoeck & Ruprecht).
Minuchin, S. (1977): Familie und Familientherapie. Freiburg (Lambertus), 10. Aufl. 1997.
Moreno, J. L. (1993): Gruppenpsychotherapie und Psychodrama. Stuttgart (Thieme).
Ramsey, C. (2005a): Narrative from Learning in Reflection to Learning in Performance. In: *Management Learning* 36 (2).
Ramsey, C. (2005b): Narration development. In: *Action Research* 3.
Retzlaff, R. (2008): Spielräume. Lehrbuch der systemischen Therapie mit Kindern und Jugendlichen. Stuttgart (Klett-Cotta).
Riehl-Emde, A. (2003): Liebe und Lust. Vortrag während der 53. Lindauer Psychotherapiewochen, 26. April 2003.
Sander, L. (1983): Polarity, Paradox and the organizing process in development. In: J. Call, E. Gallenson a. R. Tyson (eds.): Frontiers in infant psychiatry. New York (Basic Books).
Schnarch, D. (1998): La passione nel matrimonio. *Terapia Familiare* 57.
Schnarch, D. (2006): Die Psychologie sexueller Leidenschaft. Stuttgart (Klett-Cotta). [am. Orig. (1997): Passionate marriage. New York (Norton).]
Selvini Palazzoli, M., L. Boscolo, G. Cecchin u. G. Prata (1977): Paradoxon und Gegenparadoxon. Stuttgart (Klett). [ital. Orig. (1975): Paradosso e Controparadosso. Milano (R. Cortina)].
Staten, H. (1985): Wittgenstein and Derrida. Oxford (Blackwell).
Ugazio, V. (1998): Storie permesse, storie proibite. Polarità semantiche familiari e psicopatologie. Torino (Bollati Boringhieri).
Vargas Llosa, M. (1990): Der Geschichtenerzähler. Frankfurt/M. (Suhrkamp). [span. Orig. (1987): El hablador. Barcelona (Seix Barral).]
Walsh, F. (1994): Healthy Family Functioning: Conceptual and Research Developments. In: *Family Business Review* 7.

Weiß, H. (2001): Zur Beziehung zwischen einigen theoretischen Konzepten bei Melani Klein und Wilfred Bion. In: *Psyche* 55(2): 159–180.
Welter-Enderlin, R. (1996): Deine Liebe ist nicht meine Liebe. Partnerprobleme und Lösungsmodelle aus systemischer Sicht. Freiburg (Herder).
White, M. (2010): Landkarten der narrativen Therapie. Heidelberg (Carl-Auer). [am. Orig.: Maps of narrative practice. New York (Norton).]
White, M. u. D. Epston (1990): Die Zähmung der Monster. Heidelberg (Carl-Auer). [Orig. (1989): Literate means to therapeutic ends. Adelaide (Dulwich).]
Willi, J. (1975): Die Zweierbeziehung. Reinbek (Rowohlt).
Willi, J. (1985): Koevolution. Reinbek (Rowohlt).
Winnicott, D. (1973): Vom Spiel zur Kreativität. Stuttgart (Klett-Cotta). [engl. Orig. (1971): Playing and reality. London (Tavistock).]
Wittgenstein, L. (1968): Vorlesungen und Gespräche über Ästhetik, Psychologie und Religion. Hrsg. v. C. Barrett. Göttingen (Vandenhoeck & Ruprecht). [Orig. (1966): Lectures and conversations on aesthetics, psychology and religious belief. Oxford (Blackwell).]
Yablonski, L. (1992): Psychodrama. Frankfurt/M. (Fischer). [am. Orig. (1976): Psychodrama: resolving emotional problems through role-playing. New York (Basic).]
Zeldin, T. (1998): Conversation. How Talk Can Change Our Lives. London (Harvill).

Über den Autor

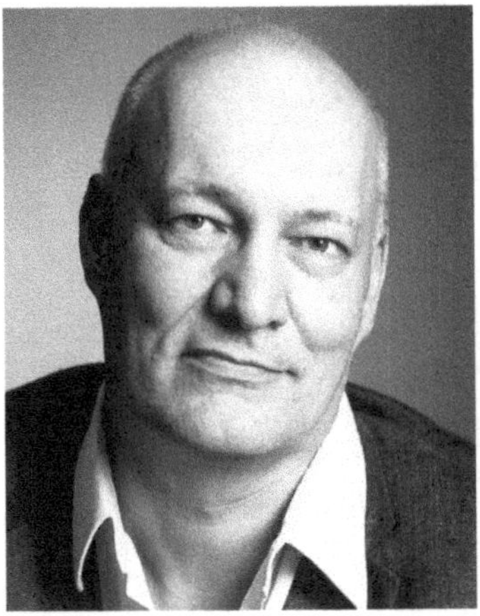

Stefan Eikemann, Diplom in Politischer Wissenschaft und in Psychologie; Ausbildung zum Psychotherapeuten – systemische Familientherapie; universitätere Spezialisierungen zum Kinder- und Jugendpsychotherapeuten und Businesscoach; Arbeit als Psychologe in Drogentherapieeinrichtungen, in einer Justizvollzugsanstalt und in privater Praxis sowie als Leiter einer Drogentherapieeinrichtung; seit 2002 als Psychotherapeut, Paartherapeut und Coach/Fortbilder für Führungskräfte sowie als Koordinator von fünf Familienberatungsstellen in Bozen; Ausbilder für Paartherapeuten, Mediatoren und Counselor in Bozen und Neapel.

Kontakt: *www.costeam.eu*

Mohammed El Hachimi | Liane Stephan

Paartherapie – Bewegende Interventionen

Tools für Therapeuten und Berater

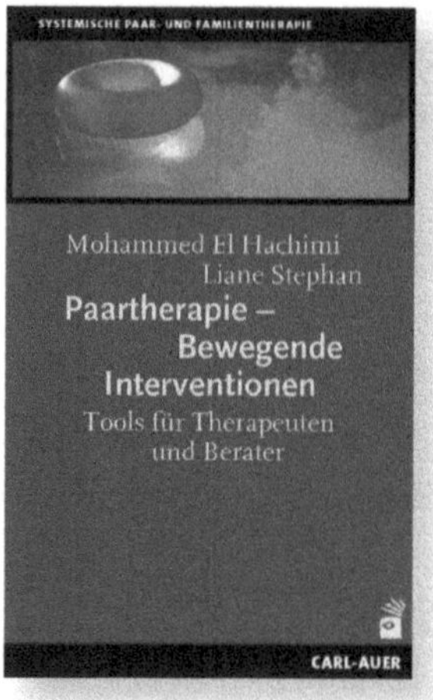

254 Seiten, 55 Abb., Kt
5. Aufl. 2016
ISBN 978-3-8497-0163-5

In einer Paartherapie gilt es zunächst, einen Verständigungsprozess anzustoßen, in dem die Partner ihre verschiedenen Bedürfnisse, Ängste und Befürchtungen zum Ausdruck bringen und abklären können. Aber welche Methoden stehen dem Therapeuten zur Verfügung, um einen solchen Prozess in Bewegung zu setzen und nicht wieder erstarren zu lassen?

Mohammed El Hachimi und Liane Stephan stellen in diesem Buch ihre langjährige Erfahrung mit erprobten Interventionen und ihr therapeutisches Wissen zur Verfügung. Zu den wesentlichen Themen der Paartherapie werden kreative Übungen, Interventionen oder Fragenkataloge vorgestellt und kenntnisreich und praxisnah beschrieben. Die alphabetische Anordnung der Themen erleichtert die Anwendung des Buches in der Praxis.

„Den Autoren ist das Kunststück gelungen, die Fülle möglicher Anliegen und Themen in Paartherapie und -beratung übersichtlich zu strukturieren und mit ihrer Kreativität in der Darstellung der Interventionen die Nutzer zum Experimentieren einzuladen. Die Anregungen, Ideen, Gedanken, Übungen und Experimente inspirieren nicht nur systemisch orientierte Paartherapeuten und -berater, sondern werden Paartherapeuten jeder Couleur Appetit auf mehr machen.“

Haja Molter

Carl-Auer Verlag • www.carl-auer.de